5–9 Jahre

Poltern konkret

Ein modulares Therapiekonzept mit umfangreicher Materialsammlung

Wolfgang G. Braun • Illustrationen: Simone Pahl u.a.

schubi®
westermann®

PraxisBuch

Dieses Therapiematerial ist in Kooperation mit der Interkantonalen Hochschule für Heilpädagogik (HfH) Zürich entstanden. Wir danken Prof. Wolfgang G. Braun, Dozent im Studiengang Logopädie der Hochschule für Heilpädagogik, sowie einer studentischen Projektgruppe der Hochschule für die gute Zusammenarbeit.

HfH Interkantonale Hochschule für Heilpädagogik

Wo immer möglich, haben wir geschlechtsneutrale Personenbezeichnungen verwendet. In einigen Fällen war dies nicht möglich, weshalb wir uns dort für das in dieser Personengruppe überwiegende Geschlecht respektive wechselnde Geschlecht entschieden haben. Selbstverständlich sind mit den geschlechtsspezifischen Formulierungen aber immer alle Geschlechter gemeint. Mit der im Praxisbuch aufgeführten Berufsbezeichnung ‚Therapeutin' werden verschiedene sprachtherapeutisch tätige Berufsgruppen wie Logopädinnen, Sprachheilpädagoginnen, Förderkräfte mit Schwerpunkt Sprache und akademische Sprachtherapeutinnen angesprochen.

Dieses Praxisbuch ist unter Mitarbeit von Seraina Bider, Andrea Bütler, Lena Graf, Zoé Hug, Jasmin Schleuniger, Joëlle Schuler und Ellen Waber entstanden (studentische Projektgruppe der HfH, Zürich).

Illustrationen

Simone Pahl: Cover, Icons zu den Förderspielmodulen 1 bis 8, Seiten 55 - 59, 61, 63, 65, 69, 72, 75, 83, 84, 91 - 95, 106, 107, 110, 119 (außer Tresor), 123, 140 (das Mädchen), 147, 164, 165, 168, 176.

carta.media GmbH: llustrationen auf den Seiten 125 (Flaggen), 130 - 132, 145, 159 und 175.

Birgit Busche-Brandt: Die Illustrationen auf den Seiten 66, 67, 74, 77, 80, 81, 86, 88, 100, 108, 114 - 116, 124, 125 (außer Flaggen), 127, 128, 140 (außer Mädchen), 152 und 153 sind der Reihe *Vocabular Wortschatzbilder, Kopiervorlagen (140 21 bis 140 31)* entnommen (Schubi Lernmedien AG, 1. Auflage 2010/11, Schaffhausen).
Die Illustrationen auf den Seiten 155 und 156 und das Handlungsskript *Korken-Pustespiel* sind dem Praxisbuch *Sprechen und Handeln, Förder- und Therapiematerial für Kinder mit Migrationserfahrung (100 08)* von Wolfgang G. Braun und Michaela Zuber entnommen (Schubi Lernmedien AG, Schaffhausen).

Melanie Woicke: Die Illustrationen auf den Seiten 79 und 142 sind dem Titel *Motivationsbögen für Kinder in Sprachförderung und Sprachtherapie (132 15)* von Wolfgang G. Braun entnommen (Schubi Lernmedien AG, Schaffhausen).

Anja Naef: Die Illustrationen auf der Seite 151 sind der *Pic Collection 1 (403 01)* von Anja Naef entnommen (Schubi Lernmedien AG, 1. Auflage 2010/11, Schaffhausen).

Oliver Eger: Die Illustrationen auf den Seiten 134 (außer Smiley), der Joker auf den Seiten 177 und 178 und das Mikrofon auf der Seite 177 sind der *Pic Collection 2 (403 02)* von Oliver Eger entnommen (Schubi Lernmedien AG, 1. Auflage 2009, Schaffhausen)

CH-8207 Schaffhausen
service@schubi.com
www.schubi.com

1. Auflage 2020

ISBN 978-3-86723-727-7

No 130 29

Vorwort und Danksagung

‚Poltern – eine vergessene Sprachbehinderung‘– so titelte C. Weber (2002) ihre Publikation zum Themenfeld Poltern und auch knapp 20 Jahre später lässt sich feststellen, dass Poltern immer noch ein logopädisches Störungsbild ist, zu dem es im deutschsprachigen Raum einerseits wenig Standardliteratur, geschweige denn spezifische Förderprogramme gibt und dass es andererseits im diagnostischen Bewusstsein der Kolleginnen eine untergeordnete Rolle spielt: Woran liegt das?

Ein Grund könnte die Komplexität des Störungsbildes und das Ringen um eine einheitliche Definition sein. Ein anderer Grund könnte die überaus unglückliche deutsche Bezeichnung des Syndroms sein. Sprachhistorisch entstand das Verb poltern aus dem spätmittelhochdeutschen ‚buldern‘, mittelniederdeutsch ‚bolderen‘, aus dem dann ‚poltern‘, ‚lärmen‘ wurde. Unter Poltern versteht man allgemein: ‚ein mehrmals hintereinander dumpfes Geräusch verursachen', ‚sich polternd bewegen‘ oder ‚laut scheltend sprechen‘ (Duden). Auch die zusammengesetzten Wörter ‚Poltergeist‘ und ‚Polterabend‘ stehen einer verständnisvollen Annäherung an die mehrdimensionale Kommunikationsbeeinträchtigung, die mit dem Poltern einhergeht, entgegen.

Das vorliegende Praxisbuch füllt eine fachliche Lücke. Kolleginnen im Praxisfeld sollen einen kompakten, fundierten Einstieg in die Theorie bekommen und darauf aufbauend ein kindgerechtes, spezifisches Therapiematerial für die Altersgruppe der 5 – 9 Jährigen erhalten. Im **ersten Teil** werden in kompakter Form aktuelle Erkenntnisse, ein Screening zur Ersterfassung des Polterns sowie das modulare Therapiekonzept ZIP – Zürcher integrative Poltertherapie vorgestellt. Im **zweiten Teil** wird konkretes Übungsmaterial für eine mehrdimensionale, idiographische Poltertherapie zur Verfügung gestellt. Die Publikation soll für das Störungsbild Poltern sensibilisieren und konkrete praxiserprobte Interventionsmöglichkeiten bieten.

Das Praxisbuch Poltern entstand im Rahmen meines Studiensemesters. Nach einer zweijährigen Recherche- und Literaturarbeit ermöglichte mir die Interkantonale Hochschule für Heilpädagogik Zürich, insbesondere die Rektorin B. Fäh und die Institutsleitung A. Sodoge, im Rahmen eines Studiensemesters, frei von Alltagsverpflichtungen, eine intensive Auseinandersetzung mit dem Thema Poltern und der Poltertherapie.

Unterstützt wurde ich dabei von den folgenden Studierenden der Logopädie: Seraina Bider, Andrea Bütler, Lena Graf, Zoé Hug, Jasmin Schleuniger, Joëlle Schuler und Ellen Waber. Sie haben sich vom dem Thema Poltern faszinieren lassen und im Rahmen Ihrer Bachelorarbeiten wertvolle Inhalte und Förderideen beigetragen. Einen herzlichen Dank an sie für das Engagement, die Kreativität, die Evaluationsarbeit und das Herzblut, welches sie in dieses Projekt gesteckt haben. Ein Dank geht auch an inspirierende Kolleginnen, die sich engagiert dem Poltern widmen: an Ulrike Sick, die mit ihrem Standardwerk differenziert und sehr umfassend den Boden für eine fachliche Diskussion gelegt hat, ohne ihre umfassenden Recherchen und Ausführungen wäre diese Publikation so nicht denkbar gewesen; an Susanne Gehrer und Michael Schneider, die mich und etliche Kolleginnen im Rahmen ihrer Weiterbildungen zum Poltern angeregt und ermutigt haben.

Es würde zur Professionalisierung unseres Berufsstandes beitragen, wenn ,Poltern' als Störungsbild stärker wahrgenommen würde, es einen adäquaten Stellenwert in der Ausbildung von Logopädinnen einnehmen würde und eine angemessenere Aufmerksamkeit im Therapiealltag bekäme. Das Praxisbuch ,Poltern konkret' möchte dazu beitragen.

Wolfgang G. Braun, Zürich

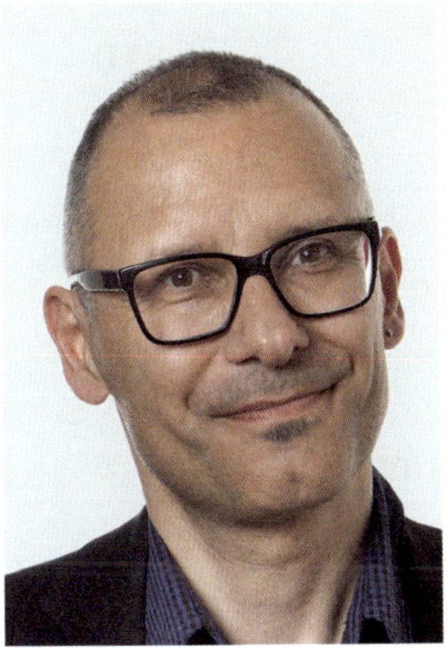

Prof. Wolfgang G. Braun

ist Logopäde. Er arbeitet als Dozent am Institut für Sprache und Kommunikation unter erschwerten Bedingungen der Hochschule für Heilpädagogik (HfH) in Zürich. Seine Schwerpunkte in Lehre, Forschung und Weiterbildung sind Störungen der Rede, Diagnostik, Prävention und Therapiedidaktik. Seit 2001 leitet er das Stottercamp ‚Stotterchamp – Gestärkt quer in der Landschaft stehen' am Bodensee. In den letzten Jahren veröffentlichte er mehrere Publikationen, Applikationen und Therapiematerialien zum Themenkreis Stottern, Mehrsprachigkeit und Prävention.

Abstract

Das Praxisbuch Poltern für die Arbeit mit Kindern im Alter von 5 – 9 Jahren bietet Logopädinnen auf der Basis aktueller Erkenntnisse eine in dieser Form einmalige Förderspielsammlung für das Störungsbild Poltern.

Im ersten Teil werden kompakt und aktuell Erkenntnisse aus Forschung und Praxis beschrieben. Auf der Basis einer kommunikationsorientierten Definition des Phänomens Poltern wird ein diagnostisches und therapeutisches Vorgehen abgeleitet.

Kernstück des Praxisbuches ist eine Sammlung konkreter Übungsideen für die Therapie von polternden Kindern im Alter von 5 bis 9 Jahren. Die Züricher integrative Poltertherapie ZiP, die dem Praxisbuch konzeptionell zugrunde liegt, ist in acht Therapiebereiche aufgeteilt. Im Praxisbuch Poltern werden für jeden dieser Therapiebereiche konkrete Umsetzungsideen mit Spielanleitungen, Materialhinweisen und kindgerechtem Bildmaterial angeboten. Das Material ist mit wenig Aufwand in der Therapie einsetzbar. Das entwicklungsspezifisch ausgerichtete Material kann sowohl im Einzelsetting als auch in der Gruppentherapie eingesetzt werden.

1. Was ist Poltern? – Eine kompakte Annäherung

Das erste Kapitel des Praxisbuchs führt in das Störungsbild Poltern ein. Es werden ein aktueller Definitionsversuch im Sinne einer Kommunikationsstörung mit Leit-, Kern- und Begleitsymptomen hergeleitet, sowie Aussagen über Ursachen, Verläufe und Häufigkeit getroffen. Ein expliziter Bezug zum Sprachmodell von Levelt soll, auch in den Folgekapiteln, die vielschichtigen Anforderungen an den Sprachproduktionsprozess und mögliche Störquellen beim Poltern aufzeigen. In Kapitel 1.4 Kommunikationsentwicklung und -organisation wird eine interaktionistische Betrachtungsweise des Polterns beschrieben. Die Phänomenologie des Polterns wird anschließend in seiner Mehrdimensionalität aufgezeigt.

1.1 Ein Definitionsversuch

Obwohl schon in der Antike und im Mittelalter Poltersymptome beschrieben wurden, lassen sich bis zu den 1990er Jahren nur wenige empirische Forschungsergebnisse zum Störungsbild Poltern finden (van Zaalen & Reichel 2015, Neumann et al 2017). Seither hat sich die Forschung intensiviert. Das Phänomen Poltern führt im Vergleich zu anderen Sprach- und Sprechstörungen aber immer noch ein stiefkindliches Dasein.

Das Störungsbild Poltern wird gemäss ICD-10 (Internetquelle siehe Literaturverzeichnis) folgendermassen (reduziert) beschrieben: „Eine hohe Sprechgeschwindigkeit mit Störung der Sprechflüssigkeit, jedoch ohne Wiederholungen oder Zögern, von einem Schweregrad, der zu einer beeinträchtigten Sprechverständlichkeit führt. Das Sprechen ist unregelmäßig und unrhythmisch, mit schnellen, ruckartigen Anläufen, die gewöhnlich zu einem fehlerhaften Satzmuster führen.“
Zwar ist Poltern nach ICD – 10 und auch nach ICF (vgl. Hansen et al 2014) eine anerkannte Erkrankung, in der Bevölkerung genießt sie dennoch wenig Bekanntheit. Poltern hat keine Öffentlichkeit, keine namhafte Betroffenenvertretung, es fehlt an Grundlagenforschung und die Ausbildungssituation ist unbefriedigend. Auch kann die deutsche Bezeichnung des Störungsbildes als unglücklich und wenig hilfreich für ein Verständnis den Betroffenen gegenüber bezeichnet werden. Poltern ist sicher mehr als nur ein zu schnelles Sprechen (vgl. Schneider 2017). Eine fehlende abschließende Klärung der Ursachenforschung (Ätiologie) des Polterns erhöht zudem die Vielfalt der Definitionsversuche.

Poltern wird meist der Kategorie der Redeflussstörung (Störungen der Rede) zugeordnet. Der aktuelle Forschungsstand und die Breite der Fachliteratur bezogen auf das Störungsbild Poltern ist gerade im deutschsprachigen Raum noch immer lückenhaft (vgl. Sick, 2014, S. 15). Eine einheitliche Definition sowie eine präzise Einteilung der Poltersymptomatik in Kern- und Begleitsymptome ist nach wie vor schwierig. Dies liegt zum einen an den verschiedenen Sichtweisen auf das heterogene Störungsbild bezüglich des Entstehungszusammenhangs und zum anderen an der durch häufige Komorbiditäten (Begleiterkrankungen) erschwerten Diagnostik.
So gibt es z. B. eng gefasste Definitionen, die Poltern als reine Redeflussstörung mit begleitenden sprachlichen Auffälligkeiten bezeichnen (vgl. St. Louis 2007). Autoren wie z. B. Daly & Burnett (1999) hingegen beschreiben Poltern als ein umfassendes sprachliches Syndrom, welches das ganze Sprachsystem betrifft. Noch grundlegender und breiter gefasst ist das Verständnis vom Poltern bei anderen Autoren. Sie betrachten es auf der Basis einer zentralen sprachlichen Unausgeglichenheit (Weiss 1964) oder wie Heidler (2013, siehe auch Kapitel 1.5.10) als sprachliches Symptom einer Störung eines zentralen Kontrollorgans (dysexekutiven Syndroms).

Ein wichtiger Meilenstein für den internationalen Austausch zwischen Therapeuten und Forschern stellt die Gründung der „International Cluttering Association“ ICA dar (Sick 2014).

Die größte Einigkeit bezüglich der Definition des Polterns in der International Cluttering Association (ICA) besteht derzeit in der Arbeitsdefinition von St. Louis und seinen Mitarbeitern aus dem Jahr 2007 (St. Louis et al. 2007; zitiert nach Sick 2014, S. 24):

> „Poltern *ist nach dieser (Anmerk. der Red.)* ein Syndrom, das durch eine Sprechgeschwindigkeit charakterisiert ist, die entweder abnorm schnell, irregulär oder beides ist. In gepolterter Sprache ist das Sprechen in einem oder mehreren der folgenden Bereiche beeinträchtigt:
>
> 1. Unfähigkeit, normale Laut-, Silben-, Phrasen- oder Pausenstrukturen aufrechtzuerhalten
> 2. Nachweis von über das normale Maß hinausgehenden Unflüssigkeiten, die Mehrheit davon gleichzeitig untypisch für Unflüssigkeiten, die bei Stottern auftreten
> 3. eingeschränkte Verständlichkeit bei übermäßiger Koartikulation (Auslassung von Silben oder Lauten) und unpräziser Artikulation.“

Neben der Symptombeschreibung fällt auf, dass Poltern hier als ein Syndrom bezeichnet wird und die kommunikative Komponente ‚Verständlichkeit‘ in die Definition von Poltern Einzug gehalten hat. Diese Definition wurde später von den Autoren nach einer empirischen Überprüfung weiterentwickelt. Demnach ist Poltern:
„... eine Redeflussstörung, in der Sprachsegmente der Konversation in der Muttersprache typischerweise als zu schnell, irregulär oder beides wahrgenommen werden. Die Segmente schnellen oder irregulären Sprechens werden von einer oder mehreren der folgenden Auffälligkeiten begleitet:

a) exzessiven ‚normalen‘ Unflüssigkeiten
b) exzessivem Zusammenziehen oder Auslassen von Silben
c) abnormalen Pausen, Silbenbetonung oder Sprechrhythmus“

(St. Louis & Schulte 2011; zitiert nach Sick 2014, S. 24)

Auffallend und kritisch an dieser Definition ist, dass sie wieder einseitig die expressive, hörbare Seite des Polterns hervorhebt, interne Prozesse wie Selbstwahrnehmung oder Monitoring der Sprachverarbeitung werden nicht berücksichtigt. Auch die kommunikative Beeinträchtigung durch mangelnde Verständlichkeit sowie die mangelnde narrative Struktur werden nicht mehr erwähnt. Grundsätzlich werden die Symptome als für sich alleinstehend betrachtet.

Myers (1992) hingegen geht nicht von einer isolierten Koexistenz einzelner Symptome aus. Bei ihr stehen die Auffälligkeiten in einer Wechselbeziehung zueinander und interagieren untereinander. Es ist leicht nachvollziehbar, dass bei einem erhöhten Sprechtempo und damit höheren artikulatorischen Anforderungen die phonetisch-phonologischen Auffälligkeiten zunehmen und dadurch die kommunikative Verständlichkeit resp. Kompetenz beeinträchtigt wird.

Daly und Burnett entwickelten diese Denkweise weiter und bezeichnen Poltern aufgrund seiner komplexen Symptomatik ebenfalls als Syndrom. Diesem Paradigma folgt auch das Linguistic Disfluency Model (Daly & Burnett, 1999). Mögliche Auffälligkeiten des Poltersyndroms werden in die fünf Dimensionen der Kommunikation unterteilt, in Kognition, Sprache, Pragmatik, Sprechen und Motorik. Poltern ist nach diesem Modell dann gegeben, wenn sich „eine oder mehrere Störungen in jeder von 5 breit gefächerten Dimensionen von Kommunikation zeigt". (Daly & Burnett 1999, zitiert nach Sick 2014, S. 22). Die Erweiterung des Polterbegriffes hin zu einem mehrdimensionalen, kommunikationsbezogenen Verständnis ist grundsätzlich begrüßenswert, jedoch verlieren sich in dieser umfassenden Sichtweise die Kernsymptome des Polterns. Der enorme Umfang der Phänomenologie erschwert auch eine klare Abgrenzung zu anderen Störungsbildern.

Zusammenfassende Umschreibung: Poltern ist eine Kommunikationsstörung, denn die Schwierigkeiten Polternder, sich in strukturierter, verständlicher und flüssiger Weise mitzuteilen, spiegeln sich in kommunikativen Missverständnissen und Irritationen wider und können sich negativ auf die soziale, bildungsbezogene und berufliche Biographie von Betroffenen auswirken (vgl. Ward & Scaler Scott 2011). Vom Poltern als einer reinen Redeflussstörung zu sprechen, kann aufgrund definierter (Begleit-)Symptome wie beeinträchtigter Selbstwahrnehmung, diskurspragmatischer Störungen, desorganisiertem Verhalten sowie Aufmerksamkeitsdefiziten nicht weiter aufrechterhalten werden. Hinzu kommt, dass sich die Kernsymptome nicht nur im Sprechen, sondern auch in der Schriftsprache der Betroffenen manifestieren (Meixner 1992).

Für das grundsätzliche Verständnis des Polterns sollte „eine umfassende Perspektive eingenommen werden" (Schneider 2017, S. 242). Poltern ist ein Syndrom, eine Spektrumsstörung mit interagierenden Kern- und Begleitsymptomen. Diese Interaktivität der Symptome hat auch eine therapeutische Relevanz.

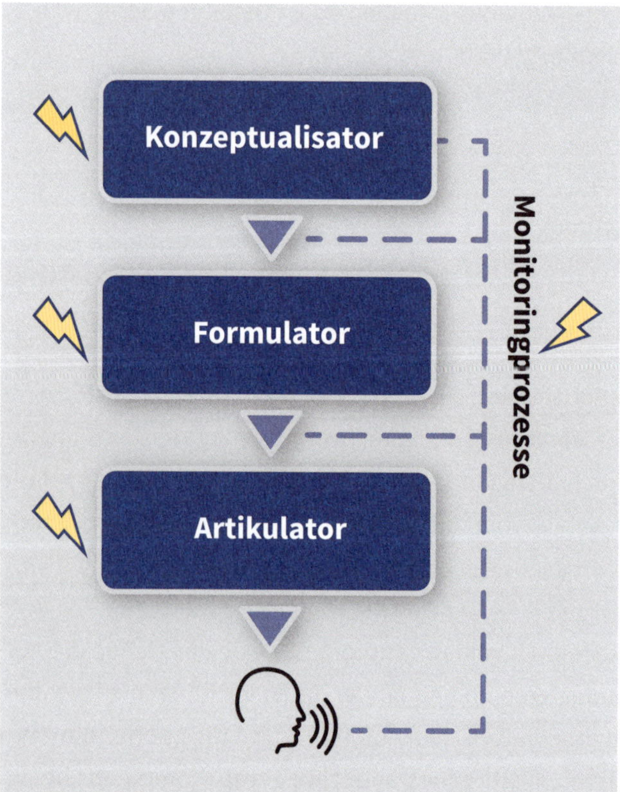

Abb. 1: Stark vereinfachtes Levelt-Modell mit möglichen Störquellen im Sprachverarbeitungsprozess

In der aktuellen Literatur (Sick 2014, Schneider 2017, Marks 2017) werden als möglicher Hintergrund und somit Bedingung für das Poltern Probleme in der Sprachverarbeitung auf den Ebenen der Sprachproduktion sowie Sprachrezeption aufgeführt. Mögliche Störquellen könnten auf den Ebenen der Konzeptionalisierung, der Formulierung und der artikulatorischen Ausführung Einfluss auf die Sprachproduktion nehmen. Das Sprachverarbeitungsmodell von Levelt (1989) bietet hier eine gute Veranschaulichung an, bei der auch Monitoringprozesse in der Beschreibung des Polterns berücksichtigt werden können. (Abb. 1)

Dieses Modell entstand im Kontext der Versprecherforschung und ist ein sehr umfassendes und gut erforschtes Sprachverarbeitungsmodell (vgl. Rickheit, Sichelschmidt & Strohner 2002). Es bildet serielle, modulare und interaktive Verarbeitungsleistungen ab. Es bildet drei zentrale Verarbeitungsebenen ab.

Levelt (1989) spricht vom Konzeptualisator, dem Formulator und dem Artikulator. Kurz umrissen überlegt der Sprecher im Konzeptualisator, welche Inhalte einer Nachricht übermittelt werden sollen. In einem weiteren Schritt wird im Formulator ein grammatischer Plan erstellt: aus dem mentalen Lexikon werden Wörter und Phrasen ausgesucht und angeordnet, ferner wird die phonologische Form der Wörter festgelegt. Im dritten Teilschritt wird dieser Plan mittels der Sprechorgane ausgeführt (Artikulator). Der gesamte Prozess wird durch verschiedene Kontrollmechanismen (Monitoring) überwacht.

Diese Verarbeitungsebenen sind hochspezialisiert und arbeiten eigenständig. Die Verarbeitung erfolgt aufeinander aufbauend (inkrementell) – der Output der einen Ebene bildet den Input der nächsten, welche diesen weiter verarbeitet, während sich der Sprecher auf der ersten Ebene bereits mit dem nächsten Abschnitt befasst. Alle Ebenen arbeiten also **synchron**. Auffälligkeiten im sprachlichen Ausdruck können durch Unregelmäßigkeiten (in Abb. 1 als Blitze visualisiert) auf allen drei Ebenen bedingt sein und auch in den Monitoringprozessen auftreten (detaillierte Darstellung siehe in Kapitel 1.3).

Die Auffälligkeiten beim Poltern werden demnach als Oberflächensymptome tiefer greifender Beeinträchtigungen verstanden. „Zurückzuführen sind diese Beeinträchtigungen auf eine mangelnde Automatisierung der Sprachproduktion in Verbindung mit einem störanfälligen Monitoring“ (Schneider 2017, S. 243).

Basierend auf den bisher formulierten Überlegungen zum Poltern wurde folgende Arbeitsdefinition für das vorliegende Praxisbuch entwickelt:

> Poltern ist eine mehrdimensionale Kommunikationsstörung mit interagierenden **Leit-, Kern- und Begleitsymptomen**. Aufgrund zentraler Sprachverarbeitungsprobleme prägen sowohl expressive als auch rezeptive Sprachauffälligkeiten die kommunikativen Kompetenzen der Betroffenen. Charakteristisch als Leitsymptom ist eine Sprechgeschwindigkeit, die entweder abnorm schnell, irregulär oder beides ist.
> Neben der Störung des Sprechtempos (Leitsymptom) ist das Sprechen in gepolterter Sprache in einem oder mehreren der folgenden Kernsymptombereichen auffällig:
>
> 1. **Phonetisch-phonologische Auffälligkeiten**
> 2. **Sprechunflüssigkeiten**, die sich qualitativ nicht von normalen Sprechunflüssigkeiten unterscheiden, jedoch häufiger und ausgeprägter auftreten
> 3. **Mangelndes Monitoring** resp. **eingeschränkte Selbstwahrnehmung**
>
> **Begleitsymptome** zeigen sich u.a. in Form
> - einer **eingeschränkten Verständlichkeit** bei unpräziser Artikulation
> - einer **Beeinträchtigung pragmatisch- kommunikationsorganisatorischer Fähigkeiten**
> - **weiterer Auffälligkeiten** bezogen auf Spracherwerb, Schriftsprache, exekutive Funktionen

Abbildung 2 auf Seite 14 verdeutlicht, dass die Auffälligkeiten im Sprechtempo als zentrale charakteristische Leitsymptomatik verstanden werden. Das Symptom der Sprechgeschwindigkeit muss beim Poltern unabdingbar beobachtbar sein. Auch van Zaalen (2015), St. Louis et al. (2007) und Myers (2011) betonen den Stellenwert des

Parameters Sprechtempo (Geschwindigkeit, Unregelmäßigkeit). Myers fokussiert dieses Parameter zusätzlich auf einen systemisch-koordinativen Aspekt. Der Sprecher ist nicht oder nicht ausreichend in der Lage, seine Sprechgeschwindigkeit den erforderlichen sprachlichen Anforderungen (syntaktisch, phonologisch) anzupassen. Diese beeinträchtige Anpassung des Sprechtempos hat nach Myers besonders großen Einfluss auf das Sprechen (ebd.). Die weiteren, in der Grafik **dunkel gefärbten Symptomfelder** ‚phonetisch-phonologische Auffälligkeiten', ‚Unflüssigkeiten' und die ‚geringe Selbstwahrnehmung' sind als fakultative Kernsymptome definiert. Sie kommen beim Poltern häufig vor, alleine für sich sind sie aber kein Merkmal des Polterns. So würde bei einem Kind mit normalen Sprechunflüssigkeiten und sonst ohne sprachliche Auffälligkeiten die Diagnose Poltern selbstredend nicht zur Diskussion stehen. Auch bei einem Kind mit phonetisch-phonologischen Auffälligkeiten ohne auffallendem Sprechrhythmus und / oder hohem Sprechtempo spricht wenig für eine ‚Diagnose Poltern'. **Die hellgefärbten Symptomfelder** beschreiben oft feststellbare Begleitsymptome, die verstärkend eine ‚Diagnose Poltern' stützen können (siehe auch Kapitel 2.1 zum PolterKompass).

Das Kreismodell mit den Pfeilen verdeutlicht die Interaktivität der Symptome untereinander. Je auffälliger z. B. das Sprechtempo ist, umso häufiger sind z. B. die phonetisch-phonologischen und pragmatischen Auffälligkeiten. So hat auch eine geringe Selbstwahrnehmung Einfluss auf die Pragmatik und das Korrekturverhalten sonstiger Sprachkomponenten.

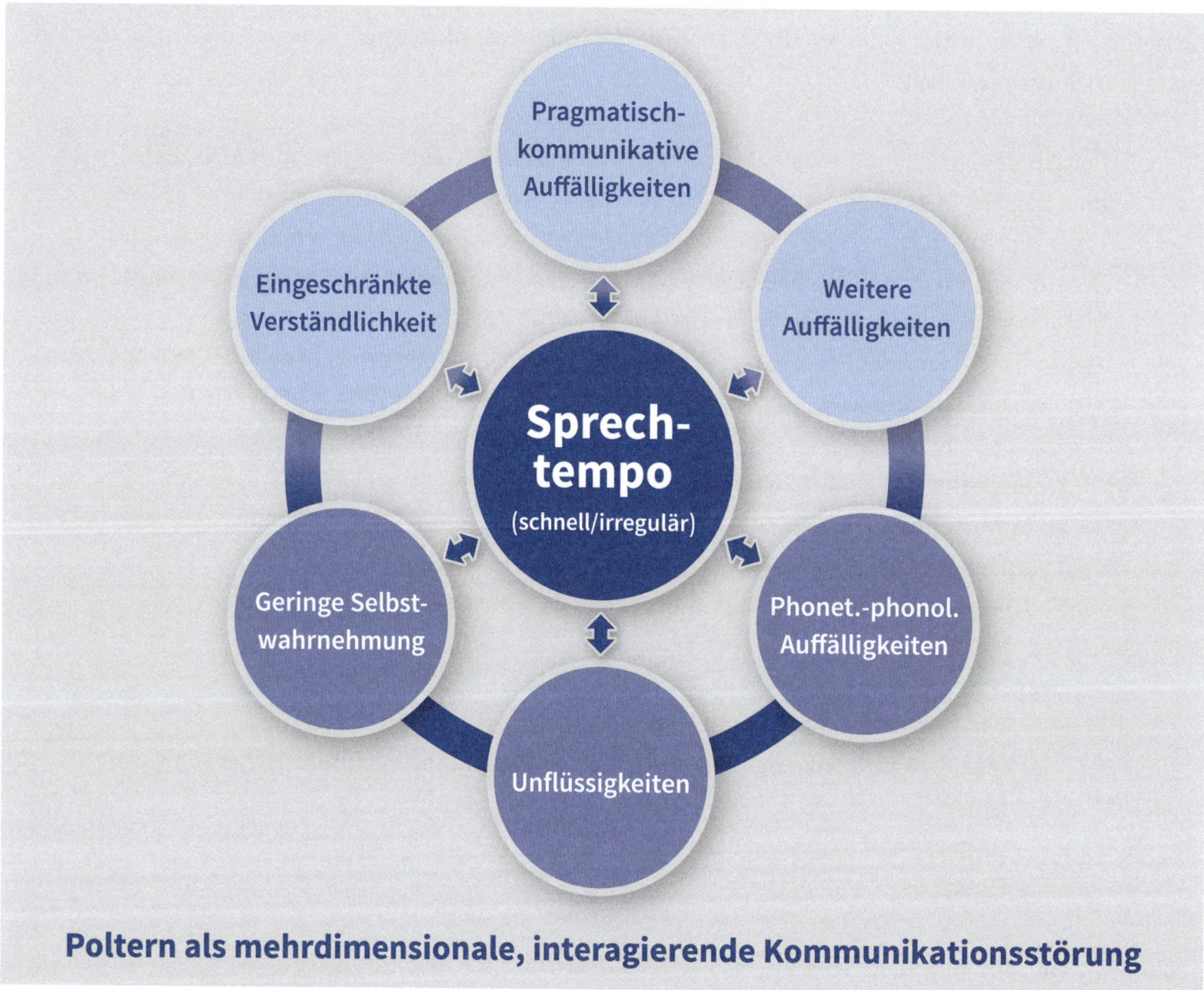

Abb. 2: Interagierendes Polter-Modell

1.2 Ätiologie und Epidemiologie

„Die Ursachen, die für das Entstehen von Poltern verantwortlich sind, sind noch nicht geklärt. Heutige Erklärungsansätze sind als Annahmen zu verstehen, weil man noch viel zu wenig über das Poltern weiß." (Zang & Metten 2014, S. 20). Bezüglich der Ursachen (Ätiologie) des Polterns wird vorwiegend zwischen genetischen und hirnorganischen Faktoren unterschieden, die die zentrale Sprachverarbeitung beeinflussen.

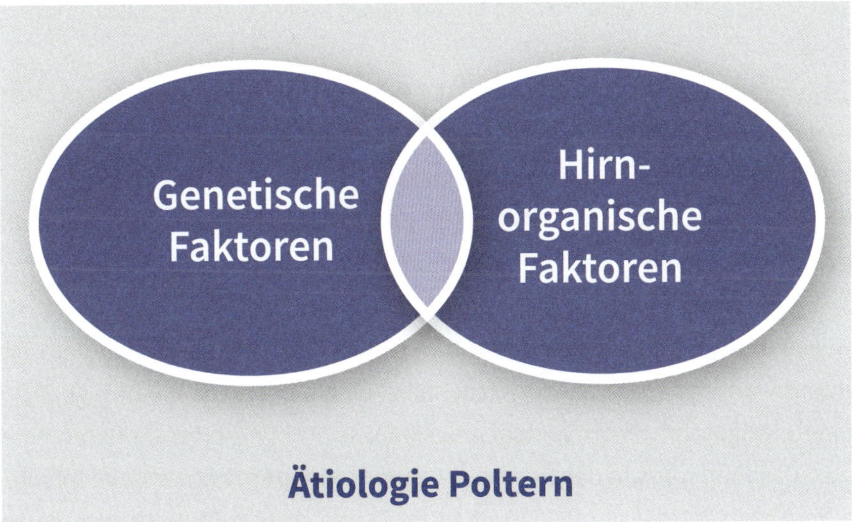

Abb. 3: Ätiologie des Polterns

Mit Hilfe von Anamnesegesprächen konnte ein gehäuftes familiäres Auftreten des Polterns festgestellt werden (vgl. Wiecha 2012, S. 195). Da zudem bei der Redeflussstörung ‚Stottern', welche oftmals in Verbindung mit Poltern gebracht wird, eine mittelgradige bis hohe Vererbbarkeit nachgewiesen wurde, ist auch beim Poltern von einer erblichen Disposition auszugehen (vgl. Zang & Metten, 2014, S. 21). Diese Vermutung wird durch die Beobachtung bestärkt, dass männliche Personen signifikant häufiger betroffen sind (vgl. Sick 2014, S. 60; Zang & Metten 2014, S. 19 / 21; van Zaalen & Reichel 2015, S. 20).

Als Ursache für Poltern steht momentan die neuropsychologische Sichtweise im Vordergrund. Spricht Weiss (1964) noch vage von einer zentralen sprachlichen Unausgeglichenheit, so diskutiert Heidler (2013) differenziert die Möglichkeit, Poltern als Symptom eines dysexekutiven Syndroms zu verstehen. „Neben den Basalganglien ist wahrscheinlich auch der mediale Kortex (...) bei der Entstehung einiger Poltersymptome bedeutsam, da er eine koordinierende Rolle beim spontanen Sprechen hat und wichtig ist für den Antrieb, die Ausführung motorischer Sequenzen und das Monitoring des Sprechoutputs." (Heidler 2013, S. 26). Poltern wird demnach nicht als eigenes Syndrom verstanden, „sondern als ein Symptom unter vielen im Rahmen eines übergeordneten dysexekutiven Syndroms" (Heidler 2013, S. 26). Heidler listet mehrere Autoren auf, die der Idee folgen, dass Poltern eine Hirnschädigung zugrunde liegt (2013, S. 27). Sick (2014) erwähnt als Ursache auch eine mögliche genetische Komponente. Neumann et al (2017) führen aus, „dass ähnlich wie beim Stottern eine Neurotransmitterstörung mit einem Überschuss an Dopamin" dafür verantwortlich sein könnte und „die motorische Ausführung von Phonation und Artikulation (Alm 2011) und die notwendige Hemmung der Geschwindigkeit (Meck et al 2008) ungünstig beeinflusst" (S.141).

Myers (2011) hingegen vertritt eine systemische Betrachtungsweise und sucht nicht die Ätiologie per se. Sie nimmt ein synergetisches Prinzip bei der Entstehung der Poltersymptomatik an, bei dem Störungen in einer am Kommunikationssystem beteiligten Komponente negative Folgen auf die anderen Ebenen hat (vgl. Marks 2017, S. 446-448).

Poltern tritt häufig mit anderen logopädischen Störungsbildern auf. Besonders oft ist eine Kombination mit Stottern beobachtbar (vgl. Sick 2014, S. 63). Laut van Zaalen (n.b.) haben 8 - 15 % aller unflüssig sprechender Kinder ein reines Poltern, 33 - 55% eine Mischform von Poltern mit Stottern und lediglich 30% dieser Kinder zeigen ein reines Stottern. Bei Kindern im Spracherwerb sind begleitende Sprachentwicklungsstörungen wahrscheinlich (Neuman et al. 2017). Bislang gibt es wenige Untersuchungen zur Prävalenz des Polterns. Dies ist auf das Fehlen einer einheitlichen Festlegung von Symptomen und auf deren unterschiedlichen Diagnostikmethoden zurückzuführen (vgl. van Zaalen & Reichel 2015, S. 15-19). So divergieren die Prävalenzzahlen deutlich. Neumann et al. (2017, S. 140) fassen den aktuellen Stand der Prävalenzzahlen wie folgt zusammen:

„Untersuchungen von Kindern nennen Prävalenzen zwischen 1.1% und 1.8%. Bei 7 - 8-jährigen Zweitkässlern an einer deutschen Allgemeinschule wurde die Polterhäufigkeit mit 1.8% beziffert (Becker & Gundermann 1970). Neuere Studien mit 10 bis 12jährigen Schulkindern berichten über Prävalenzen von 1.1% (van Zaalen et al. 2012), 1.2% (Reichel et al. 2014) und 1.8% (van Zaalen & Reichel 2014). Selbst wenn die niedrigste Prävalenzrate zu Grunde gelegt wird, wären in Deutschland ca. 200.000 Menschen davon betroffen".

Beobachtungen bezüglich des Verlaufs zeigen, dass sich Poltern in der Kindheit entwickelt, sich in der Pubertät intensiviert und bis ins Erwachsenenalter hinein bestehen bleibt (vgl. Sick 2014, S. 59). Poltersymptome setzen einen fortgeschrittenen Sprachentwicklungsstand und einen hohen inneren Sprechdrang (vgl. Ward 2006) voraus. Das Kind muss in der Lage sein, schon komplexere linguistische Inhalte umsetzen zu können. Diedrich (1984, zitiert nach Ward & Scott 2011) geht im Vergleich zum Stottern von einem späteren Erstauftreten des Polterns aus. Er nennt als Onset das Alter von sieben Jahren. In der Praxis sind es jedoch gerade auch in Komorbidität mit Spracherwerbsstörungen oder Stottern Kinder im Alter von fünf und sechs Jahren, die deutliche Poltersymptome zeigen, welche jedoch differentialdiagnostisch nicht einfach feststellbar sind. Im Erwachsenenalter scheint das Poltern zunehmend zu einer psychosozialen Belastung zu werden (vgl. Stenzel 2010).

St. Louis und Schulte betonen zudem, dass Poltern phasenweise auftreten kann. Außerdem zeigt es sich vor allem bei natürlichen Konversationen und ist während formaler Untersuchungen oftmals nicht deutlich erkennbar (vgl. St. Louis und Schulte 2011, S. 242).

1.3 Sprachproduktion - ein komplexes Unterfangen

„Um das Erscheinungsbild des Polterns zu verstehen, ist es wichtig, sich den Sprechablauf von der Sprachplanung bis zur eigentlichen Artikulation in seiner Vielschichtigkeit vor Augen zu führen"(Marks 2017, S. 433). In Kapitel 1.1 wurde zur Verdeutlichung möglicher Störquellen bereits in sehr rudimentärer Art das Sprachverarbeitungsmodell von Levelt (1989) skizziert.

Etliche Autoren ziehen zur Erklärung des Polterns dieses Sprachverarbeitungsmodell von Levelt heran (vgl. Sick 2014; van Zaalen & Reichel 2015; Mannhard 2005; Schulte 2009, Marks 2017, Spruit 2015, Schneider 2017), welches in Abbildung 4 auf Seite 17 dargestellt ist.

Im ***Konzeptualisator*** wird eine Redeabsicht durch Prozesse der Makro- und Mikroplanung erzeugt. Dabei wird unter Berücksichtigung der aktuellen Gesprächssituation das Welt- und Diskurswissen herangezogen und geeignete

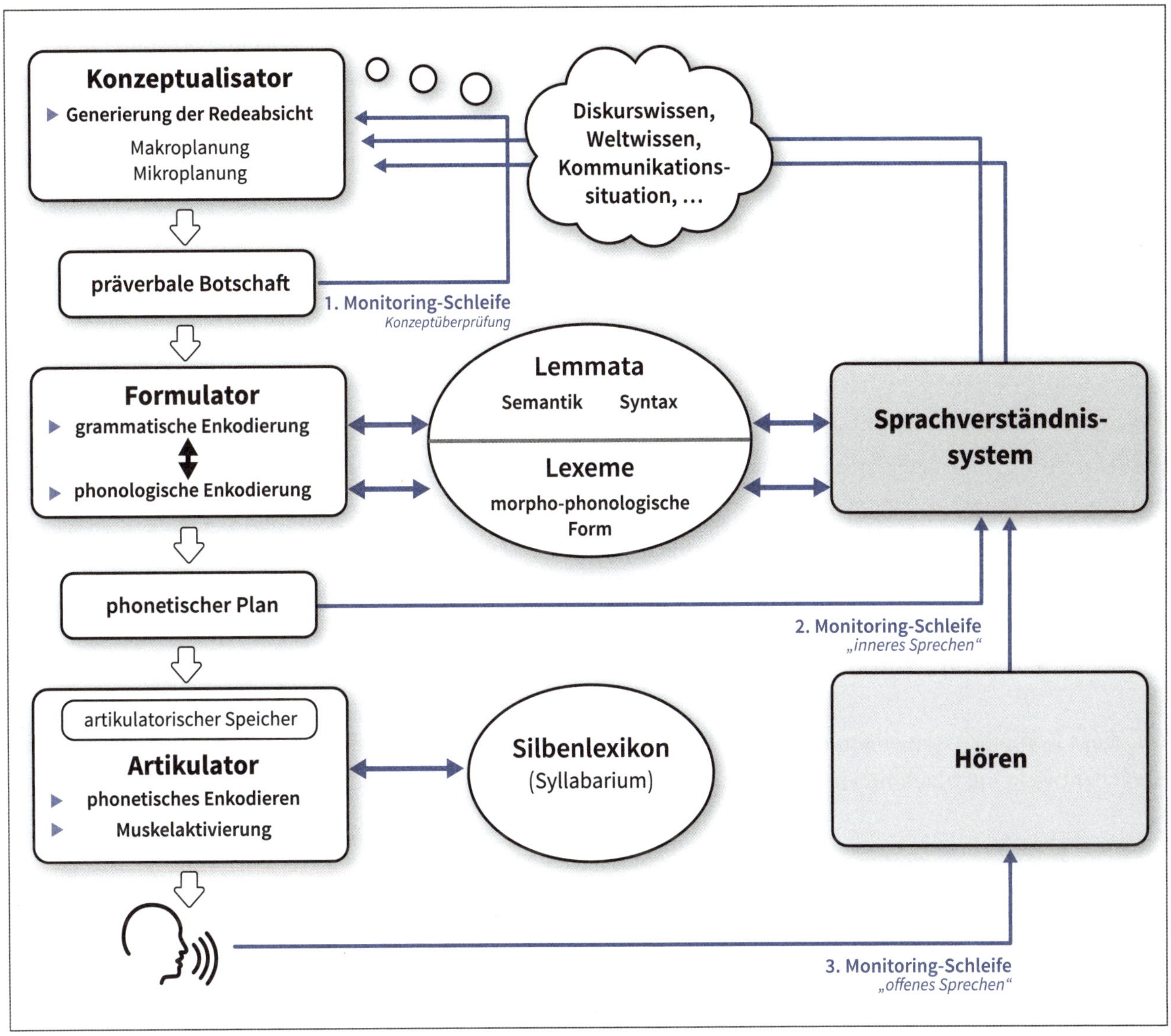

Abb. 4: Verdichtetes Levelt-Modell Bider & Waber 2020, in Anlehnung an Levelt (1989, S. 9) und Sick (2014, S. 25-27).

Konzepte entsprechend der Redeabsicht aktiviert. Daraus wird als Endprodukt eine sogenannte präverbale Botschaft erstellt und diese wird im Rahmen eines ersten internen Monitorings überprüft: Ist die intendierte Botschaft der Situation und dem Gesprächspartner angepasst? Wenn ja, dann wird sie an den Formulator weitergeleitet.

Der ***Formulator*** hat die Aufgabe, die präverbale Botschaft in eine linguistische Struktur zu bringen, damit sie versprachlicht werden kann. Als erstes erfolgt die grammatische Enkodierung, bei der durch den Zugriff auf das mentale Lexikon die Wortbedeutung zugewiesen und eine syntaktische Oberflächenstruktur erstellt wird. Bei der phonologischen Enkodierung „wird für die syntaktische Oberflächenstruktur mithilfe der morphologischen und phonologischen Informationen der Lexeme und der Informationen des Prosodiegenerators in verschiedenen Stufen ein phonetischer Plan erstellt, der die artikulatorische Bildung von Lautfolgen ermöglicht." (Sick 2014, S. 26). Durch diese beiden Enkodierungsschritte wird im Formulator der phonetisch-artikulatorische Plan (gefüllter Silbenrahmen und übergeordneter syntaktischer Rahmen) angefertigt. Eine weitere Monitoringschleife kontrolliert nun dieses innere Sprechen. Bei Fehlern greift eine verdeckte Reparatur. „Der Zuhörer nimmt in diesem Fall nicht den eigentlichen Fehler wahr, sondern das aus der verdeckten Reparatur resultierende Verhalten z. B. in Form von Verzögerungen, längeren Pausen und Füllwörtern" (Marks 2017, S.433). Danach wird der phonetische Plan an den Artikulator weitergeleitet.

Der ***Artikulator*** als letzte Stufe des Modells setzt diesen Plan in der phonetischen Verschlüsselung um, indem er auf das Silbenlexikon zurückgreift. Entsprechend dieser Enkodierung werden die benötigten Muskeln aktiviert und als Ergebnis auditiv wahrnehmbare Sprache produziert. Der Formulator übersetzt sozusagen den phonetischen Plan in die auszuführenden Artikulationsbewegungen der Sprechorgane (vgl. Marks 2017). Da die Ausführung der Sprechbewegungen mehr Zeit beansprucht als die kognitive Sprachgenerierung, nimmt Levelt einen artikulatorischen Speicher an, in dem die vom Formulator erstellten phonetischen Pläne temporär zwischengespeichert werden können, bis sie artikulatorisch umgesetzt werden (vgl. Levelt 1989, S. 12). Das hörbare und spürbare Ergebnis, das offene Sprechen wird dann mittels auditiver und taktil-kinästhetischer Feedbacks in einer letzten Monitoringschleife abgeglichen und allenfalls korrigiert.

Anhand dieses Modells wird der vielschichtige, hierarchisch geordnete und anspruchsvolle Prozess der Sprachproduktion mit seinen linguistischen und sprechmotorischen und zeitlich gut abgestimmten Anforderungen unter wechselnden Situationsbedingungen deutlich. „Die Sprachäußerung ist das Ergebnis eines komplizierten Zusammenspiels verschiedenartiger, wechselseitig aufeinander einwirkender Teilleistungen. Ihr liegt ein entsprechend kompliziertes Wechselspiel … zugrunde“ (Hermann & Grabowski 1994, S. 50). Auch Dalton und Hardcastle (2019) sehen als Grund für die Sprechauffälligkeiten einen Zusammenbruch der neurologischen Steuerung von sprechmotorischen Bewegungen in einer zeitlichen Ordnung.

Um diese Komplexität in einem konversationsadäquaten Zeitrahmen zu meistern, braucht es in der kindlichen Sprachentwicklung zunehmende Automatismen in den Abläufen.

Folgende Hypothese scheint nachvollziehbar und schlüssig:

Poltern entwickelt sich aufgrund
- einer unzureichenden Automatisierung von Planungs-, Formulierungs- und Artikulationsprozessen im Sinne einer systemischen Störung zwischen den drei Modellstufen und
- einer beeinträchtigten Kontroll- und Reparaturkompetenz (Monitoring) (vgl. van Zaalen & Reichel 2015, Schneider 2017).

Weitere Hypothesen zu Selbstwahrnehmungs- und Monitoringprozessen sowie zur Ätiologie des Polterns, welche die Komplexität des Störungsbildes widerspiegeln, finden sich in einer Übersichtstabelle im Anhang vor dem Literaturverzeichnis (Tab. 1).

Spruit (2015) sowie van Zaalen & Reichel (2015) leiten von dem Sprachverarbeitungsmodell von Levelt eine Unterteilung in ein linguistisches und in ein motorisches (Spruit) / phonologisches (van Zaalen & Reichel) Poltern ab. Das linguistische Poltern soll gemäß Spruit (2015) basierend auf Wortfindungsproblemen auf Lemma- und Lexemebene sowie auf Mühen bei der morpho-syntaktischen Enkodierung entstehen, die zu Interjektionen, Wort- und Sequenzwiederholungen sowie Revisionen führen.

Das motorisch / phonologische Poltern ist bedingt durch Fehler der phonologischen Enkodierung, die im Monitoringprozess nicht erkannt werden. Die nicht erkannten Fehlbildungen führen laut Spruit (2015, S. 30) zu Veränderungen der Koartikulation, zum Zusammenziehen von Silben (Teleskopie) und zu Fehlern in der Serialität von Silben (Fehler der Wortstruktur).

Beiden Formen des Polterns liegt eine „Dyssynchronität zwischen der Sprachplanung und der motorischen Umsetzung des Geplanten“ (Marks 2017, S. 446) zugrunde. Menschen mit einer Poltersymptomatik sind mit der flexiblen Anpassung des Sprechtempos an die komplexen Teilleistungen des Sprechens (konzeptionell, linguistisch, motorisch, siehe oben) überfordert.

Zusammengefasst sind demnach beim Poltern Probleme in der Sprachplanung im Zusammenhang mit der linguistischen Komplexität und im Zusammenspiel mit dem Sprechtempo eher dem **linguistischen Poltern** zu zuordnen. Fehler in der Wortstruktur und in der Artikulation im Zusammenspiel mit dem Sprechtempo sind hingegen eher der Kategorie **motorisches / phonologisches Poltern** einzugliedern.

1.4 Welche Leistungen müssen Kinder in einer Kommunikation erbringen

Poltern wird als Kommunikationsstörung definiert (siehe Kap. 1.1) und von daher lohnt es sich, die Aspekte und die Bedingungen des Gelingens einer guten Kommunikation sowie mögliche Auffälligkeiten in der Kommunikation beim Poltern differenzierter darzustellen. Insbesondere Aspekte der Kommunikationsorganisation werden näher betrachtet.

Paul Grice stellt das Kooperationsprinzip als die höchste Maxime der sprachlichen Kommunikation dar. Damit ist gemeint, dass der Sprecher seine Äußerung dem Zweck und der Richtung des Gesprächs anpassen muss. Seine Konversationsmaximen werden in die folgenden vier Submaximen untergeteilt (vgl. Achhammer, Büttner, Sallat & Spreer 2016)

Maxime	Ausrichtung der sprachlichen Kommunikation
Quantität	- Möglichst informativ, aber nicht zu informativ (an Gesprächspartner und Zweck angepasst)
Qualität	- Nicht bewusst etwas Falsches sagen - Für eine Aussage sollen angemessene Gründe vorhanden sein
Relation	- Äußerung soll relevant sein
Modalität	- Fachausdrücke / ungeläufige Wörter möglichst vermeiden - Mehrdeutigkeit vermeiden - Kurze Äußerung ohne Weitschweifigkeit - Einhaltung der Reihenfolge

Tab. 2: Überblick Konversationsmaximen (Achhammer et al., 2016)

Die Begriffe der Pragmatik und der Kommunikationsorganisation werden dabei nicht als Synonyme verwendet. Meibauer versteht die Pragmatik „als Theorie der Produktion und Interpretation von Äußerungen im Kontext“ (Meibauer, 2013, S. 6). Die Pragmatik, als linguistische Ebene, wird als Oberbegriff verstanden, zu der die Kommunikationsorganisation als Teilbereich zählt.

Die folgenden pragmatischen Fähigkeiten werden der Kommunikationsorganisation zugeschrieben:

Fähigkeiten der Kommunikationsorganisation	
Verständnis und / oder Einsatz (von)	
… direkten und indirekten Sprechakten … implizit Mitgesagtem; indirekter Folgerung (Implikaturen) … nonverbalem (Mimik, Gestik) & paraverbalem (Sprechmelodie, Betonung, Pausen) Ausdruck … angemessenem Sprecherwechsel (Turn-Taking) … sprachlichem Reparaturverhalten	… einer thematischen Einheit (Kohärenz) und eines formalen Zusammenhalts (Kohäsion) einer Äußerung … Anpassungen an den Wissensstand des Gesprächspartners aufgrund von Annahmen zu dessen Vorwissen (Präsuppositionen) … für die Gefühle, Bedürfnisse, Ideen, Absichten und Meinungen des Gegenübers (Theory of Mind) … strukturierenden Konversationsmitteln

Tab. 3: Fähigkeiten der Kommunikationsorganisation

1.4.1 Entwicklung der Kommunikationsorganisation und ihre Bezüge zum Poltern

Bis zum heutigen Zeitpunkt gibt es nur sehr wenige Arbeiten, die sich systematisch mit der Entwicklung pragmatischer Fähigkeiten von Kindern auseinandersetzen. Deshalb werden in diesem Praxisbuch nur einige für das Verständnis des Poltern relevante Aspekte dieser komplexen Entwicklung (vgl. Meibauer 2013) aufgeführt.

Nicht alle polternden Personen zeigen Auffälligkeiten bei der Kommunikationsorganisation, es bestehen unterschiedliche individuelle Gewichtungen bezogen auf die verschiedenen Bereiche der Kommunikationsorganisation (siehe Tab. 2 auf Seite 19) und den jeweiligen Schweregrad der Beeinträchtigung (vgl. Sick, 2014).

Direkte und indirekte Sprechakte

„Sprachliche Äußerungen sind immer auch mit Handlungen verbunden, sie werden als Sprechakte bezeichnet. Man unterscheidet direkte Sprechakte (wörtliche Äußerung) und indirekte Sprechakte (Äußerungen, in denen der Sprecher seine Absicht nicht direkt oder offen zum Ausdruck bringt)" (Achhammer et al. 2016, S. 47).

Bereits im vorsprachlichen Stadium der Sprachentwicklung fordert der Säugling durch Schreien seine Mutter zu einer Reaktion auf. Zunehmend verwendet das Kind Gesten und Intonation als Mittel für eine Aufforderung. Ab ca. 18 Monaten können Kinder um Hilfe bitten und verwenden für die Aufforderung Gesten und Wörter. Ab zwei Jahren werden Fragewörter erworben. Dass indirekte Sprechakte (indirekte Aufforderungen) später erworben werden, darüber besteht der größte Konsens. Das Dekodieren und somit das Verständnis von indirekten Aufforderungen ist schwieriger, weshalb jüngere Kinder direkte Aufforderungen besser verstehen (vgl. Achhammer et al. 2016). Die weitere Entwicklung der kommunikativen Intentionen, wie Meibauer die Sprechakte nennt, dürften stark von den allgemeinen Diskursfähigkeiten eines Kindes abhängen. Es konnte gezeigt werden, dass Kinder bis zu einem Alter von neun Jahren die Sprecherintention (d. h. die Tatsache, ob der Sprecher z. B. die Absicht hat, die andere Person / das Kind zu täuschen) vernachlässigen. (Maibauer, J. 2013).

> ***Bezug zum Poltern***
> Bevor ein Sprechakt stattfindet, muss der Sprecher seinen Gesprächspartner ansprechen. Dies gelingt polternden Personen teilweise nur ungenügend oder gar nicht, sodass sich der Gesprächspartner nicht angesprochen fühlt (vgl. Sick 2014).

Implikaturen (indirekte Bedeutungen)

Das Kind lernt durch die Interaktion mit anderen Kindern Implikaturen zu verstehen. Das Lexikon wird aufgebaut, die Verarbeitungskapazitäten nehmen zu und das Kind lernt Kontraste kennen. Diese Fähigkeiten werden für das Verständnis und den Einsatz von Implikaturen benötigt. „Die Theorie der Implikaturen besagt, dass nicht alles Gemeinte auch explizit geäußert wird, sodass der Hörer aus dem Gesagten Rückschlüsse ziehen muss." (Achhammer et al. 2016, S. 48). Es sind unterschiedliche Altersangaben bezüglich des Verrstehens von Implikaturen zu finden. Einerseits erkennen fünf- bis sechsjährige Kinder, wenn der Informationsgehalt verletzt wird, andererseits zeigen Schulkinder Schwierigkeiten beim Verstehen von Implikaturen und Ambiguitäten (Doppeldeutigkeiten) (vgl. Achhammer et al. 2016). Feinheiten, wie z. B. das Verständnis von Ironie werden erst im Alter von circa 12 Jahren verstanden (vgl. Meibauer 2013).

> ***Bezug zum ‚Poltern'***
> Der Sprecher muss seine Äußerung so gestalten, dass sie vom Hörer richtig interpretiert werden kann. Einige polternde Personen teilen ihren Gesprächspartner jedoch nicht immer alle nötigen Informationen mit und ihre Aussagen sind oft schwer verständlich. Dies macht es für den Gesprächspartner unmöglich, die Mitteilung richtig zu verstehen. Durch klärende Fragen muss sich der Angesprochene die nötigen Informationen zur Verständnissicherung beschaffen. Diese Tatsache gilt jedoch nicht nur für implizite Äußerungen, sondern genauso für explizite (vgl. Sick 2014).

Nonverbaler- und paraverbaler Ausdruck

Schon Neugeborene sind in der Lage Emotionen zu spiegeln und auch Gesichtsausdrücke können sehr früh wahrgenommen werden. Bald darauf lernen die Kinder Zeigegesten zu verstehen und anzuwenden. Zwischen dem zweiten und vierten Lebensjahr erkennen Kinder die Verbindung zwischen einer Situation und der darauffolgenden emotionalen Reaktion eines Menschen. Vier- bis Sechsjährige können mimische Ausdrücke maskieren und schließlich ab sechs Jahren sind Simulationen von Freude bei negativer Grundhaltung immer mehr möglich. Der erste paraverbale Ausdruck, genauer die Einsatzmöglichkeit von Prosodie als kommunikativem Mittel, wird zwischen null und drei Jahren erworben. Rezeption und Expression auf paraverbaler Ebene werden zwischen vier und sechs Jahren weiterentwickelt und ab sechs Jahren entsprechen diese immer mehr dem der Erwachsenensprache (vgl. Achhammer 2014; Achhammer et al. 2016).

> ***Bezug zum ,Poltern'***
> Nonverbale Auffälligkeiten, wie der Gebrauch von Gestik und Mimik, werden nicht explizit als Symptom dem Phänomen Poltern zugeschrieben. Auf paraverbaler Ebene können bei polternden Personen einige Auffälligkeiten beobachtet werden. Dies sind zum einen eine unangepasste Intonation und Betonung, andererseits können eine eingeschränkte Tonhöhenvariabilität sowie Sprechlautstärke vorkommen. Die mangelhafte Intonation und Lautstärke führen dazu, dass das Sprechen von Polterern als monoton wahrgenommen werden kann. Zudem führen ein unangepasstes, zu schnelles Sprechtempo und inadäquate Pausensetzungen zu einem unrhythmischen Sprechen (vgl. Sick 2014).

Turn-Taking

„Turn-Taking bezeichnet die Organisation des Sprecherwechsels in Gesprächen und sonstigen Dialog- und Kommunikationssituationen." (Achhammer et al. 2016, S. 48). In den ersten Lebensmonaten können Kinder ihre Äußerungen noch nicht kontrollieren, sondern sie geschehen im Affekt. Die Eltern und Bezugspersonen nehmen die Säuglinge jedoch seit Geburt als Gesprächspartner wahr und fördern damit die Entwicklung der kommunikativen Fähigkeiten. Spätestens wenn die erste Lallphase beginnt, geben die Eltern eine dialogische Struktur vor, sodass ein Turn-Taking entsteht (vgl. Kannengieser 2015). Der verbale Sprecherwechsel entwickelt sich ab ca. 18 Monaten. Bereits in diesem jungen Alter kommt es kaum zu simultanem Sprechen zweier Sprecher (vgl. Dohmen 2009).

> ***Bezug zum ,Poltern'***
> Einschränkungen bei der Wahrnehmung des Gesprächspartners können bei polternden Personen beobachtet werden. Ein auffälliges Zuhörerverhalten, bei dem beispielsweise das Ende einer Äußerung des Gesprächspartners nicht erkannt wird, hat zur Folge, dass Sprecherwechsel inadäquat geschehen. Auf der anderen Seite gelingt es polternden Personen teilweise nicht, als Sprecher zur Hörerseite zu wechseln, weswegen von einer Tendenz zum Monologisieren gesprochen wird (vgl. Sick 2014).

Reparaturen und Verständnissicherung

„Reparaturen sind alle Handlungen, bei denen Gesprächsteilnehmer Äußerungen / Äußerungsteile so verändern, dass Verständnisschwierigkeiten in der Konversation behoben werden." (Achhammer et al. 2016, S. 49). Ab zwei bis drei Jahren können Kinder nachfragen, wenn sie etwas nicht verstanden haben. Dies gilt zwar noch nicht als Reparatur, gilt aber als erster Entwicklungsschritt dahin. Ab drei Jahren kann ein Kind auf eine fremdinitiierte Selbstreparatur reagieren und seine Äußerung modifizieren. Schon ab zwei Jahren kann ein Kind auf eine unzureichende Reaktion des Kommunikationspartner reagieren und seine Äußerung wiederholen. Eine Modifizierung des Gesprochenen geschieht aber erst später. Mit sieben bis acht Jahren gelingt schließlich die selbstinitiierte Reparatur gezielt. Ab diesem Alter erkennt das Kind das Kommunikationsproblem und kann auf die Bedürfnisse des Kommunikationspartner eingehen (vgl. Achhammer et al. 2016). Ab diesem Alter ist es Kindern auch möglich, den Sprecher als Ursprung der Probleme zu identifizieren (vgl. Dohmen 2009).

Bezug zum ‚Poltern'
Polternde Personen können im Reparaturverhalten, sei es auf der Sprecher- oder auch auf der Hörerseite, Auffälligkeiten zeigen. Der Sprecher muss verbale und nonverbale Zeichen, wie fragende Blicke und Stirnrunzeln des Hörers wahrnehmen können, damit er eine Selbstreparatur vornehmen kann. Diese Wahrnehmungsfähigkeit ist bei Polterern häufig gestört. Auf der Hörerseite bemerkten Polterer teilweise das eigene Miss- oder Nichtverstehen nicht, weshalb sie nicht um Klärung baten. Werden Polterer darauf aufmerksam gemacht, dass sie nicht verstanden wurden, sind sie nicht in der Lage das Gesagte so umzuformulieren oder ihre Sprechweise so anzupassen, dass sie nach der Korrektur verstanden werden (vgl. Sick 2014; Zang & Metten 2014).

Kohärenz und Kohäsion

Neben der Fähigkeit Sätze grammatikalisch korrekt zu bilden, ist es wichtig, Zusammenhänge zu erkennen und diese darstellen zu können. „Kohärenz beschreibt die zugrunde liegenden Beziehungseigenschaften, die einen Text zu einer thematischen Einheit machen." (Sick 2004, S. 38). „Die Kohäsion beschreibt den sprachlichen Zusammenhang der Sätze einer Äußerung / eines Textes und damit die Oberflächenstruktur" (Achhammer et al. 2016, S. 53) (vgl. Tab. 3, S. 20).

Für den inhaltlichen Zusammenhang einer Erzählung müssen Charaktere, die Zeit und der Ort des Geschehens als Ausgangslage erwähnt werden. Ab ca. 2.5 Jahren beginnen Kinder Erlebtes zu erzählen. Dabei werden erstmals zwei Sätze mit einer temporalen Konjunktion verbunden und die Vergangenheitsform verwendet. Mit vier Jahren beginnt der isolierte Erzählstil; Kinder verwenden Pronomen, deren Bezug aber nicht eindeutig ist. Gleichzeitig werden bestimmte und unbestimmte Artikel unterschieden, können aber nicht immer korrekt verwenden werden. Vorschulkinder bis hin zu ca. Zweitklässlern erzählen in linearem Erzählstil, in dem sie Ereignisse aneinanderreihen. Die Reihenfolge der Geschehnisse stimmt dabei nicht immer und es findet keine Gewichtung der Ereignisse statt. Zwischen fünf und neun Jahren sind Kinder in der Lage eine Geschichte, um ein Problem herum zu strukturieren und die Handlungsabfolgen zusammenhängend darzustellen, was dem strukturierten Erzählstil entspricht. Dabei setzen sie Pronomen korrekt ein und differenzieren die Pronomenarten. Mit acht bis zehn Jahren setzen die Kinder kausale, temporale sowie adversative Konjunktionen vielfältig ein. Die Erzählung wird narrativ, das heißt die Ereignisse sind episodisch aufgebaut, der Zuhörer wird angesprochen und eingebunden. Der Erwerb von narrativen Fähigkeiten ist sehr individuell. Die Kohärenz nimmt mit zunehmendem Alter bis zu 18 Jahren immer mehr zu (vgl. Achhammer et al. 2016; Boueke, Schülein, Büscher, Terhorst & Wolf 1995; Dohmen 2009).

Bezug zum ‚Poltern'
Viele Polterer haben Schwierigkeiten ihre Aussagen zusammenhängend und thematisch logisch zu strukturieren. Dies führt dazu, dass sie in der Spontansprache, wie auch bei der Wiedergabe von Texten schlecht verstanden werden. Die semantischen Einheiten werden ungenügend unterteilt und sind deshalb für den Hörer nicht nachvollziehbar. Außerdem sind bei einigen Polterern plötzliche Themenwechsel zu beobachten, was ebenfalls die Verständlichkeit beeinträchtigt (vgl. Sick 2014).

Präsuppositionen

Für eine gelingende Kommunikation ist es wichtig, dass die Gesprächspartner sich gegenseitig bezüglich Weltwissen, Erfahrungen und Bezügen einschätzen können. „Präsuppositionen bezeichnen das Bewusstsein für gemeinsames oder ggf. unterschiedliches Hintergrundwissen von Sprecher und Hörer." (Achhammer et al. 2016, S. 53). Bereits mit zwei Jahren verwenden Kinder einen anderen Kommunikationsstil, wenn sie einen anderen Kommunikationspartner vor sich haben. Mit vier Jahren entdecken Kinder, dass unterschiedliche Gesprächspartner verschiedene Annahmen und Überzeugungen haben und sie können ihre Äußerungen entsprechend anpassen, beispielsweise, was die Höflichkeit betrifft. Sie sind aber noch nicht in der Lage, Vermutungen über das Vorwissen des Kommunikationspartners anzustellen. Diese Fähigkeit erlangen Kinder zwischen dem fünften und neunten Lebensjahr und können von da an ihre Äußerungen dem Wissensstand des Gesprächspartners anpassen. Im selben Zeitraum lernen die Kinder, dass dem Zuhörer nur relevante Informationen (Maxime der Quantität) gegeben werden sollten (vgl. Achhammer et al. 2016; Dohmen, 2009).

> ***Bezug zum ‚Poltern'***
> Teilweise fällt es polternden Personen schwer, einzuschätzen, welches Vorwissen ihr Gesprächspartner hat. Wenn der Wissensstand des Gegenübers nicht richtig eingeschätzt wird, werden entweder wichtige Informationen weggelassen, die dann vom Hörer erfragt werden müssen, oder es werden unnötige Informationen gegeben. Dies stellt eine Verletzung der Konversationsmaximen Relevanz und Quantität dar (vgl. Achhammer et al. 2016; Sick 2014).

Theory of Mind (ToM)

Siegler, Eisenberg, Loache & Saffran (2016, S. 246) beschreiben Theory of Mind „als ein grundlegendes Verständnis davon, wie Geist und Psyche das Erleben und Verhalten beeinflussen – im Gegensatz zu einer Theorie des Geistes, die nur geistige Einflüsse auf das Bewusstsein beschreibt." Gegen Ende des ersten Lebensjahres können Kinder verstehen, dass das Handeln anderer Menschen im Zusammenhang mit deren Wünschen steht. Mit zwei Jahren hat sich dieses Wissen gefestigt und die Kinder können die Wünsche anderer von den eigenen getrennt betrachten und verstehen. Dreijährige Kinder verstehen mehr und mehr, dass Handlungen von Überzeugungen abhängig sind. Diese Überzeugungen müssen sich aber mit ihren eigenen decken oder sie müssen deren Herkunft nachvollziehen können. Zwischen fünf und sechs Jahren ist diese Fähigkeit schließlich erworben und die Kinder erkennen, dass Überzeugungen und die dementsprechenden Handlungen von ihren eigenen abweichen können. In Rollenspielen passen Kinder beispielsweise ihre Stimme und Prosodie ihrer Rolle an und handeln aus Sicht der gespielten Person. Durch diese Spiele lernen Kinder außerdem das Duzen und Siezen einzusetzen und den Inhalt einer Aussage sowie die Wortwahl der gespielten Situation anzupassen. Mit sieben Jahren können Kinder die eigenen und die Gefühle anderer beschreiben, da sie sich in sie hineinversetzen können (vgl. Achhammer 2014; Achhammer et al. 2016; Siegler et al., 2016).

> ***Bezug zum ‚Poltern'***
> Bisher liegen keine empirischen Ergebnisse vor, die belegen, dass die pragmatischen Auffälligkeiten bei Polterern im Zusammenhang mit einer mangelhaften Theory of Mind in Verbindung stehen. Polternde Personen können aber Schwierigkeiten haben, das Vorwissen ihres Gegenübers richtig einzuschätzen. Das heißt, dass sie sich nur ungenügend in den Gesprächspartner hineinversetzen können (vgl. Sick 2014).

Konversationsstruktur

Viele der oben genannten Fähigkeiten spiegeln sich in der Struktur der Konversation wider. Die Entwicklung dieses Bereichs beginnt im Alter von 18 Monaten, wenn Kinder zum ersten Mal die Gesprächsinitiative ergreifen. Obwohl der Übergang von einem Sprechakt zum nächsten zu diesem Zeitpunkt noch schwierig sein kann, gelingt es Kindern, ein Gespräch über zwei Akte aufrecht zu erhalten. Einem dreijährigen Kind gelingt es, seine Äußerungen auf das Gesprächsthema abzustimmen. Bis zum Alter von 4 – 5 Jahren haben Kinder erlernt, an einem längeren Gespräch mit mehreren Personen teilzunehmen und führen Reparaturen aus. Auch fragen Kinder in diesem Alter konsequent nach, wenn sie etwas nicht verstanden haben. Erste Strategien zur Beendigung eines Gesprächs sind bereits vorhanden. Hier wird klar, dass die zu einem Entwicklungsverlauf gehörenden Fähigkeiten zwar einzeln beschrieben werden können, sich aber gegenseitig stark beeinflussen (vgl. Meibauer 2013). Zur Strukturierung einer Konversation gehört auch, dem Gegenüber zuzuhören und auf seine Inputs einzugehen. Bis zum Alter von 7 Jahren gelingt den Kindern die Gesprächsorganisation in der Sprecherrolle deutlich besser als in der Hörerrolle. Erst ab diesem Zeitpunkt entwickeln sich Kinder zu aktiven Zuhörern und fragen vermehrt nach und so entsteht nach und nach eine gegenseitige Unterhaltung (vgl. Runge 2013).

Bezug zum ‚Poltern'

Bei polternden Personen kann sowohl das Initiieren als auch das Aufrechterhalten und Beenden eines Gesprächs auffällig sein. So werden Gesprächspartner entweder gar nicht angesprochen oder sie werden völlig aus dem Kontext gerissen mit einem beliebigen Anliegen konfrontiert. Wenn ein Kind ein auffälliges Antwortverhalten zeigt, kann dies auf sein Zuhörerverhalten zurückgeführt werden. Kinder, die poltern, haben häufig eine Neigung zum Detail (nicht auf den Punkt kommen) und es fällt ihnen schwer beim Thema zu bleiben (plötzliche Themenwechsel), was die Aufrechterhaltung eines Gesprächs erschwert (vgl. Sick 2014).

Auffälligkeiten polternder Personen bei der Kommunikationsorganisation

- Gesprächspartner wird ungenügend angesprochen oder aus Kontext gerissen
- Weitergabe von zu vielen oder zu wenigen Informationen (Relevanz & Quantität)
- Ungenügende Betonung, Tonhöhenvariabilität & Sprechlautstärke (Monotonie)
- Paraverbaler Ausdruck: Sprechtempo, Pausensetzung, unrhythmisches Sprechen
- Auffälliges Zuhörerverhalten; inadäquater Sprecherwechsel (Monologisieren)
- Ungenügende Wahrnehmung von nonverbalen Zeichen (z.B. Stirnrunzeln)
- Eigenes Miss- / Nichtverstehen wird nicht wahrgenommen
- Ungenügende Reparatur – Gesagtes wird nach Reparatur auch nicht verstanden
- Plötzliche Themenwechsel – ungenügende Kohäsion bei Aussagen
- Neigung zum Detail (nicht auf den Punkt kommen)
- Schwierigkeiten beim Initiieren, Aufrechterhalten und Beenden von Gesprächen

1.5 Phänomenologie

In Kapitel 1.1 wurde anhand einer Arbeitsdefintion (S. 13) eine Auflistung möglicher Poltersymptome erstellt. Es besteht eine große Bandbreite an möglichen Symptomen, welche mit Poltern in Verbindung stehen können. Abgeleitet aus den verschiedenen Erklärungsansätzen scheint bei diesem Spektrum an Symptomen, eine Unterteilung derselben in ein zentrales Leitsymptom (Sprechtempo – schnell und / oder irregulär), begleitet von Kernsymptomen und Begleitsymptomen zulässig. Diese Unterteilung in Leit-, Kern- und Begleitsymptomatik ist in diesem Praxisbuch sowohl die Basis für die Definition, sie liegt der Beschreibung der folgernden Phänomenologie des Polterns zugrunde, und ist letztendlich die Voraussetzung für eine Ersterfassung, Diagnose und Therapie des Polterns. Obwohl bezüglich dieser Einteilung keine empirisch vollkommen abgestützte Sicherheit besteht, werden weitgehend die Symptome erhöhtes und / oder irreguläres Sprechtempo, phonetisch-phonologische Auffälligkeiten sowie Unflüssigkeiten als relevante und gewichtige Symptome von Poltern bezeichnet (vgl. Wiecha 2012, S. 194; Sick 2014, S. 71-72; Zang & Metten 2014; S. 14). Zusätzlich erfährt die Dimension Selbstwahrnehmung eine Aufwertung. Neben diesen als zentral zu wertenden Symptomen besteht eine Vielzahl an fakultativen Symptomen, welche die Poltersymptomatik begleiten können.

Im Folgenden wird detaillierter auf die Leit- und Kernsymptomatik sowie auf prägnante fakultative Symptome eingegangen.

1.5.1 Leitsymptom: Erhöhtes und / oder irreguläres Sprechtempo

„Das Symptom, das am häufigsten Poltern zugeordnet wird, ist ein erhöhtes und irreguläres Sprechtempo" (Sick 2014, S. 27). Das Sprechen von Polterern erweist sich oftmals zeitweise als zu schnell, beziehungsweise als sehr variierend bezüglich der Geschwindigkeit. Als mittlere Sprechgeschwindigkeit bezeichnet Grohnfeldt (2007, S. 322) 90 Wörter pro Minute, wobei hier Pausen von zwei Sekunden und länger nicht berücksichtigt sind. Geissner (1975, zit. nach Sick 2014) bewertet Sprechgeschwindigkeiten zwischen 200 bis 300 Silben als mittelschnelles Sprechtempo.
Es gibt jedoch Schnellsprecher, die bei hoher Sprechgeschwindigkeit keine Poltersymptome wie Wiederholungen oder phonetische Auffälligkeiten zeigen. „Hohes Sprechtempo ist folglich symptomatisch, wenn es der Sprecher nicht mehr den Anforderungen und Kapazitäten von Sprache und Sprechen anpassen kann" (Sick 2014, S. 28). Eine Dysbalance zwischen angemessenem Sprechtempo und sprechmotorischen sowie linguistischen Anforderungen beschreiben auch van Zaalen und Winkelmann (2009). Erhöhtes Sprechtempo schränkt auch die auditiven Monitoringprozesse ein und kann verstärkt zu Unflüssigkeiten wie Laut- und Silbenwiederholungen führen (vgl. Sick 2014).

Baumgartner (1999) hält fest, dass der Umfang des Gesprochenen mit der Sprechgeschwindigkeit korreliert (S. 177). Kinder wollen ihren Mitteilungsdrang nicht zügeln und sie „sprechen dann vielfach schneller als ihre neurologischen und neuromuskulären Voraussetzungen erlauben" (S. 178).

Polterer können ihre Sprechgeschwindigkeit im Gegensatz zu Normalsprechern nicht mehr steigern, sie sprechen schon am oberen Limit (Baker et al. 2011). Das Sprechtempo ist u.a. von linguistische Faktoren (längere Phasen werden tendenziell schneller gesprochen, vgl.Sick 2014), phonetischen Anforderungen, von der Sprechsituation, von Motivation und Emotionalität, vom Sprechvorbild (z. B. Eltern mit hohem Sprechtempo) und von der dialogischen Sprechsituation beeinflusst (vgl. Sick 2015, S. 29-31). „Die vielen linguistischen und außerlinguistischen Einflussmöglichkeiten belegen eindrucksvoll, wie personen- und situationsgebunden die Sprechrate ist" (Baumgartner 1999, S. 168).

Neben dem hohen Sprechtempo ist ferner auch auffallend, dass die Sprechgeschwindigkeit von Polterern variabler ist und weniger als sprachliches Gestaltungsmittel adäquat genutzt wird (vgl. Myers 1992). Das Sprechen wirkt unrhythmisch (siehe auch Kap. 1.5.9). Zusammengefasst setzen Polterer die natürliche Variabilität der Sprechgeschwindigkeit auffällig oft nicht kontextual und linguistisch sinnvoll ein. „Die Variabilität des Sprechtempos bei Poltern wird nicht hinreichend als sprachliches Ausdrucksmittel eingesetzt und ist damit als symptomatisch zu bewerten" (Sick 2014, S. 28).

Diese zu hohe oder unregelmäßige Sprechgeschwindigkeit hat meist eine Beeinträchtigung der Verständlichkeit zur Folge (vgl. Zang & Metten 2014, S. 14). Da sich bei Kindern die Sprechgeschwindigkeit erst entwickelt, kann im Vorschulalter bereits ein niedriges Sprechtempo als zu hoch wahrgenommen und charakterisiert werden (vgl. Riley & Riley 1985; zitiert nach Sick 2014, S. 98).

1.5.2 Kernsymptom: Phonetisch-phonologische Auffälligkeiten

Als phonetisch-phonologische Auffälligkeiten werden Veränderungen auf Laut-, Silben- sowie Wortebene bezeichnet. Diese können sich durch Auslassungen, Ersetzungen, Hinzufügungen wie auch Umstellungen zeigen. Wird ein Wort („sozsagn" statt „sozusagen") oder ein Satz („Das gudee." statt „Das ist eine gute Idee.") wie ein Teleskop zusammengezogen, wird von einer Akzeleration gesprochen (vgl. Zang & Metten 2014, S. 14-15). Auch nach Sick (2014) zeigen Polterer mehr Zusammenziehungen von Silben als Sprecher von Kontrollgruppen. Oftmals sind diese phonetisch-phonologischen Abweichungen mit einer vorübergehenden Erhöhung des Sprechtempos verbunden, weshalb auch von „phonetisch-temporalen Auffälligkeiten" gesprochen wird. Die Auffälligkeiten sind nicht phonemspezifisch. Sie treten beim Poltern nicht konstant bei bestimmten Phonemen auf (St. Louis & Myers 1995). Bei zunehmender Wortlänge verstärken sich die phonetisch-phonologischen Auffälligkeiten (vgl. van Zaalen 2009). Phonetischen Fehlrealisierungen können jedoch durchaus auch bei normalem Sprechtempo beobachtet werden (vgl. Sick, 2014, S. 32). Neben der Sprechgeschwindigkeit erhöht also auch die phonetisch-phonologische Komplexität des Sprachmaterials die Wahrscheinlichkeit von Auffälligkeiten.

Kinder entwickeln ihre Aussprache über „kognitive Akte und sprechmotorische Praxis" (Baumgartner 1999, S. 175). Bezogen auf das Levelt-Modell können die phonetisch-phonologischen Auffälligkeiten hypothetisch mit Fehlern auf allen Stufen des phonologischen Enkodierens, bei Störungen des Timings im Abruf der phonetischen Pläne, inkorrekter Umsetzung von Artikulationsbewegungen im Artikulator und bei Kontrollstörungen resp. mangelndem Monitoring auf den Stufen der Sprachproduktion entstehen (Sick 2014, S. 34; vgl. Bider & Waber 2020).

1.5.3 Kernsymptom: Unflüssigkeiten

Ähnlich wie beim Stottern ist der Sprechfluss beim Poltern durch Unflüssigkeiten gekennzeichnet. Bretherton-Furness & Ward (2015) wiesen nach, dass Polterer eine signifikant höhere Anzahl an Wiederholungen in der Spontansprache im Vergleich zu normalsprechenden und stotternden Personen aufweisen. Beim Poltern sind die

Unflüssigkeiten im Erscheinungsbild den normalen (spannungsfreien) Unflüssigkeiten ähnlich (Daly 1996). Vorwiegende Symptome sind Wiederholungen von Satz- und Wortteilen (Silben). Van Zaalen & Reichel (2015) weisen auch darauf hin, dass diese Wort- und Silbenwiederholungen dann lediglich mit einer maximalen Frequenz von zwei Wiederholungen beobachtbar sind. Lautwiederholungen werden seltener erwähnt (vgl. Weiss 1964, Dalton & Hardcastle 1989).

Interjektionen (Einschübe) sowie Embolophonien (Flicklaute) und Embolophrasien (Flickwörter und -sätze) zählen ebenfalls zum Erscheinungsbild. Bei reinem Poltern kommen keine stottertypischen Unflüssigkeiten vor (Spruit 2015). Es ist ein Trugschluss, wenn von einer permanenten Sprechflüssigkeit von Normalsprechern ausgegangen wird. Gerade in der Kindesentwicklung stellen sie einen regelhaften Schritt dar. „Unflüssige Sprechanteile (…) gehören als Übungs-, Rückmelde- und Korrekturprozesse notwendigerweise zu diesem Entwicklungsgang dazu“ (Hansen & Iven 1998, S. 93). Bezüglich der Quantität dieser Unflüssigkeiten sagt Van Zaalen (2009; zitiert nach Sick 2014, S. 35), dass ein polternder Sprecher in Bezug auf die Anzahl der Wörter in der Spontansprache mehr als 5%, ein nicht polternder Sprecher weniger als 5% Unflüssigkeiten zeigt. Somit ist Quantität und Qualität der Unflüssigkeiten entscheidend für eine Zuordnung.

Aufgrund der durch Wiederholungen geprägten Symptomatik wird Poltern auch oft den Redeflussstörungen zugeordnet, was kritisch zu hinterfragen ist (siehe oben). Die Unflüssigkeiten beim Poltern lassen sich qualitativ von jenen beim Stottern, quantitativ von jenen bei Normalsprechern unterscheiden. Die Unflüssigkeiten beim Poltern fallen auf einem niedrigen Spannungsniveau aus und zeigen sich dann als lockere Laut- oder Silbenwiederholungen (vgl. Zang & Metten 2014, S. 9-14).

Sprechflüssigkeit braucht eine „störungsfrei organisierte Architektur der Sprachproduktion“ (Baumgartner 1999, S. 167). Den Wiederholungen können linguistische Planungsprobleme z.B. im Konzeptualisator und deren verdeckte (nicht direkt beobachtbare) Korrektur zugrunde liegen. So erklärt man sich Satzteilwiederholungen damit, dass semantisch-syntaktische Fehler online verdeckt korrigiert werden (vgl. Sick 2014). Sick (2014) zitiert auch einen weiteren Aspekt dieser Covert-Repair-Hypothese (Postma & Kolk 1993), in der u.a. festgehalten wird, dass „Störungen auf verschiedenen Stufen des Monitorings zum Auftreten von Unflüssigkeiten führen können“ (S. 36). Häufige Unflüssigkeiten verunsichern den Sprecher und zur Überbrückung kann eine Strategie die Erhöhung des Sprechtempos sein (vgl. Baumgartner 1999).

1.5.4 Kernsymptom: Geringe Selbstwahrnehmung

„Im Vergleich zu ihren Zuhörerinnen nehmen polternde Kinder ihre eigene Sprechweise häufig nicht als hastig und unverständlich wahr“ (Wiecha 2012, S. 198). Vielfach wurde – und wird – eine mangelhafte Selbstwahrnehmung auch als Kriterium für die Differenzierung zwischen Poltern und Stottern genannt (vgl. Schulte 2009, S. 49; Sick 2014, S. 64; Iven 2009, S. 191).

Das mangelnde Bewusstsein für das eigene Sprechen ist demnach ein Kernsymptom der Polterphänomenologie. Der Begriff der Selbstwahrnehmung in Bezug auf das Poltern sollte deshalb genauer definiert werden. Sick unterscheidet zwischen zwei Ebenen der Selbstwahrnehmung: dem generellen Störungsbewusstsein im Sinne der Wahrnehmung einer Differenz zwischen dem eigenen Sprechen und dem Sprechen anderer auf der einen und der Fähigkeit zur Symptomwahrnehmung auf der anderen Seite (vgl. Sick 2014, S. 48). Dabei ist „die

Symptomwahrnehmung nur bei intakter Sprechkontrolle (Self-Monitoring) möglich.“ (Sick, 2014, S. 49). Aus aktueller Perspektive beziehen sich die Defizite der Selbstwahrnehmung bei Polterern primär auf die Ebene der Symptomwahrnehmung, was indirekt auf Störungen des Monitorings hinweist (vgl. Sick 2014, S. 49). Dies veranschaulicht Abbildung 5.

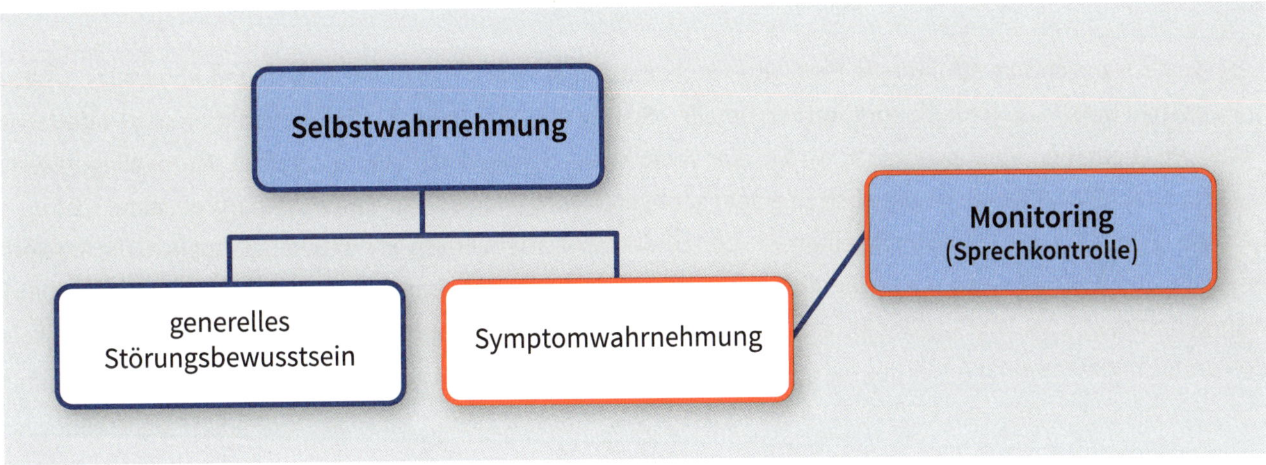

Abb. 5: Begriffsdefinition der Selbstwahrnehmung (Bider & Waber 2020)

Grundsätzlich ist beim Kernsymptom der geringen Selbstwahrnehmung zwischen einer allgemeinen Selbstwahrnehmung des eigenen Sprechens an sich und einem differenzierten Kontrollprozess einzelner Teilschritte des Sprechaktes (Monitoring) zu unterscheiden. Polternde Sprecher sind sich meist ihrer auffälligen Sprechweise kaum bewusst und erkennen demnach nicht, dass für eine verbesserte Verständlichkeit eine Veränderung des Sprechens notwendig wäre (vgl. Zang & Metten, 2014, S. 16). Dieses Symptombewusstsein wäre aber aus motivationaler Sicht für eine Veränderung des eigenen Sprechens respektive für eine Mitarbeit in einer Therapie hoch relevant.

In gewissen Situationen sind aber gerade ältere polternde Personen in der Lage, ihr Sprechen kurzzeitig zu kontrollieren und so die Poltersymptomatik vorübergehend zu unterdrücken (z.B. in einer Vortragssituation). Diese Eigenschaft der Sprechkontrolle stellt einen wichtigen Faktor bei der Diagnostik des Störungsbildes dar (vgl. Sick 2014, S. 49-50) und spricht für eine temporäre funktionierende Selbstkontrolle im Sinne eines Self-Monitorings. Manche Kinder entwickeln teilweise ein Bewusstsein, dass mit ihrem Sprechen etwas nicht stimmt, „sie wissen aber nicht, wann oder was genau an ihrem Sprechen nicht verständlich ist“ (Marks 2017, S. 443). Eine selbstinitiierte Korrektur ist dann schlichtweg nicht möglich.

1.5.5 Begleitsymptom: Verständlichkeit

Die mangelnde Verständlichkeit des polternden Kindes ist weniger ein eigenständiges Symptom, sondern vielmehr, als gut beobachtbare Konsequenz, eine Folge seiner Schwierigkeiten in anderen Teilbereichen , also z. B. eine Folge seiner phonetisch-phonologischen Auffälligkeiten mit Wortstrukturfehlern, seines hohen Sprechtempos mit geringer Ausformung der Laute, wenigen Pausen und mangelnder Sprachstrukturierung. Sie ist also nicht rein lautlich zu interpretieren. Im Gesamtbild des Polterns ist die eingeschränkte Verständlichkeit in ihrer Wirkung auf den Gesprächspartner jedoch eine markante (interaktionistische) Auffälligkeit (vgl. van Zaalen & Reichel 2015) und wird in Aussagen von Bezugspersonen oft als Grund für die Anmeldung zu einer Abklärung genannt. Somit ist das Kriterium der Verständlichkeit in Bezug auf die Außenwahrnehmung (vgl. Marks 2017) ein wichtiger klinischer Indikator bei der Ersterfassung des Polterns.

1.5.6 Begleitsymptom: Pragmatik / Kommunikationsorganisation

Beim Poltern zeigen sich strukturelle Probleme im thematischen Aufbau, in der Kohäsion und Kohärenz. Zusätzlich „besteht die Neigung zur Elaboration von Details" (Sick 2014, S. 37). In der Erzählung verlieren sich Polterer im Detail. Im englischen Sprachgebrauch wird dieses sprachliche Verhalten mit einem Irrgarten (Maze) allegorisiert. Diese strukturellen Aspekte tragen auch zu einem geringeren Verständnis beim Gesprächspartner (siehe 1.5.5). Das Korrigieren wie auch das Umschreiben von polternden Sprechsequenzen ist nur bedingt möglich. Die Antwort erweist sich oft als genauso unverständlich wie vorher. Signale für den Sprecherwechsel werden unzureichend wahrgenommen oder falsch gedeutet. Auch können Probleme mit Präsuppositionen bestehen und die Fähigkeit des Umformulierens einer Äußerung kann eingeschränkt sein (vgl. Marks, 2017).

1.5.7 Weiteres Begleitsymptom: Spracherwerbsstörung

Im Rahmen des Störungsbildes Poltern lassen sich Auffälligkeiten im Sprachsystem wahrnehmen. Solche sprachlichen Diskrepanzen können sich in allen Teilbereichen zeigen. So können Störungen im Sprachverständnis, im Bereich Morphologie / Syntax, im Bereich Semantik / Lexikon wie auch in der sprachlichen Strukturierung auftreten. Symptome wie Wortfindungsstörungen, Schwierigkeiten in der Satzstellung sowie pragmatische Auffälligkeiten können somit mit der Poltersymptomatik einhergehen. Diese Symptome stützen die Diagnose ‚Poltern', sind allerdings nicht als obligatorisch zu werten. Im Kindesalter stellt daher die Abgrenzung von einer Sprachentwicklungsstörung eine große Schwierigkeit dar (vgl. Sick 2014, S. 36-40).

1.5.8 Weiteres Begleitsymptom: Auffällige Schriftsprache

Neben Störungen auf der lautsprachlichen Ebene zeigt sich die Poltersymptomatik ebenfalls in der der Schriftsprache. Die Auffälligkeiten können dabei beim Lesen sowie Schreiben festgestellt werden. Diese spiegeln die Symptomatik der Lautsprache wider und gehen oftmals mit einem zu hohen Lese- sowie Schreibtempo einher (vgl. Daly 1996; Ward 2006; Dalton & Hardcastle 1989; zitiert nach Sick 2014, S. 48). Das Lesen kann durch Wortgliederungsstörungen, Buchstabierungsprobleme wie auch Wiederholungen auffallen. Beeinträchtigungen beim Schreiben können sich als fehlerhafte Rechtschreibung wie auch als graphomotorische Auffälligkeiten, unter anderem in Form einer schwer leserlichen Handschrift, zeigen (vgl. Weiss 1964; De Hirsch 1970; zitiert nach Sick 2014, S. 47-48). Zusammen mit der Poltersymptomatik können außerdem Entwicklungsdyslexien und Entwicklungsdysgrafien auftreten, welche allerdings von den typischen Poltersymptomen abzugrenzen sind (vgl. Sick 2014, S. 47).

1.5.9 Weiteres Begleitsymptom: Auffällige Prosodie

Auffälligkeiten in der Sprechmelodie zeigen sich oftmals durch ein unrhythmisches Sprechen (vgl. Weiss 1964; Grewel 1970; van Zaalen 2009; zitiert nach Sick 2014, S. 44). „Fehlerhafte Pauseneinteilung, der Sprechsituation unangepasstes Sprechtempo sowie Unflüssigkeiten führen dazu, dass das Sprechen als unrhythmisch erlebt wird" (Sick 2014, S. 44). Pausensetzungen sind aber für Zuhörer sowie für den Sprecher wichtig. Sie geben dem Zuhörer die Gelegenheit das Gesagte zu verarbeiten und zu verstehen, dem Sprecher selbst gibt die Pausensetzung Zeit für die Planung der nächsten Äußerung sowie zum Atmen (vgl. van Zaalen & Reichel, 2015). Die Pausensetzung kann regelwidrig innerhalb von Tongruppen, als zu lang oder kurz sowie als zu häufig oder wenig erfolgen. Diese inkorrekte Pausensetzung kann sowohl als Aspekt der Prosodie als auch der Sprechunflüssigkeit gewertet werden (vgl. Dalton & Hardcastle 1989; zitiert nach Sick 2014, S. 45).

Fehlerhafte Betonungsmuster sowie ein nicht der Situation angepasstes Sprechen, wie zum Beispiel in Bezug auf die Lautstärke, stellen weitere Aspekte der auffallenden Prosodie bei polternden Sprechern dar (vgl. Zang & Metten, 2014, S. 16).

Van Zaalen und Reichel (2015) beschreiben mögliche prosodische Auffälligkeiten beim Poltern, die die Verständlichkeit zusätzlich erschweren können. Es kann zur monotonen Sprechweise mit wenig Tonhöhenvariabilitäten sowie zu unterschiedlichen Tonlautstärken kommen. Hier nennen die Autorinnen den „night candle effect". Das Stimmvolumen ist zu Beginn groß und wird gegen Ende immer geringer, so dass das Ende des Satzes unverständlich sein kann. Erwähnt werden auch unpassende Betonungen vor allem bei Wörtern mit wenig semantischem Inhalt (vgl. van Zaalen & Reichel, 2015).

1.5.10 Weiteres Begleitsymptom: Exekutive Dysfunktionen

„Inkongruenz zwischen Denken und Sprechen ist eines der ersten Symptome, die in der Literatur über Poltern beschrieben werden" (Weiss 1964; zitiert nach Sick, 2014, S. 54). Das Denken von Polterern wird als schlecht organisiert und als genauso ungeordnet wie ihr Sprechen beschrieben (vgl. Wiecha 2012, S. 194). Poltersymptome wie Unflüssigkeiten, hohes Sprechtempo, syntaktisch-morphologische sowie lexikalisch-semantische Probleme verdeutlichen diese unstrukturierten Gedanken (vgl. St. Louis & Myers 1995; zitiert nach Sick 2014, S. 54). Im Allgemeinen werden Störungen der Aufmerksamkeit sowie Konzentration als Symptom, teils gar als Kernsymptom des Polterns gewertet (vgl. Weiss 1964; Daly 1996; zitiert nach Sick 2014, S. 50). Diese nichtsprachlichen Auffälligkeiten haben negative Folgen für die eigene Symptomwahrnehmung, die Sprechkontrolle sowie die kommunikativ-pragmatische Fähigkeiten des polternden Kindes. Sie können mitunter in Zusammenhang mit einem Aufmerksamkeitsdefizitssyndrom stehen (vgl. Sick 2014, S. 51).

1.5.11 Zusammenfassung Symptome Poltern

Symptome des Polterns

Poltern zeigt sich als ein vielschichtiges Phänomen, als ein Symptomkomplex (Entität).

Die Unterteilung in Leit-, Kern- und Begleitsymptome in diesem Praxisbuch versteht sich als Strukturierungshilfe für das Verständnis des Polterns, soll in der Diagnostik beim Erfassen der Symptome als Orientierungshilfe dienen und therapeutischer Wegweiser sein.

Leitsymptome	Kernsymptome	Begleitsymptome
Sprechtempo hoch	Phonetisch - phonologische Auffälligkeiten	Geringe Verständlichkeit
Sprechtempo irregulär	Unflüssigkeiten	Pragmatisch-kommunikative Auffälligkeiten
	Geringe Selbstwahrnehmung	**Weitere Auffälligkeiten wie**
		Allgemeine Sprachstörung
		Schriftsprachliche Auffälligkeiten
		Prosodie / Pausen auffällig
		Exekutive Dysfunktionen

Tab. 4: Übersicht Poltersymptome

2 Diagnostik

Das diagnostische Vorgehen ist in die drei Segmente Ersterfassung, Diagnostik des Polterns und Differentialdiagnostik unterteilt.

Eine Ersterfassung (2.1) zielt darauf ab, das Poltern als solches zu erkennen und hat orientierenden Charakter. Mit dem Tool ‚PolterKompass' wird dafür ein konkretes Hilfsmittel vorgestellt. Im Kapitel Diagnostik und Diagnostikbereiche (2.2) werden Ansatzpunkte einer Polterdiagnostik erläutert. Bestehende Diagnoseverfahren werden kurz vorgestellt (2.3). Abschließend werden differentialdiagnostische Aspekte aufgeführt, die eine Abgrenzung zu anderen Störungsbilder erleichtern (2.4).

2.1 Ersterfassung mit dem Tool PolterKompass

Die frühe Erkennung von Risikofaktoren und beginnenden Sprachstörungen ist eine zentrale Aufgabe der logopädischen Präventionsarbeit. Die interkantonale Hochschule für Heilpädagogik HfH Zürich hat mit der Kompass-Reihe Ersterfassungsinstrumente für verschiedene logopädische Störungsbilder entwickelt (https://www.hfh.ch/kompasse). Es handelt sich bei diesen Entscheidungshilfen um Beobachtungsbögen, die sich nicht als Diagnoseverfahren verstehen, sondern Fach- und Bezugspersonen Hilfestellungen bei der Entscheidung über das weitere Vorgehen geben sollen. Weist das Kind aufgrund der Ergebnisse ein Entwicklungsrisiko auf, werden z.B. parallel zu einer Erstberatung weiterführende Abklärungen empfohlen. Risiko und damit Ansatzpunkte der Früherkennung und Beratung definieren sich über die interagierenden bio-psycho-soziale Merkmale des ICF. Diese Merkmale spiegeln sich in den Items der Entscheidungshilfen wider. Empirisch sehr gut abgestützte Tools aus der Reihe sind z.B. der RedeflussKompass online und der StotterKompass online (www.hfh.ch/stotternerkennen, vgl. Kohler & Braun 2019, Braun & Kohler 2020).

Die Kompasse wurden auf der Basis von Literaturrecherchen und Experteninterviews entwickelt und sind einheitlich strukturiert. So erhalten die Leser bei jedem Kompass auf der Innenseite der Mappe z. B. kompakte spracherwerbstheoretische Informationen in tabellarischer Form.

Poltern als das „Stiefkind der Sprachtherapie" (Zang & Metten 2014, S. 7) spielt im diagnostischen Spektrum von Logopädinnen immer noch eine untergeordnete Rolle. Der an der HfH entwickelte PolterKompass (Braun & Schuler 2020) soll hier eine Lücke schließen und Logopädinnen die Möglichkeit geben, Poltern ökonomisch und spezifisch als Störungsbild zu erkennen. Er orientiert sich an der auf der Seite 13 hergeleiteten Arbeitsdefinition des Polterns.

Der PolterKompass beinhaltet einen Erfassungsbogen (siehe Anhang, S. 182 ff), der in vier Kategorien unterteilt ist: in die Leitsymptomatik, die Kernsymptome, die Begleitsymptomatik (fakultative Auffälligkeiten) und in die Kategorie ‚Abgrenzung von Poltern'. Die Leit- und Kernsymptome, zu denen das erhöhte und / oder irreguläre Sprechtempo, die funktionellen Unflüssigkeiten, die artikulatorischen Auffälligkeiten sowie die mangelnde Selbstwahrnehmung gezählt werden, stellen aussagekräftige, markante Beobachtungskriterien zum Poltern dar.

Die fakultativen Auffälligkeiten sind als bekräftigende Hinweise zu werten, lassen alleine jedoch keine Verdachtsdiagnose ‚Poltern' zu. Beobachtungsitems zum Stottern, Schnellsprechen und zu Spracherwerbsstörungen unterstützen bei einer Abgrenzung zum des Polterns (siehe auch Kap.2.4).

Für ein Poltern spricht, wenn das Leitsymptom ‚Sprechtempo' sowie eines oder mehrere der Kernsymptome beobachtbar sind (siehe Auswertungskriterien). Ferner gilt, dass es, je mehr Beobachtungsitems in der Kategorie ‚Begleitsymptomatik' mit ‚Ja' beantwortet werden, umso wahrscheinlicher ist, dass von einem Poltern ausgegangen werden kann.

2.2 Diagnostik und Diagnostikbereiche

Eine umfassende logopädische Diagnostik kann Aufschluss darüber geben, ob, mit welcher Symptomausrichtung und in welchem Schweregrad Poltern vorliegt oder nicht. Zudem kann eine ausführliche Untersuchung Angaben zu begleitenden Störungen, zu den Auswirkungen des Polterns im Alltag sowie zu möglichen Therapiemaßnahmen liefern (vgl. Zang & Metten 2014, S. 23). Im deutschsprachigen Raum gibt es aktuell kein standardisiertes Diagnostikverfahren, mit dem die Diagnose Poltern eindeutig gestellt werden kann (vgl. Sick 2014, S. 72).

Grundsätzlich sollte davon ausgegangen werden, dass für eine Diagnose ‚Poltern' als Minimalanforderung beim Kind folgendes beobachtbar sein muss: ein hohes und / oder irreguläres Sprechtempo (Leitsymptom) sowie zusätzliche phonetisch-phonologische Auffälligkeiten (Kernsymptom). Auch ein „hohes und / oder irreguläres Sprechtempo" in Kombination mit vielen stotteruntypischen Unflüssigkeiten in Form lockerer Wiederholungen von Wörtern, Phrasen und Silben erlaubt nach neueren Forschungsergebnissen (van Zaalen und Winkelmann 2009) die Diagnosestellung von Poltern" (Sick 2014, S. 72).

Van Zaalen und Reichel (2015; zitiert nach Schneider 2017, S. 247) schätzen die Erstellung eines standardisierten Diagnoseverfahrens als schwierig ein. Gründe dafür sind zum einen die große Bandbreite der Poltersymptomatik, zum anderen die Uneinigkeit bezüglich der Gewichtung dieser poltertypischen Merkmale (vgl. Zang & Metten 2014, S. 23). Eine weitere Schwierigkeit der logopädischen Diagnostik beim Poltern stellt die vorübergehende Kontrolle der Poltersymptomatik dar. Da polternde Personen ihr Sprechen kurzzeitig beherrschen können, ist die Erkennung der Auffälligkeiten teilweise nicht bereits in der ersten Diagnostikstunde möglich (vgl. Sick 2014, S. 74).

In der Publikation von Sick (2014, S. 74-77) ist eine ausführliche Auflistung von Diagnostikbereichen und Untersuchungsverfahren zu finden, welche mögliche Inhalte einer logopädischen Polterdiagnostik darstellen. Das diagnostische Vorgehen wird dabei in folgende Einzelschritte unterteilt:

Teilbereiche einer Polterdiagnostik

(1) Anamnese
(2) Spontansprachanalyse
(3) Überprüfung der oralen Diadochokinese
(4) Untersuchung zu Variationen des Sprechtempos
(5) Untersuchung der sprachsystematischen Fähigkeiten / sprachlichen Strukturierung
(6) Untersuchung der Selbstwahrnehmung sowie
(7) Überprüfung der auditiven Merkfähigkeit

Diese Bereiche stellen mögliche Inhalte der Erstdiagnostik dar. Untersuchungen und Überprüfungen der willentlich deutlichen Artikulation, des Lesens, des Schreibens, des automatisierten Sprechens, von Symbol- und Rollenspiel sowie Stimmdiagnostik sind ergänzend als Aspekte der weiterführenden Diagnostik zu werten. Bei den einzelnen Diagnostikbereichen wird das Vorgehen jeweils in zwei Altersstufen unterteilt, da sich das diagnostische Vorgehen bei Vorschulkindern und Kindern im frühen Grundschulalter von jenem bei Schülern, Jugendlichen und Erwachsenen unterscheidet. Nachfolgend soll auf die einzelnen Diagnostikbereiche des logopädischen Erstkontaktes genauer eingegangen werden.

2.2.1 Anamnese

Bei Kindern handelt es sich vorwiegend um eine Fremdanamnese über die Eltern, die bezüglich des Verlaufs der Sprachentwicklung sowie der sprachlichen Problematik befragt werden (vgl. Wiecha 2012, S. 197). Neben einer möglichst umfassenden Beschreibung der Symptomatik soll der Verlauf der Sprachentwicklung (vgl. Spruit 2015) und die Kontexterfassung Informationen zum familiären Auftreten von Sprach- und Sprechstörungen liefern (vgl. Sick 2014, S. 78). Sick bietet in ihrer Publikation (2014) einen Anamnesebogen an.

2.2.2 Spontansprachanalyse

Die Erhebung der Spontansprache wird als Hauptkriterium für die Diagnosestellung des Polterns gewertet. Sick betont den Stellenwert der Spontansprachanalyse wie folgt: „Treten die Kernsymptome hohes und / oder irreguläres Sprechtempo und phonetisch-temporale Auffälligkeiten in der Spontansprache auf, so kann allein anhand der Spontansprachanalyse die Diagnose gestellt werden" (Sick 2014, S. 73). Audio- und Videoaufnahmen sind hierbei unerlässlich.

Die gesamte Analyse umfasst die Untersuchung der artikulatorischen Auffälligkeiten, der Sprechgeschwindigkeit unter Berücksichtigung der Pausen, der Sprechunflüssigkeiten, der Sprachstörungen, der kommunikativ-pragmatischen Auffälligkeiten, der prosodische Parameter sowie der Stimme und Atmung (vgl. Sick 2014, S. 79). Wiecha (2012, S. 197) erachtet dafür eine Aufnahme von 2 – 5 Minuten, welche längere, zusammenhängende Äußerungen des Kindes enthält, als notwendig. Empfehlenswert sind mehrere Sprachproben in verschiedenen Kontexten und auf unterschiedlichen sprachlichen Anforderungsebenen.

2.2.3 Überprüfung der oralen Diadochokinese

Unter dem Begriff Diadochokinese wird die Fähigkeit verstanden, entgegengesetzte Bewegungen sehr schnell hintereinander auszuführen (vgl. Franke 2004; zitiert nach Wiecha 2012, S. 197). „Die Überprüfung der oralen Diadochokinese liefert keine Hinweise auf die Diagnose Poltern, wohl aber auf therapeutische Konsequenzen" (Sick 2014, S. 91). Die Untersuchung der diadochokinetischen Fähigkeiten lässt eine Beurteilung bezüglich der artikulatorischen Genauigkeit, der Sprechflüssigkeit sowie eine Einschätzung der mundmotorischen Fähigkeiten zu (vgl. Sick 2014, S. 91; Wiecha 2012, S. 197).

2.2.4 Untersuchung zu Variationen des Sprechtempos

Die Überprüfung der Sprechgeschwindigkeit respektive deren Regulation hat in Bezug auf die Diagnosestellung ‚Poltern' einen hohen Stellenwert. Die Erhebung kann durch eine Analyse einer Spontansprachsequenz oder bei älteren Kindern mittels einer Lesesequenz erfolgen. Eine rein subjektive Einschätzung des Sprechtempos ohne Auswertung der Artikulationsrate wird als fehleranfällig charakterisiert (vgl. Sick 2014, S. 97).

2.2.5 Untersuchung der sprachsystematischen Fähigkeiten / sprachlichen Strukturierung

Aufgrund des häufigen Auftretens von Auffälligkeiten im Sprachsystem ist vor allem im Kindesalter die Beurteilung der Sprachentwicklung erforderlich. Diese Untersuchung erfolgt bestenfalls mittels einer Spontansprachanalyse und der Durchführung standardisierter Tests. Die Beurteilung beinhaltet die Bereiche Sprachverständnis, Syntax/ Morphologie, Semantik / Lexikon sowie Pragmatik / Kommunikation. Die Fähigkeit der sprachlichen Strukturierung kann durch das Nacherzählen von Texten wie auch Erzählen von Bildergeschichten oder Handlungen untersucht werden (vgl. Sick 2014, S. 104-108).

2.2.6 Untersuchung der Selbstwahrnehmung

Die Überprüfung der Selbstwahrnehmung erfolgt entweder über eine direkte Befragung oder einen Fragebogen zur Selbstwahrnehmung. Vor allem für die Wahl und Wirksamkeit therapeutischer Maßnahmen ist eine umfassende Einschätzung der Selbstwahrnehmung der Symptomatik, von Sprechängsten sowie des Kommunikationsverhaltens von großer Wichtigkeit (vgl. Sick 2014, S. 75, 113).

2.2.7 Überprüfung der auditiven Merkfähigkeit

Molt (1996; zitiert nach Wiecha 2012, S. 197-198) ist der Meinung, dass polternde Kinder Schwierigkeiten haben, sich gesprochene Sprachinhalte zu merken. Aufgrund dessen ist die Überprüfung der auditiven Merkfähigkeit ein weiterer Aspekt der Polterdiagnostik. Die Untersuchung bei der Erstdiagnostik sollte dabei die Bereiche auditive Merkfähigkeit für Zahlen und Silbenfolgen umfassen (vgl. Sick 2014, S. 76).

2.3 Instrumentarium zur Diagnosestellung des Polterns

Folgende Auflistung weist auf drei verschiedene bestehende Tools und Verfahren zur Erkennung des Polterns hin. Dabei handelt es sich allerdings nicht um standardisierte Diagnostikverfahren. Die Instrumente dienen vielmehr einer deskriptiven logopädischen Bewertung.

Predictive Cluttering Inventory - Daly, 2006

„Das einzige derzeit im deutschen und angloamerikanischen Raum existierende Instrument, das versucht, Poltern anhand einer numerischen Auswertung zu diagnostizieren, ist das Predictive Cluttering Inventory (Sick 2014,

S. 73). Auf der Website der International Cluttering Association ICA befindet sich unter anderem eine deutsche Übersetzung des Screeningverfahrens von David Daly aus dem Jahr 2006 (vgl. Sick 2014, S.73). Mit Hilfe von 33 Beobachtungskriterien zu den Bereichen Pragmatik, Sprechmotorik, Sprache und Kognition sowie Motorische Koordination werden die Sprecher anhand einer Skala eingeschätzt. Mit dieser Einschätzung kann zwischen Personen, die erstens poltern, zweitens sowohl poltern als auch stottern und drittens weder poltern noch stottern unterschieden werden. Der Aspekt, dass alle Beobachtungskriterien gleich stark gewichtet werden, hat Fehldiagnosen zur Folge und stellt somit die Problematik des Tools dar (vgl. Sick 2014, S. 73).

Fluency Assessment Battery – van Zaalen und Winkelmann, 2009
Grundlage des Tools „Fluency Assessment Battery" von Van Zaalen und Winkelmann (2009) ist eine Beobachtung sowie Messung sechs verschiedener Aspekte in Bezug auf das Poltern. Dabei handelt es sich um die Bereiche (1) Sprechgeschwindigkeit, (2) Unflüssigkeiten, (3) Artikulation, (4) Sprache, (5) kognitive und emotionale Aspekte und (6) Selbst- versus Fremdwahrnehmung. Die Datenerhebung erfolgt mit Spontansprachesequenzen, Lese-, Erzähl- und Schreibaufgaben, einem Screening zur phonologischen Präzision sowie einer Einschätzung der Mundmotorik (vgl. Van Zaalen & Reichel 2015, S. 76).

Screening zur Spontansprache bei Poltern – Sick, 2002
Ein weiteres Screeningverfahren stellt das „Screening zur Spontansprachanalyse bei Poltern" von Sick (2002) dar. Grundlage dafür ist eine Spontanspracherhebung von 2 – 3 Minuten. Die Analyse der Sprechprobe wird in die Bereiche Phonetik, Unflüssigkeiten, Sprache sowie Artikulationsrate, Prosodie und Stimme unterteilt. Die Bewertung erfolgt über die Beurteilung unauffällig (0), vielleicht auffällig (1) oder sicher auffällig (2). Schlussfolgerung dieser orientierenden Auswertung ist eine der Diagnosen Poltern, Stottern und Poltern oder eine sonstige Diagnose (vgl. Sick, 2002).

2.4 Differentialdiagnostik

Stottern und Poltern in ihrer Reinform lassen sich gut gegeneinander abgrenzen. Blockierungen, Prolongationen und Einzellaut-Repetitionen sind typische Stottersymptome und sind leicht von den normalen spannungsarmen lockeren Sprechunflüssigkeiten zu unterscheiden, die sowohl in der Normentwicklung als auch beim Poltern beobachtbar sind (s. Tab. 5, S. 38).

Die Mischform ‚Poltern-Stottern' ist ein häufig auftretendes Praxisbild, welches Symptome sowohl des Polterns als auch des Stotterns in sich vereint. In der Abgrenzung bei beginnendem Stottern sei auf die beiden Tools **Redefluss-Kompass online** sowie **StotterKompass online** verwiesen (Braun & Kohler, 2019, www.hfh.ch/stotternerkennen).

Eine Abgrenzung von Poltern zu einer Spracherwerbsstörung ist anspruchsvoller. Sick (2014) führt auf, dass bei Kindern im Vorschulalter und frühen Grundschulalter „beide Störungen miteinander einhergehen" (S. 68) können. Van Zaalen & Winkelmann (2009) führen als Unterscheidungsmerkmal auf, dass phonologisch-phonetische Auffälligkeiten oder linguistische Unflüssigkeiten, die bei hohem Sprechtempo beobachtbar sind und sich bei einer Reduktion des Sprechtempos deutlich reduzieren, als Symptome des Polterns interpretiert werden können. Treten diese Auffälligkeiten demgegenüber konstant und konsequent auf, sind sie einer Spracherwerbsstörung zuzuordnen.

Differentialdiagnostische Unterschiede zwischen Poltern und Stottern		
Parameter	**Poltern**	**Stottern**
Blockierungen	Nein	Ja
Spannungsvolle Dehnungen	Nein	Ja
Sprechtempo	Erhöht und / oder irregulär, verbunden mit phonetischen Auffälligkeiten	Normal bis langsam, in Kombination mit Stotter-symptomen auch irreguläres Tempo möglich
Phonetisch-phonologische Auffälligkeiten	Ja: - Kernsymptome des Polterns	Eher untypisch: - möglich als Sekundärsymptom in Kombination mit Blockierungen
Wiederholungen allgemein	Anteil aller Wiederholungen: - mehr Wort- und Satzteilwieder-holungen - selten: Lautwiederholungen	Anteil aller Wiederholungen: - mehr Lautwiederholungen als als beim Poltern
Silbenwiederholungen	Spannungsfrei oder leichte Spannung, Frequenz nicht über 2	Kombiniert mit Spannung und Blockierungen, auch spannungs-arm möglich
Lautwiederholungen	Selten: - wenn, dann spannungsfrei oder leichte Spannung - Frequenz nicht über 2	- Kombiniert mit Spannung und Blockierungen - auch spannungsarm möglich
Symptomwahrnehmung	Eingeschränkt	Besser
Sprechen unter kommunikativem Stress	Häufig besser	Häufig schlechter
Sprechen in Entspannung	Häufig schlechter	Häufig besser
Handschrift	häufig unkoordiniert	unauffällig

Tab. 5: Differenzierung von Poltern und Stottern (in Anlehnung an Sick 2014, S. 64)

Weitere Komorbiditäten wie Lernbehinderungen, reine Tachylalie (überhastetes Sprechtempo), auditive Verarbeitungs- und Wahrnehmungsstörungen, Lese- Rechtschreibstörungen, Aufmerksamkeits-Defizit- (Hyperaktivitäts)-Syndrom, AD(H)S, werden in der Fachliteratur diskutiert (vgl. Schulte 2009, Sick 2014, Neumann et. 2016).

3. Therapie des Polterns

Übergeordnetes Ziel einer Poltertherapie muss sein, dass der Polterer sein Sprechen kommunikativ kompetent in für ihn relevanten Situationen kontrollieren und einsetzen kann. „Behandlungsbedürftig sind grundsätzlich alle Auffälligkeiten, die die Verständigung zwischen Gesprächspartnern beeinträchtigen" (Marks, 2017, S. 458). Das Vorgehen sollte einzelfallorientiert und mehrdimensional sein, beginnend auf der am stärksten beeinträchtigten Ebene. Die aktuelleren mehrdimensionalen Therapiekonzepte (vgl. Ward 2006, Myers 2011, Sick 2014, van Zaalen & Reichel 2015, Übersicht in Marks 2017, S. 460-461) folgen einem ähnlichen Vorgehen. Nach der Klärung der Motivation und dem Aufbau eines Verständnisses für das eigene Sprechen soll die Selbstwahrnehmung und die Modifikation des Sprechens erarbeitet werden und in eine Stabilisierungphase am Ende der Therapie münden.

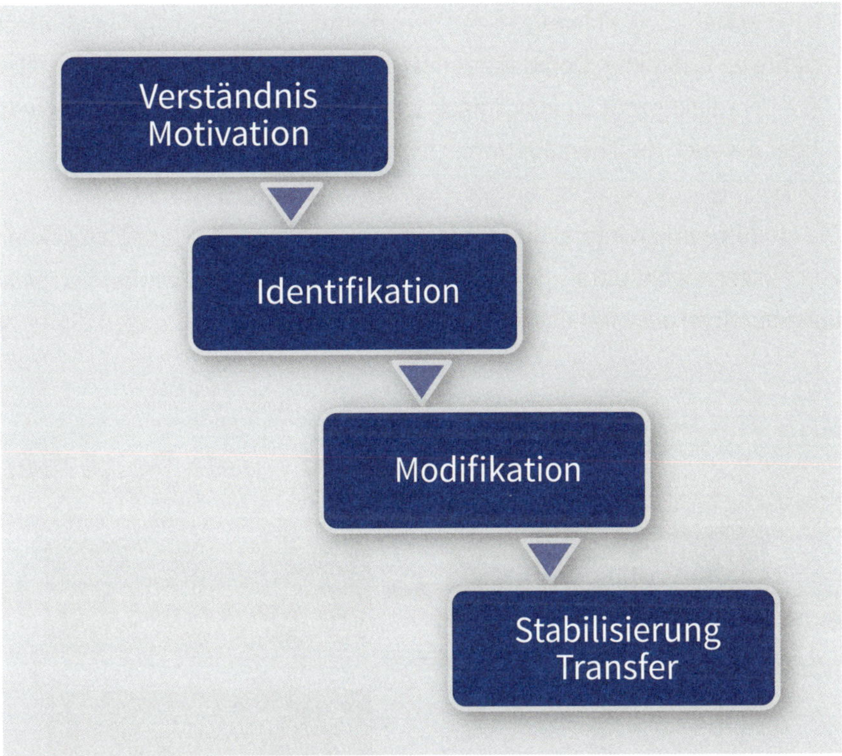

Abb. 6: Grundsätzlicher Aufbau einer (Polter-)Therapie

Neben den prägnanten Symptomen des Polterns sollten ferner auch Begleitsymptome respektive Komorbiditäten behandelt werden. Unterschiede zwischen den bestehenden Konzepten liegen in der Gewichtung der einzelnen Sprechparameter (Sprechtempo, Pausensetzung, Artikulation, Prosodie), wobei ein Konsens darin besteht, die Wechselbeziehungen zwischen den Symptomen therapeutisch zu nutzen. Allen ist auch gemein, dass die Stabilisierungs- und Transferphase betont wird. Daneben gibt es noch weitere Therapiekonzepte, die Einzelaspekte des Polterns fokussieren: Zückner 2011 (Artikulation, kinästhethisch-kontrollierte Sprechen), Katz Bernstein 1992 (Kommunikationsfähigkeit), Mannhard 2010 (Sprechkompetenz, Wahrnehmung und Mundmotorik) und Schönmackers 2002 (Entspannung).

Eine Lücke bei den bestehenden Therapiekonzepten findet sich klar bei der Betroffenengruppe im jüngeren Kindesalter (Kindergarten- und Grundschulalter). Basierend auf der Arbeitsdefinition auf Seite 13 und den in Kapitel 1.5 beschriebenen Symptomen wird folgend die Züricher integrative Poltertherapie ZiP für Kinder im Alter von 5 – 9 Jahren vorgestellt.

3.1 Züricher integrative Poltertherapie

Die Züricher integrative Polterntherapie ZiP versteht sich als modular aufgebautes Therapiekonzept für Kinder im Alter von 5 bis 9 Jahren. Das Ziel ist es, mit dem Kind ein Verständnis für sein Sprechen aufzubauen, Strategien im Umgang mit dem Poltern zu vermitteln und seine kommunikativen Kompetenzen zu erhöhen. Dafür ist ein Grundverständnis über die Prozesse der Sprachproduktion notwendig. Die Kinder werden zu Experten in eigener Sache. Visualisierungshilfen in Form von Icons unterstützen das Verständnis für das eigene Sprechen und die konsequente Anwendung neuer Sprechweisen. Die Inhalte der Therapie sollen konsequent mit Alltagsbezügen verknüpft werden.

Die Module des Konzeptes orientieren sich an den Leit-, Kern- und Begleitsymptomen der Arbeitsdefinition (Seite 13) in Kapitel 1.1. Die Module folgen dem hierarchischen Prinzip vom Einfachen zum Anspruchsvolleren und haben repetitiven Charakter. Durch attraktive, sich wiederholende Übungen soll sich das neue Sprechmuster etablieren. Das Therapiekonzept ist klar aufgebaut und soll mit diesem hohen Strukturierungsgrad sowohl die betroffenen Kinder als auch die Therapeutinnen leiten und ihnen Halt geben.

Die Module wirken interaktiv / synergetisch untereinander (grafisch gekennzeichnet durch die Pfeile). Es wird davon ausgegangen, dass „die Verbesserung in einem Symptombereich sich gleichzeitig auch auf andere Behandlungsbereiche auswirkt und sich auch dort Verbesserungen zeigen (Synergieeffekt)“ (Marks 2017, S. 459). So wirkt

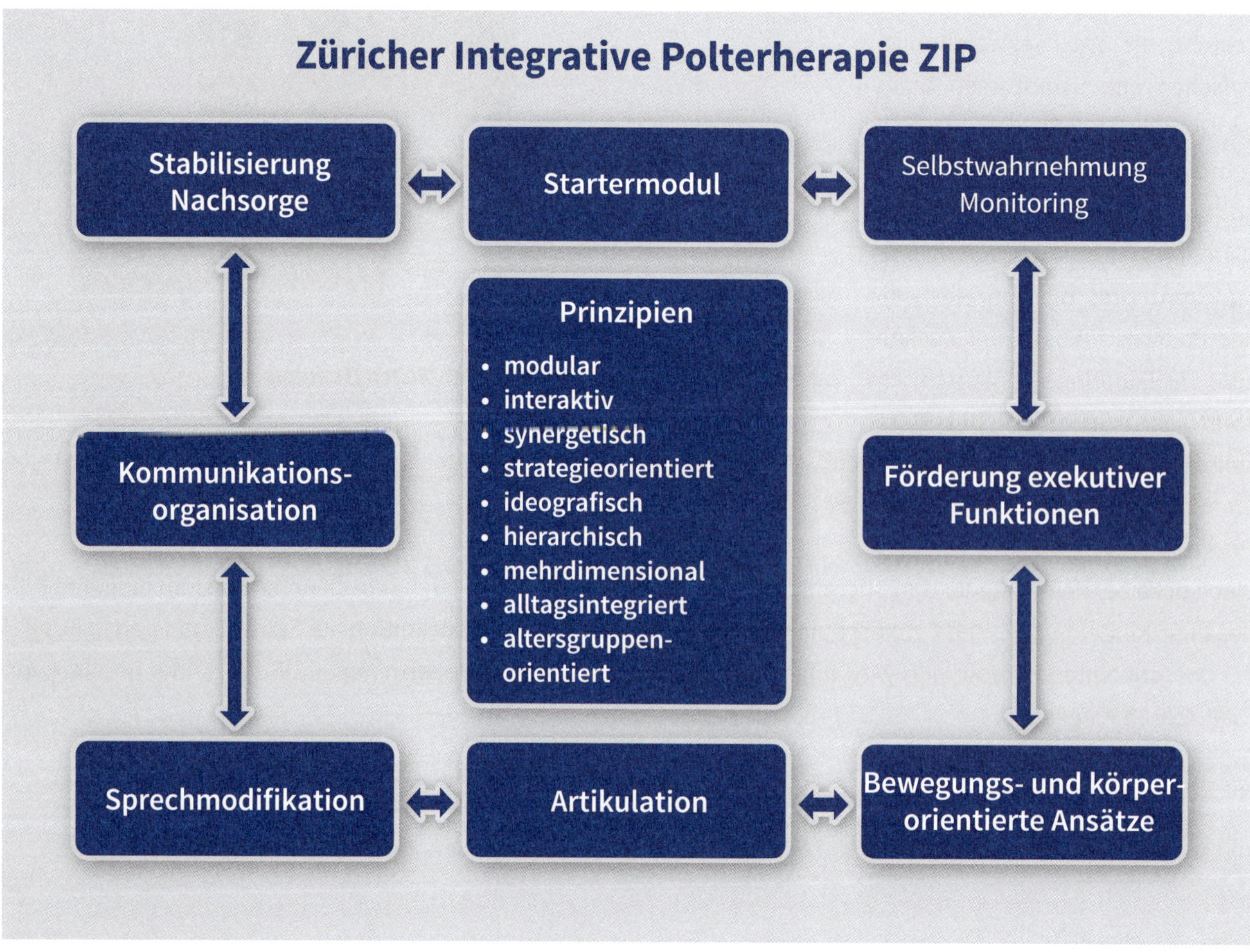
Züricher Integrative Polterherapie ZIP
Stabilisierung Nachsorge
Startermodul
Selbstwahrnehmung Monitoring
Prinzipien
• modular
• interaktiv
• synergetisch
• strategieorientiert
• ideografisch
• hierarchisch
• mehrdimensional
• alltagsintegriert
• altersgruppen-orientiert
Kommunikations-organisation
Förderung exekutiver Funktionen
Sprechmodifikation
Artikulation
Bewegungs- und körper-orientierte Ansätze

Abb. 7: Aufbau der Züricher integrativen Poltertherapie ZiP

z.B. die Arbeit im Modul Sprechmodifikation auch auf die Bereiche Artikulation und Kommunikationsorganisation. Dieses Arbeitsverständnis wird durch den Begriff integrativ (zusammenführend) ausgewiesen. Einzelfallorientiert kann ein individuelles Set an Modulen als Therapieprogramm für das jeweilige Kind bestimmt werden. Dabei sind die Module ‚Startermodul', ‚Selbstwahrnehmung' und ‚Stabilisierung / Nachsorge' obligatorisch, die anderen Module werden dem Patienten entsprechend (idiografisch) gewichtet. Die therapeutische Gewichtung der einzelnen Module kann im Verlaufe der Therapie agil variieren.

Das Praxisbuch Poltern konkret bietet zu den einzelnen Therapiebereichen der Zürcher integrativen Poltertherapie praxisorientierte Förderspiele an.

3.1.1 Startermodul

Das Startermodul ist das verpflichtende Anfangsmodul der ZiP. In diesem Modul wird die Basis für die weiteren Module geschaffen: eine Arbeitskooperation mit dem Kind wird angestrebt, das Kind soll ein Verständnis für die Sprachproduktion allgemein und insbesondere für sein Sprechen mit den Auffälligkeiten aufbauen.

In einer einfachen kindgerechten Art und Weise werden mit Hilfe einer Geschichte (Familie Levelt baut ein Haus) – analog dem Prozess eines Hausbaus – die Abläufe, Kontrollmechanismen und Fehler bei der Sprachproduktion aufgezeigt. Es ist für die Motivation des Kindes wichtig, ihm ein basales Wissen über das eigene Sprechen und seine Abweichungen nahezubringen. Mit kindgerechten Begrifflichkeiten und deren Visualisierung wird eine gemeinsame Sprache aufgebaut. Die Symptomatik und die Strategietechniken (z.B. Radarfalle / Blitzer als Metapher für Monitoringprozesse bezogen auf das Sprechtempo) werden spielerisch eingeführt. Unflüssigkeiten im Sinne von lockeren Wiederholungen werden analog zum KIDS-Ansatz (Sandrieser & Schneider 2015) als Froschwörter tituliert. Dies bietet sich auch an, da bei einer Mischform von Poltern und Stottern eine einheitliche Bezeichnung von Symptomen und Strategien förderlich ist. Gerade Kindern helfen Analogien, um in der Identifikationsphase Polterphänomene altersgemäß verdeutlichen zu können (vgl. Marks, 2017, S. 463).

Neben der Einführung gemeinsamer Begriffe für Kind und Therapeutin und einem angestrebten Verständnis des Kindes für allgemeine Sprachproduktionsprozesse sowie das eigene Sprechen mit den Polterauffälligkeiten, sind zwei weitere Inhaltbereiche in diesem Modul relevant: eine Therapievereinbarung zwischen allen Beteiligten sowie die Arbeit mit den Bezugspersonen.

Therapievereinbarungen bauen eine Verbindlichkeit zwischen allen Beteiligten (Kind, Therapeutin, Bezugspersonen) einer Therapie auf. „Die Grundlage für eine transparente, offene und Erfolg versprechende Behandlung ist die Klärung therapeutischer Ziele zwischen Patient und Therapeutin" (Sick 2014, S. 137). Die Therapieziele müssen für das Kind attraktiv sein und somit motivational positiv auf die beginnende Therapie wirken. Die Motivation des Kindes für eine Arbeit an seinem Sprechen, die intrinsische und die extrinsische, ist eine Grundvoraussetzung für den Therapieerfolg. Je jünger das Kind ist, umso mehr übernehmen die Eltern die Verantwortung für die Entscheidung der Therapie an sich.

In einer Therapievereinbarung werden die folgenden Punkte schriftlich festgehalten (vgl. Vertragsarbeit Sandrieser & Schneider 2015):

- die Eckdaten der Therapie
- gemeinsam definierte Ziele der Therapie (nach dem SMART-Prinzip, visualisiert auch mit den Icons der Förderspielsammlung)
- Erwartungen aller Beteiligten und die Rolle der Eltern
- Rahmenbedingungen / Spielregeln der Therapie (Bsp. Häufigkeit, Erreichbarkeit, Pünktlichkeit, Konsequenzen bei kurzfristig abgesagten Behandlungsstunden)

Wird zu Beginn einer Therapie eine schriftliche Vereinbarung erarbeitet, ist es später leichter, in einer Standortbestimmung das bisher Erreichte auszuwerten und neue weiterführende Maßnahmen und Ziele festzuhalten.

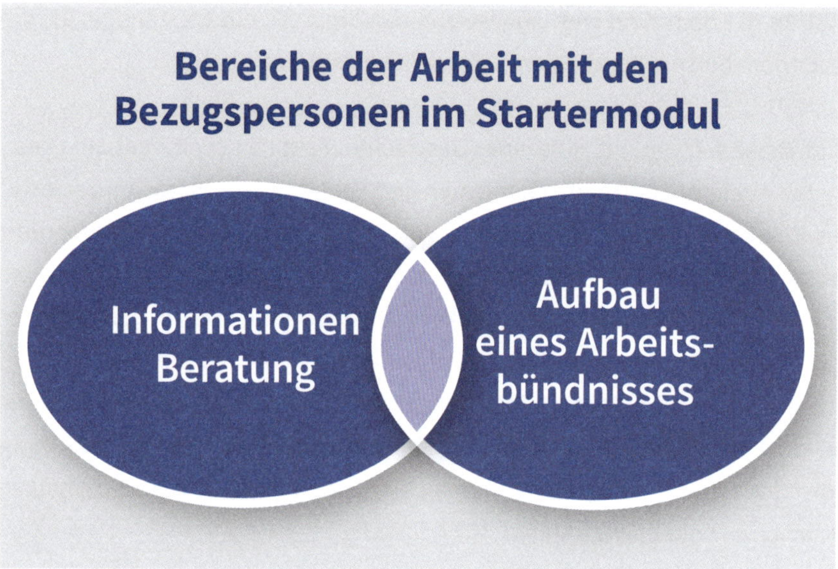
Bereiche der Arbeit mit den Bezugspersonen im Startermodul
Informationen Beratung
Aufbau eines Arbeitsbündnisses

Abb. 8: Bezugspersonenarbeit – Bereiche zu Beginn einer Therapie

Die ***Arbeit mit den Bezugspersonen*** (Eltern, pädagogische Bezugspersonen) beinhaltet zu Beginn einer Therapie die Vermittlung der Diagnose, von Informationen zum Störungsbild sowie eine Erklärung der angestrebten Maßnahmen. Ziele der Beratung von Eltern polternder Kinder sind „eine erste Entlastung der Eltern von möglichen Schuldgefühlen, erste Akzeptanz von Poltern als Sprach- und Sprechstörung und Informationen zum Umgang mit unverständlichen Äußerungen." (Sick 2014, S. 140).

In den ersten Kontakten mit den Eltern soll ein Grundstein für ein gutes Arbeitsbündnis für die weitere therapiebegleitende Zusammenarbeit gelegt werden.

Mit den Bezugspersonen wird über die ganze Therapiedauer hinweg gearbeitet. Eine erfolgreiche Therapie benötigt eine aktive partizipative Mitarbeit der Eltern. Idealerweise sind die Eltern regelmäßig in der Therapie präsent, erleben die Therapeutin als (Sprech-)Modell und können aktiv die Übungen der Therapie selbst erfahren, nachvollziehen und zu Hause kompetent fortsetzen. Gerade die Eltern sind als wichtigster Kommunikationspartner der Kinder entscheidende Vorbilder und vertraute Übungspartner. In Rahmen einer therapiebegleitenden Beratung der Eltern kann auch die Veränderung des Kommunikationsverhaltens der Eltern ein Thema sein, z.B. wenn die Eltern selber mit einem sehr hohen Sprechtempo reden. Gerade in diesem Fall können die Eltern von einer aktiven Teilnahme an der Therapie und einem gemeinsamen Üben im Rahmen der Hausaufgaben auch selbst profitieren. Auch bei Erwachsenen gilt das Prinzip, dass handelndes Lernen nachhaltiger ist als jede Besprechung.

3.1.2 Selbstwahrnehmung / Monitoring

Die Förderung der Selbstwahrnehmungsfähigkeiten – insbesondere der Symptomwahrnehmung – und der Monitoringprozesse werden in etlichen Ansätzen an oberste Stelle gesetzt (u.a. Marks 2017, S. 460-461; Sick 2014, S. 131-132; Bider & Waber 2020; Spruit 2015, S. 55-56). Zur Selbstwahrnehmung und zum Monitoring zählt , „dass der Klient ein Verständnis dafür entwickeln soll, was unverständliches Sprechen ist, was genau beim Poltern passiert, welche Wirkung dies auf den Kommunikationspartner hat und welche Faktoren einen positiven oder negativen Effekt auf das eigene Sprechen haben." (Marks 2017, S. 460).

Die Selbstwahrnehmungs- und Monitoringfähigkeiten sind eng mit allen Kernsymptomen und einigen Begleitsymptomen der Polterproblematik synergetisch verbunden, dass sie in der Poltertherapie einen zentralen Stellenwert einnehmen. Durch das Prinzip der Synergie ist jedoch auch davon auszugehen, dass die Arbeit an der Selbstwahrnehmungs- und Monitoringfähigkeit zum Beispiel im Bereich des Sprechtempos oder der phonetisch-temporalen Auffälligkeiten indirekt positive Auswirkungen auch auf eben diese Bereiche hat, auch wenn noch nicht direkt daran gearbeitet wurde.

Ferner ist es eine Bedingung für das Gelingen des Transfers, dass der Polterer sein Sprechen einschätzen, Symptome wahrnehmen und sie mit erprobten Strategien modifizieren kann (vgl. Marks 2017, S. 458; Sick 2004, S. 21). Ein mangelndes Störungsbewusstsein kann seitens der Therapeutin zu der Annahme führen, dass eine Poltertherapie unbefriedigend und wenig erfolgreich sei, weil Polterer wenig Therapiemotivation aufweisen und / oder eine unrealistische Haltung gegenüber ihrem Sprechen haben (vgl. Mannhard 2005, S. 19, 22).

Der ‚Klassiker' in der Therapie von Defiziten der Selbstwahrnehmung und des Monitorings sind Video- und Audioaufnahmen. Diese werden nach unterschiedlichen Kriterien – zum Beispiel dem Sprechtempo – analysiert und sollen dem Polterer helfen, seine eigenen Symptome besser wahrzunehmen. Sie bieten sich auch an, um die Eigen- und Fremdwahrnehmung abzugleichen (vgl. Schneider 2017, S. 250; Sick 2014, S. 155). Die metakommunikative Ebene ist sehr wichtig, da über die Symptome gesprochen und reflektiert wird, sowie die Wahrnehmungen verbalisiert werden sollten (vgl. Schneider 2017, S. 248).

In ähnlicher Weise wird der Einsatz von Transkripten empfohlen, auch in Kombination mit Audioaufnahmen (vgl. Sick 2014, S. 155). Neuere technische Hilfsmittel wie Smartphones oder Apps werden wenig erwähnt, stellen aber eine große Chance dar. Zum Beispiel kann die Funktion der Spracheingabe am Smartphone genutzt werden, um ein Feedback über die Verständlichkeit der Äußerung zu erhalten (vgl. Sick 2014, S. 155, van Zaalen & Reichel 2015, S. 155).

Verschiedene Autoren betonen – gerade in der Therapie mit Kindern – die Wichtigkeit eines direkten, unmittelbaren Feedbacks. Dies kann auditiv und / oder visuell erfolgen über die Therapeutin oder über die diversen erwähnten Aufnahmeprogramme geschehen (vgl. Marks 2017, S. 464; Schneider 2017, S. 250; Sick 2014, S. 155; van Zaalen & Reichel 2015, S. 153).

Die oben formulierten Vorgehensprinzipien wurden in ZiP übernommen. Die Förderspiele enthalten Spiele, die Fehler im Sprechen provozieren und die dann wahrgenommen werden sollen und Spiele, die mit kontrastreicher Sprechgestaltung arbeiten, was die Wahrnehmung der Sprechparameter erleichtert. Das Kind soll zuerst bei der Therapeutin die Parameter einschätzen können, dann bei sich (Fremd- vor Eigenwahrnehmung). Mit Video- und

Audioaufnahmen soll das (durch die Aufnahme verzögerte) Eigenfeedback zu einem besseren simultanen Monitoring führen.

3.1.3 Förderung exekutiver Funktionen

Als exekutive Funktionen bezeichnet man kognitive Kontrollbefähigungen, die unser Denken und Handeln steuern. Gemeint ist die Fähigkeit zur Selbstregulation. Sie umschreibt eine Vielzahl von geistigen Fähigkeiten, die das Kind planvoll, zielorientiert und überlegt handeln lassen. Diese „beschreiben, wie gut wir uns im Griff haben" (M. Spitzer, 2013). Die exekutiven Funktionen bilden die Steuerzentrale unseres Gehirns und haben ihren Sitz im Frontalhirn (vgl. Walk & Evers 2013).

Gerade für polternde Kinder und deren Therapie ist es wichtig, dass sie sich selbst und ihr Verhalten regulieren können. Das Kind soll sein Denken und sein (Sprach-)Verhalten ‚in den Griff' bekommen. Es soll sein eigenes Sprechen bewusst steuern, vorausschauend handeln und sich realistische Ziele setzen können. Ferner soll es lernen, sich seinem Sprechen über einen längeren Zeitraum konzentriert zu widmen und sich in andere Gesprächspartner hineinzuversetzen und Perspektiven wechseln zu können. Gerade wenn Automatismen in der Sprachproduktion (siehe Ausführungen zum Levelt-Modell) wenig ausgeprägt sind, sind Kompetenzen wie Aufmerksamkeitslenkung und Fokussierung, Impulskontrolle, planvolles und vorausschauendes Handeln wichtige Kompetenzen. Eine adäquate Hemmung (Inhibition) von überborderden Sprechhandlungsimpulsen führt zu einer besseren Kommunikationsfähigkeit.

Im Therapieansatz ZiP werden die exekutiven Funktionen durch Übungen zur Merkfähigkeit, zum Aufbau einer größeren Konzentrationsdauer bei sprachlichen Aufgaben – z. B. in Förderspielen zum Erfassen der Silben- und Satzstruktur – und durch Übungen zur auditiven Diskriminationsfähigkeit bei wechselnden Aufgabenstellungen gefördert. Auch Übungen zu Selbstwahrnehmung / Monitoring stimulieren bestimmte exekutive Funktionen.

3.1.4 Bewegungs- und körperorientierte Ansätze

Sprechen ist eine motorische Handlung, die eine sehr komplexe Bewegungsplanung erfordert (siehe Kap. 1.3). Die Kopplung von Sprache und Bewegung kann sich positiv auf den sprachlichen Output auswirken (vgl. Zimmer 2019). Durch das direkte Verknüpfen von (ganz-) körperlichen Bewegungen mit dem Sprechen wird das Sprechen in Rhythmus, Tempo, Prosodie und Artikulation beeinflusst (vgl. Katz-Bernstein 1992). Sprechparameter wie Tempo lassen sich für das Kind durch Bewegungsspiele nachvollziehbarer verdeutlichen. Bewegungselemente in der Sprachtherapie wirken sich, gerade auch bei jüngeren Kindern, zudem motivationsfördernd aus und rhythmisieren die Therapiegestaltung.

Neben der Kopplung von Bewegung und Sprache sind die Entspannungsverfahren bei polternden Kindern (vgl. Schönmackers 2002) hilfreich. Eine ganzkörperliche Entspannung wirkt sich positiv auf die Aufmerksamkeit, die Ordnung des Denk- und Sprechprozesses, auf die Sprechunflüssigkeit sowie die Sprechgestaltung aus. Die Förderspiele in ZiP bieten Spiele an, die das Sprechen direkt mit Bewegungen verbinden.

3.1.5 Artikulation

Die phonetisch-phonologische Entwicklung geht mit erwerbsbedingten Aussprachefehlern einher. Die Ausspracheentwicklung kann jedoch auch von behandlungsbedürftigen Artikulationsstörungen betroffen sein, welche isoliert, oder im Rahmen einer Sprachentwicklungsstörung und als Kernsymptom des Polterns (siehe Kapitel 1.5.2) vorkommen können. Die Arbeit mit dem Kind in diesem Bereich soll die Verständlichkeit der Betroffenen erhöhen, da ihr Sprechen durch phonetisch-phonologische Auffälligkeiten bis hin zur Unverständlichkeit verändert sein kann (vgl. Sick 2014).
Für diesen Arbeitsbereich gibt es eine Vielzahl an Therapieprogrammen, die für die Poltertherapie genutzt werden können.

Therapiekonzepte für die Behandlung phonologischer Störungen können in folgende zwei Gruppen unterteilt werden (vgl. Hug & Schleuniger 2020):

I. Therapiekonzepte, bei denen sich das Kind bewusst mit den phonologischen Elementen auseinandersetzen soll. Sie arbeiten segmental und fördern explizites Wissen (Bsp. P.O.P.T / Fox und Metaphon / Jahn)
II. Therapieansätze, bei denen sich das Kind mit Wörtern auseinandersetzen soll, die die zu entdeckenden phonologischen Elemente verdeutlichen. Sie arbeiten nicht-segmental und fördern implizites Wissen (Bsp. Minimalpaartherapie, indirekte phonologische Therapie / Dannenbauer).

Für die Poltertherapie gibt es den spezifischen Ansatz des kinästhetisch-kontrollierten Sprechens. Über die Bewusstmachung und das Training der kinästhetischen Wahrnehmung wird ein verbessertes Sprechen (in Form von weniger phonetisch-phonologischen Auffälligkeiten und verringerten Sprechunflüssigkeiten) bei gleichzeitiger Senkung der Artikulationsrate angestrebt (vgl. Zückner 2011).

Auch ZiP bietet motivierende Spiele an, mit denen polternde Kinder ein verbessertes Feedbacksystem für Artikulationsbewegungen üben, ein differenziertes Verständnis für Artikulationsmodi (Ort, Art, Prozess) erhalten und bei Sprechtemporeduktion korartikulatorische Übergänge üben.

Auch der synergetische Aspekt des integrativen Therapiekonzeptes ZiP ist für den Bereich der Artikulation höchst relevant – so hat eine Arbeit am Sprechtempo direkten Einfluss auf die Quantität der phonetisch-phonologischen Auffälligkeiten. Aufgrund der unzureichenden Planungszeit beim schnellen Sprechen oder aber der immer noch präsenten, vorherig produzierten Silben können sich phonetisch-phonologische Auffälligkeiten in diesem Bereich beim Poltern ereignen.

3.1.6 Sprechmodifikation

Die Fachliteratur ist sich einig, dass das Sprechtempo als Leitsymptom in der Poltertherapie prominent bearbeitet werden muss und ein zentraler Baustein in der Behandlung von polternden Kindern ist. Ziele sind u.a. eine Senkung der Artikulationsrate sowie eine bewusste und adäquate Pausensetzung bei gleichzeitiger Förderung der Eigenwahrnehmung des Sprechens. Ansatzpunkt ist die gesamte Sprechweise des Kindes. Bezogen auf die Modifikation des Sprechtempos ist das „therapeutische Ziel nicht eine statische Reduzierung, sondern eine den Fähigkeiten des Patienten angepasste Modifikation des Sprechtempos, die all die situativen Variationen zulässt, die im Sprechtempo von unauffälligen Sprechern auftreten" (Sick 2014, S. 164). Myers nennt als Ziel eine flexible Modulation des Sprechtempos (2011).

Auch wenn die Arbeit in diesem Bereich rasche Erfolge in Bezug auf das gesamte Sprechen hat und die Symptome deutlich reduziert, ist eine „alleinige Temporeduzierung keine ausreichende Behandlungsmethode" (Sick, 2014, S. 164). Die alleinige Aufforderung ‚Sprich langsam' ist nicht zielführend. Einerseits wird der Imperativ rasch als Ermahnung und Kritik an der Person empfunden, andererseits wird das Adjektiv langsam als wenig attraktiv und langweilig empfunden. Eine spielerische Hinführung zu einem ***gemütlichen, chilligen Sprechen*** ist oft zielführender. Auch sei nochmals darauf hingewiesen, dass die aktive Einbindung der Eltern als Sprachvorbild und Kommunikationspartner in diesem Bereich einen wichtigen Stellenwert einnimmt.

Sprechpausen geben Zeit für die sprachliche Organisation, gliedern den Sprechvorgang, ermöglichen eine atemrhythmisch angepasste Phonation, erleichtern die Nachvollziehbarkeit des Gesagten für den Gesprächspartner und dienen als rhetorisches Mittel der Akzentuierung von Inhalten (vgl. auch Schneider 2017).

ZiP bietet Spielformen und visuelle Metaphern für die Wahrnehmung und Variation des Sprechtempos sowie des Einsatzes von Sprechpausen an. Konsequent soll das Kind direkt von der Therapeutin oder über technische Hilfsmittel Rückmeldung zum Sprechtempo bei steigender linguistischer Komplexität erhalten. Die Eigenwahrnehmung und Eigensteuerungsmöglichkeiten sollen damit erhöht werden. Hierfür gibt es Spiele, die anregende Sprechanlässe schaffen. Das Vorgehen ähnelt der Sprechmodifikation bei stotternden Kindern, die auch unter dem Fachbegriff ‚fluency shaping' bekannt ist.

3.1.7 Kommunikationsorganisation

Auch für den Bereich der Kommunikationsorganisation gibt es bestehende Therapieprogramme, die im Rahmen einer Poltertherapie eingesetzt werden können (vgl. Katz Bernstein 1992, Achhammer 2014, Katz Bernstein & Schröder 2012, Dohmen 2013, Jugert et al. 2017, Weigl & Reddemann-Tschaikner 2009, Schelten-Cornisch 2015, detaillierte Zusammenstellung bei Bütler & Graf 2020).

Für polternde Kinder steht sicher im Vordergrund, dass ihre Äußerungen kohärent und kohäsiv sind, eine klare Abfolge (roter Faden) verfolgt wird sowie längere Schachtelsätze einer einfacheren Satzstruktur weichen. Der Polterer lernt zu erkennen, „welche Informationen für einen Gesprächspartner zum Verständnis einer Äußerung relevant sind und wie diese Informationen zum besseren Verständnis gegliedert werden müssen" (Sick 2014, S. 161). Ausgangspunkt für eine Arbeit in diesem Bereich ist ein Problembewusstsein (siehe Kap. 3.1.2). Die Verbesserung des Zuhörerverhaltens heißt für den Betroffenen unter Umständen eine Hemmung von impulsivem Verhalten (siehe Kap. 3.1.3).

Die Förderspiele des Praxisbuchs in diesem Therapiebereich zielen auf die sprachliche Strukturierung (roter Faden, Kohärenz, Kohäsion, Implikaturen), intentionales Verhalten (nonverbaler und paraverbaler Ausdruck), Gesprächseröffnung und -beendigung, Sprecherwechsel / Turn-Taking, Zuhörerverhalten, Verständnissicherung und Reparaturverhalten sowie Perspektivenübernahme (direkte und indirekte Sprechakte, Präsuppositionen).

Die pragmatischen Fähigkeiten der Kommunikationsorganisation für sich, aber auch in Kombination sind in den Förderspielen zu den einzelnen Therapiebereichen integriert und werden dort angeregt.

3.1.8 Stabilisierung / Nachsorge

Das Hauptziel einer Poltertherapie muss sein, dass das polternde Kind kommunikativ gestärkt den Alltag meistert. Es soll seine Strategien bewusst einsetzen ***und*** automatisiert anwenden. Für Ersteres braucht es metakommunikative Auseinandersetzungen mit Zielvereinbarungen, für Letztes zusätzlich viele Übungsmöglichkeiten. Kontrolliertes Sprechen in ausgewählten Situationen sollte ein realistisches (Etappen-)Ziel sein. Grundlage eines gelungenen Transfers ist das Anwenden von Strategien in Form eines Alltagstrainings (In-Vivo-Training) unter therapeutischer Begleitung. Die Kinder sollten in der Lage sein, ***in für sie wichtigen Situationen*** ihr Sprechen und ihr Kommunikationsverhalten bewusst und kontrolliert anzuwenden. Hingegen ist ein „kontrolliert unauffälliges Sprechen bezogen auf alle Sprechsituationen eines Patienten … ein unrealistisches Ziel“ (Sick 2014, S. 179).

Das Ziel unauffälligen Sprechens ohne bewusste Kontrolle ist als deutlich anspruchsvoller und langfristiger anzusehen. Das Sprechen polternden Kinder wird Schwankungen unterliegen, z.B. aufgrund von emotionalen Anforderungen, Krankheit und Müdigkeit, wobei Diedrich (vgl. 1984) die Erfolgschancen einer Poltertherapie gerade bei Kindern als hoch einschätzt.

Die Übungsideen der Förderspielsammlung zur Zürcher integrativen Poltertherapie (ZiP) zielen auf Kontrolle und Automatisierung. Es werden u.a. viele Möglichkeiten des Alltagstrainings (vgl. auch Braun et al. 2019b) aufgezeigt und visuelle Erinnerungshilfen mit der Möglichkeit zur Eigeneinschätzung (Nachsorgebüchlein) sowie kombinierte Übungsanregungen auf hohem Niveau (Zungenbrecher) angeboten.

3.2 Förderspielsammlung – Handreichungen

3.2.1 Überblick

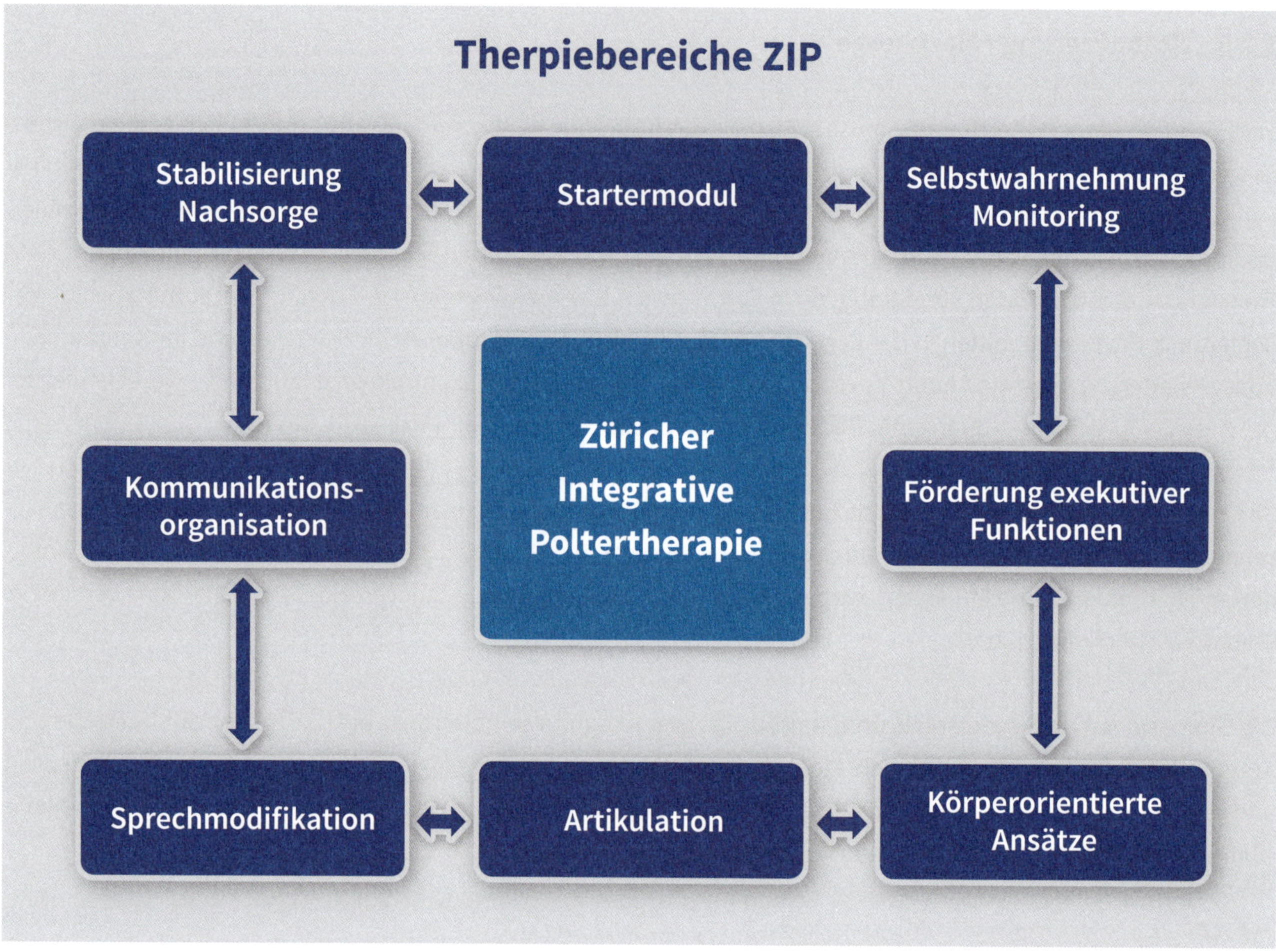

Abb. 9: Therapiebereiche von ZiP

Die Züricher integrative Poltertherapie (ZiP) ist in acht Therapiebereiche unterteilt. Die Förderspielsammlung ist analog zum Therapiekonzept aufgebaut und bietet Förderspiele für die jeweiligen Therapiebereiche an.

Die Förderspielsammlung des Praxisbuchs enthält Spiele für die Altersgruppe der 5 – 9 Jährigen. Meist sind es Spiele, die keine Lesefertigkeiten voraussetzen (Altersgruppe 5 – 9 Jahre). Für die älteren Kinder mit Lesefähigkeit (7 – 9 Jahre) wurden zusätzliche Spiele entwickelt. Das Therapiematerial des Praxisbuches schließt hier eine große Lücke, da es für diese Altersgruppe keine vergleichbare Förderspielsammlung gibt.

Die Spiele sind grundsätzlich auf das Einzeltherapiesetting ausgerichtet, können aber auch gut in einer Kleingruppe von 2 – 4 Spielern eingesetzt werden. In der Einzeltherapie kann die Therapeutin die zweite Spielerin sein.

Zu Beginn des Praxisbuches auf Seite 8 ff findet sich eine Übersicht über aller Förderspiele nach Therapiebereich geordnet und mit Förderschwerpunkt (Thematik) versehen.

3.2.2 Aufbau der einzelnen Förderspiele

Die Förderspiele sind grafisch immer gleich aufgebaut. Zu jedem Spiel gibt es eine Anleitung auf einer eigenen Seite, das entsprechende Material folgt direkt nach der Spielanleitung.

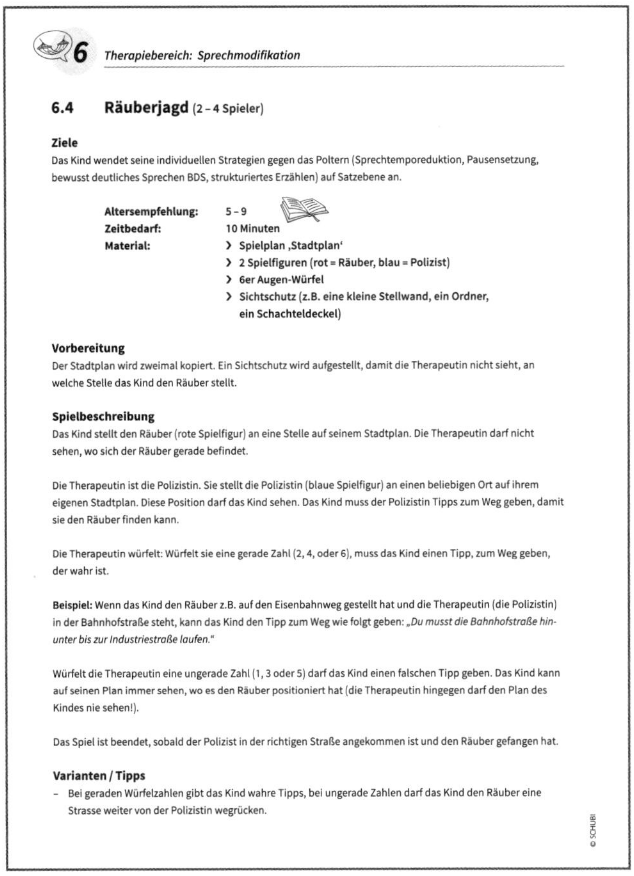

6 *Therapiebereich: Sprechmodifikation*

6.4 Räuberjagd (2 – 4 Spieler)

Ziele
Das Kind wendet seine individuellen Strategien gegen das Poltern (Sprechtemporeduktion, Pausensetzung, bewusst deutliches Sprechen BDS, strukturiertes Erzählen) auf Satzebene an.

Altersempfehlung: 5 – 9
Zeitbedarf: 10 Minuten
Material:
› Spielplan ‚Stadtplan'
› 2 Spielfiguren (rot = Räuber, blau = Polizist)
› 6er Augen-Würfel
› Sichtschutz (z.B. eine kleine Stellwand, ein Ordner, ein Schachteldeckel)

Vorbereitung
Der Stadtplan wird zweimal kopiert. Ein Sichtschutz wird aufgestellt, damit die Therapeutin nicht sieht, an welche Stelle das Kind den Räuber stellt.

Spielbeschreibung
Das Kind stellt den Räuber (rote Spielfigur) an eine Stelle auf seinem Stadtplan. Die Therapeutin darf nicht sehen, wo sich der Räuber gerade befindet.

Die Therapeutin ist die Polizistin. Sie stellt die Polizistin (blaue Spielfigur) an einen beliebigen Ort auf ihrem eigenen Stadtplan. Diese Position darf das Kind sehen. Das Kind muss der Polizistin Tipps zum Weg geben, damit sie den Räuber finden kann.

Die Therapeutin würfelt: Würfelt sie eine gerade Zahl (2, 4, oder 6), muss das Kind einen Tipp, zum Weg geben, der wahr ist.

Beispiel: Wenn das Kind den Räuber z.B. auf den Eisenbahnweg gestellt hat und die Therapeutin (die Polizistin) in der Bahnhofstraße steht, kann das Kind den Tipp zum Weg wie folgt geben: *„Du musst die Bahnhofstraße hinunter bis zur Industriestraße laufen."*

Würfelt die Therapeutin eine ungerade Zahl (1, 3 oder 5) darf das Kind einen falschen Tipp geben. Das Kind kann auf seinen Plan immer sehen, wo es den Räuber positioniert hat (die Therapeutin hingegen darf den Plan des Kindes nie sehen!).

Das Spiel ist beendet, sobald der Polizist in der richtigen Straße angekommen ist und den Räuber gefangen hat.

Varianten / Tipps
- Bei geraden Würfelzahlen gibt das Kind wahre Tipps, bei ungerade Zahlen darf das Kind den Räuber eine Strasse weiter von der Polizistin wegrücken.

6.4 *Räuberjagd (Material) – Spielplan*

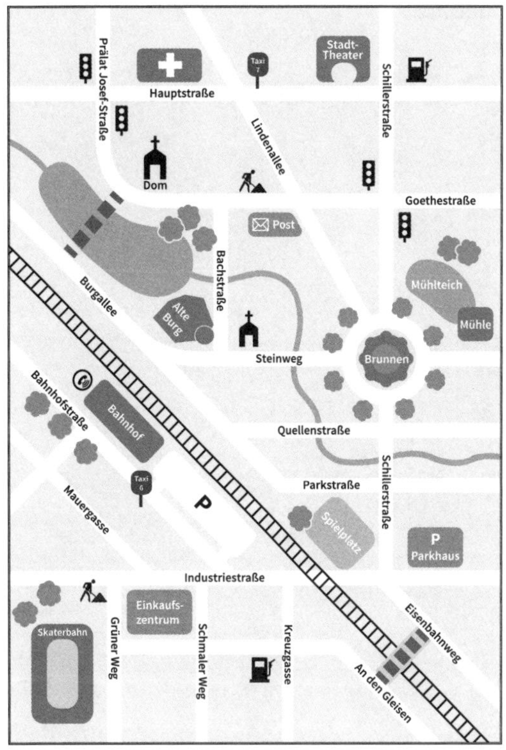

Abb. 10: *Beispiel einer Spielbeschreibung mit der dazu gehörenden Materialseite*

Zu Beginn der Spielanleitung wird der Therapiebereich genannt, der mit dem entsprechenden Icon zusätzlich gekennzeichnet ist (z. B. mit der Hängematte für das Modul / den Therapiebereich Sprechmodifikation).

Es folgen der Name des Spiels und die mit dem Spiel verbundenen Ziele. Die Altersempfehlungen werden über die Lesefähigkeit innerhalb der 5 – 9-Jährigen differenziert, die veranschlagte Spieldauer sowie Angaben zum benötigten Material und zur Spielvorbereitung schließen sich an.

Wird Zusatzmaterial zu dem im Praxisbuch vorhandenen Material gebraucht, wird dieses ebenfalls angegeben. Es wurde darauf geachtet, dass ausschließlich solches Material in den Spielen verwendet wird, das jeder Sprachtherapeutin in der Praxis standardmäßig zur Verfügung steht.

Für die Förderspiele sind neben dem Bild- respektive Wortmaterial folgende übliche Hilfsmittel notwendig: Schere, Bleistift, Farbstifte, Wachsmalkreiden, Klebestift, Klebeband, Büroklammern, Würfel (3er und 6er), zwei 6er-Würfel in zwei unterschiedlichen Farben sowie Spielfiguren, Aufnahmegeräte wie Smartphone, iPad, Videokamera, Diktaphon o.ä., Muggelsteine, Bilderbuch mit Wimmelbildern.

Für einzelne Spiele werden ferner benötigt:
ein Seil, Zündholzschachtel, Streichholz, Straßenkreide, eine Lupe, Paketklammer, Stoppuhr / Smartphone mit Stoppuhrfunktion, Teppichfliesen, Sandsäckchen o.ä als Wurfgegenstand, Taschenlampe, Magnetische Kinderangel, Kaugummis.

Für das handlungsorientierte Förderspiel (7.2):
Korken mit einem vorgebohrten Loch 4 mm, Strohhalm mit Knick, 10 Stecknadeln, Alufolie, Schere kleines Messer, Schneidebrett.

In der Spielanleitung folgt dann die Beschreibung des Spielverlaufs, ggf. mit möglichen Vorschlägen zu Varianten des Spiels.

4. Förderspielsammlung

1.1 Familie Levelt baut ein Haus (2 – 4 Spieler)

Ziele

Die Geschichte ‚Familie Levelt baut ein Haus' erklärt dem Kind kindgerecht und modellhaft, wie Sprache produziert und wie das Sprechen überwacht wird (Monitoringprozesse).

Alter:	**5 – 9**
Zeitbedarf:	**20 Minuten**
Material:	**› Geschichte für die Logopädin** **› Bildkarten zur Geschichte für das Kind** **› Schere**

Vorbereitung

Die Bildkarten werden kopiert und ausgeschnitten.

Spielbeschreibung

Die interaktive Geschichte ‚Familie Levelt baut ein Haus' erklärt dem Kind, wie unser Sprechen geplant, überprüft und ausgeführt wird. Sie veranschaulicht exemplarisch und kindgerecht das Levelt-Modell. Da das Modell sehr komplex ist, werden in der Geschichte nur Teilaspekte dargestellt.

Die Therapeutin liest dem Kind die Geschichte vor und veranschaulicht diese anhand der Bilder. Immer wieder geschehen Fehler beim Bauen des Hauses und das Kind muss herausfinden, was denn der Fehler ist.

Geschichte ‚Familie Levelt baut ein Haus' (in Anlehnung an das Levelt-Modell)
Die nachfolgende Geschichte erklärt dem Kind, wie unsere Sprache verarbeitet und überprüft wird. Dies wird anhand der Analogie ‚ein Haus bauen' verdeutlicht. Dabei wird hervorgehoben, dass Sprache ähnlich wie ein Hausbau funktioniert.

Der Hund Willi stellt für das Kind den Bezug von der Geschichte zur Sprache her. Familie Levelt (die ‚Häuslebauer'), welche das Bauprojekt überwacht, stellt die Monitoringprozesse dar.

Der **Konzeptualisator** wird durch den **Architekten** symbolisiert, der einen Plan zeichnet, was der präverbalen Botschaft im Modell gleichkommt. Die Überprüfung des Plans durch Familie Levelt entspricht der **ersten Monitoringschleife im Levelt-Modell**.
Der Abruf von Lemmata und Lexemen aus dem mentalen Lexikon wird durch den **Bauleiter** verdeutlicht, der das Baumaterial bestellt (**Formulator**). Die Kontrolle des gelieferten Materials entspricht der **zweiten Monitoringschleife** im Levelt-Modell.
Die Arbeit des Artikulators wird durch die **Handwerker**, die das Haus zusammenbauen, symbolisiert. Die Kontrolle dieses Prozesses stellt die **dritte Monitoringschleife im Levelt-Modell** dar.

Varianten / Tipps

–

Einleitung

Sprechen kann ganz schön schwierig sein. Das ist genauso schwierig, wie wenn man ein Haus baut. Ich erzähle dir jetzt eine Geschichte von Familie Levelt, die ein Haus bauen möchten. Du musst dabei herausfinden, was alles schief geht.

➔ **Dem Kind das Titelbild hinlegen.**
Das ist Familie Levelt, sie sind die Bauherren. Sie müssen schauen, dass alles richtig gebaut wird. Sonst hat das Haus gar keine Fenster oder Türen. Sie sind also sehr wichtig, damit ein schönes Haus entstehen kann.

➔ **Dem Kind das Bildkarte 1 mit Familie Levelt und dem Hund hinlegen.**
Das ist Familie Levelts Hund Willi. Er begleitet Familie Levelt überall mit hin. Er erklärt dir, was beim Sprechen im Kopf geschieht.

Der Plan wird erstellt

Familie Levelt ruft den Architekten an.

➔ **Dem Kind Bildkarte 2 mit dem Architekten hinlegen.**
Familie Levelt: „Bitte zeichne uns ein Haus, das vier Wände, drei Fenster, eine Türe und ein Dach hat." Hund Willi erklärt: „Wenn du etwas sagen möchtest, macht dein Kopf auch zuerst einen Plan – wie der Architekt."

Einen Tag später bekommt Familie Levelt diesen Plan:

➔ **Dem Kind Bildkarte 3 mit dem Wohnwagen hinlegen.**
(Falls das Kind auf diese Inkongruenz nicht reagiert, fragt die Therapeutin nach: *„Ist das wirklich ein Haus?"*)
Familie Levelt hat natürlich (wie du) den Fehler sofort bemerkt und ruft den Architekten an. Familie Levelt „Du hast mich falsch verstanden, wir möchten ein Haus und keinen Wohnwagen. Zeichne uns bitte einen neuen Plan!"

➔ **Dem Kind Bildkarte 4 mit dem richtigen Haus geben.**
(Dieses bleibt nun bis zum Ende der Geschichte als ‚Plan' auf dem Tisch liegen).

Der Plan nimmt Gestalt an

Telefonisch bestellt der Bauleiter Material beim Baumarkt, um das Haus bauen zu können.

➔ **Dem Kind die Bildkarte 5 mit dem Bauleiter hinlegen.**
Bauleiter: „Guten Tag. Ich brauche Backsteine für die Wände, drei Fenster, eine Türe und ein Dach."
Hund Willi erklärt: „So wie der Bauleiter das Material für das Haus bestellt, so bestellt dein Kopf die Wörter, die du für das Sprechen brauchst, nach einem Plan und setzt sie wie ein Puzzle zusammen."

➔ **Auf den Plan des Hauses auf Bildkarte 5 verweisen.**

Am nächsten Tag wird dieses Material geliefert.

➔ **Dem Kind die Bildkarte 6 mit dem tatsächlich gelieferten Material hinlegen.**
(Falls das Kind auf diese Inkongruenz (nur ein großes und ein kleines Fenster, ein Dach und Legosteine wurden geliefert) nicht reagiert, fragt die Therapeutin nach: *„Ist das richtige Material angekommen?"*)

Familie Levelt hat natürlich (wie du) sofort gemerkt, dass falsche Dinge geliefert wurden, die gar nicht auf dem Plan stehen.
Familie Levelt beauftragt den Bauleiter: „Schicke die falschen Materialien zurück."
Am nächsten Tag bekommt der Bauleiter das richtige Material.

Der Plan wird umgesetzt

Der Bauleiter gibt den Handwerkern den Auftrag:

➔ **Dem Kind Bildkarte 7 mit dem Bauleiter und dem Handwerker hinlegen:**
„Bitte baut mir das Haus mit dem Material, so wie es auf dem Plan aufgezeichnet ist."
Hund Willi erklärt: „Dein Kopf schickt den Plan mit den ausgewählten Wörtern zu deinem Mund. Dieser spricht die Wörter aus, so wie es der Bauleiter macht, damit die Handwerker nach seinem Plan das Haus bauen können."
Nun bauen die Handwerker darauf los und das Haus sieht nun so aus:

➔ **Dem Kind Bildkarte 8 mit dem falschen Haus hinlegen.**
(Falls das Kind auf diese Inkongruenz nicht reagiert, fragt die Therapeutin nach:
„Was stimmt denn hier nicht?)
Familie Levelt hat natürlich (wie du) sofort gemerkt, dass das Haus falsch gebaut wurde.
Familie Levelt: „Oh, nein! Das ist falsch, ihr müsst das Haus so bauen, wie es auf dem Plan steht!"
Die Handwerker bauen nun das Haus richtig.

➔ **Dem Kind zum Schluss Bild 9 mit dem richtigen Haus hinlegen.**

Wenn Fehler passieren…

Es sind viele Fehler passiert. Zum Glück hat Familie Levelt immer gut aufgepasst. Familie Levelt hat die Fehler sofort gesehen. Was wäre wohl passiert, wenn sie nicht gesehen hätte, dass …

… *der Architekt einen Wohnwagen gezeichnet hat?*
… *das falsche Material geliefert wurde?*
… *die Handwerker Fenster und Türen falsch eingesetzt haben?*
… *die Handwerker zu wenig Fenster eingesetzt haben?*
… *die Handwerker zu schnell gearbeitet haben?*

Familie Levelt baut ein Haus ...
... oder wie Sprache aus dem Gehirn kommt.

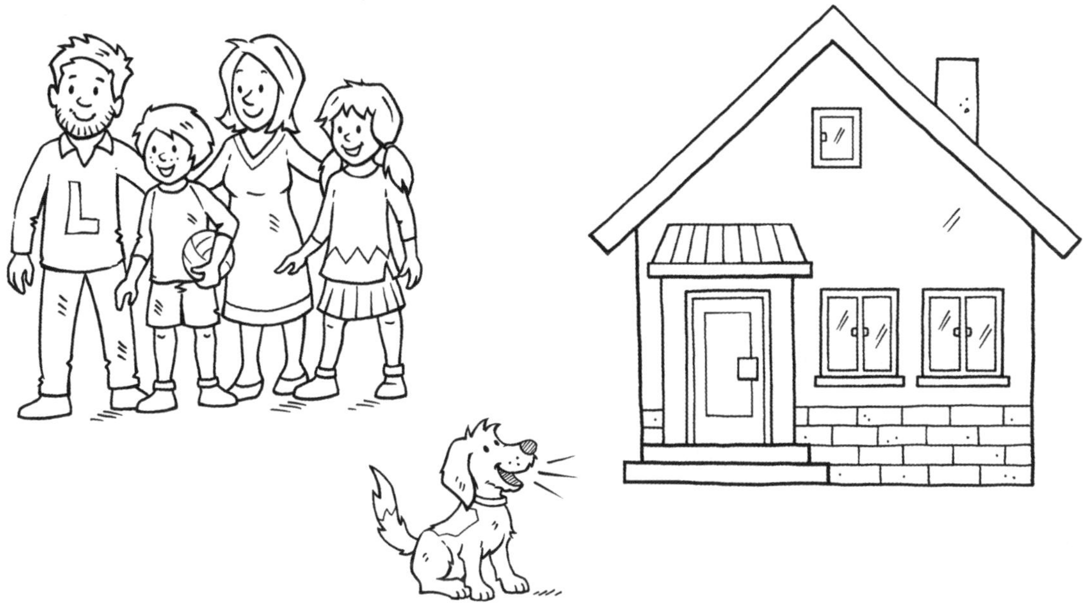

1

Hausbau

Sprachbezug

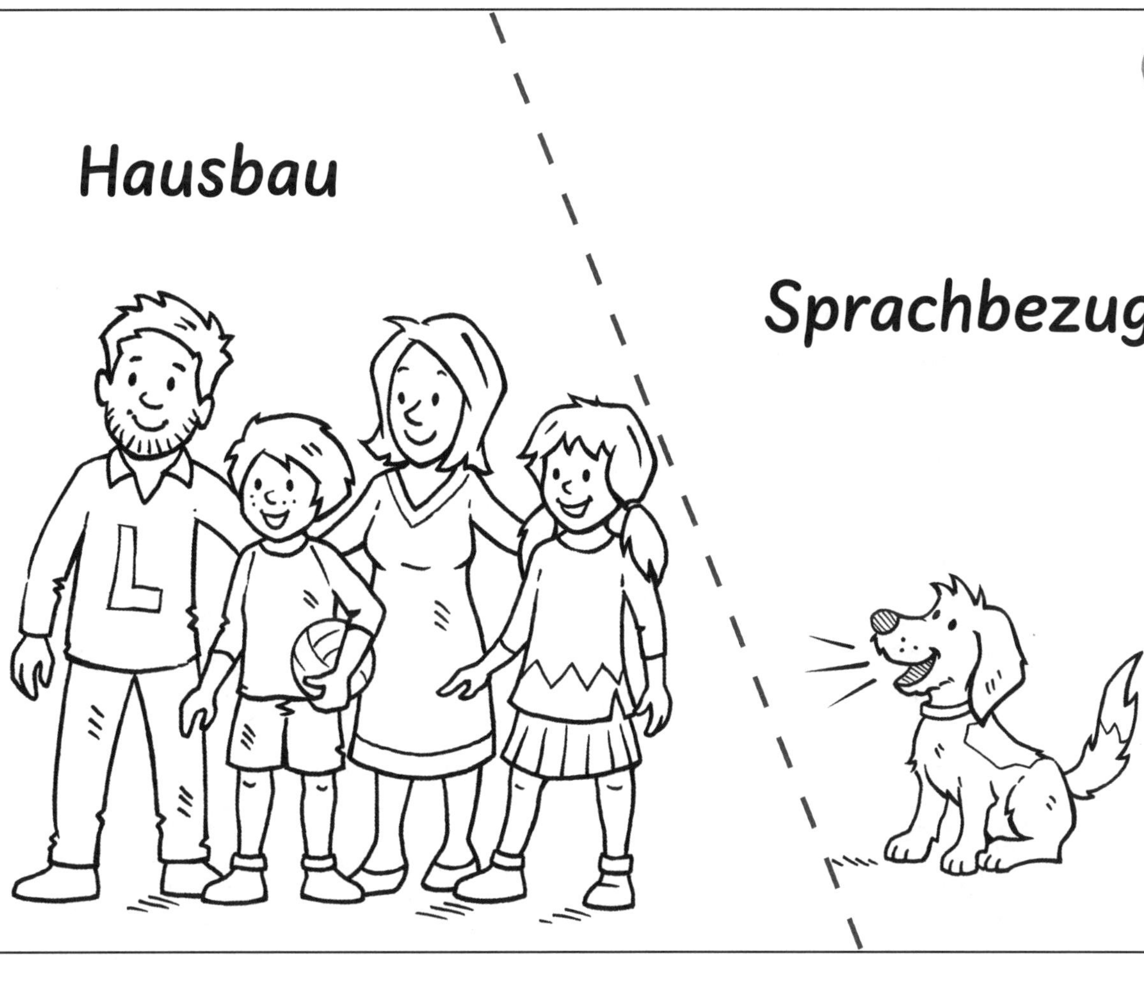

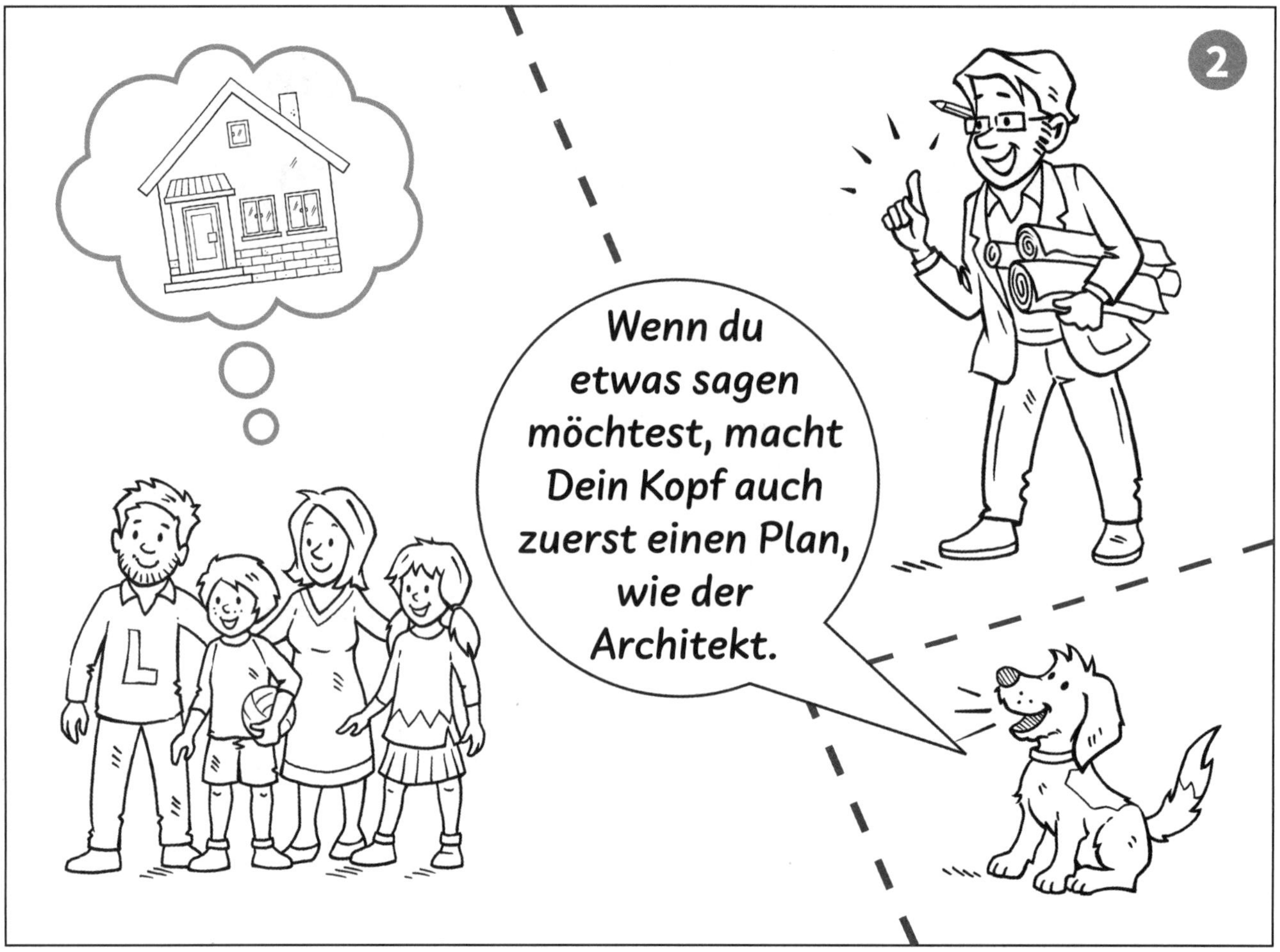
2
Wenn du etwas sagen möchtest, macht Dein Kopf auch zuerst einen Plan, wie der Architekt.

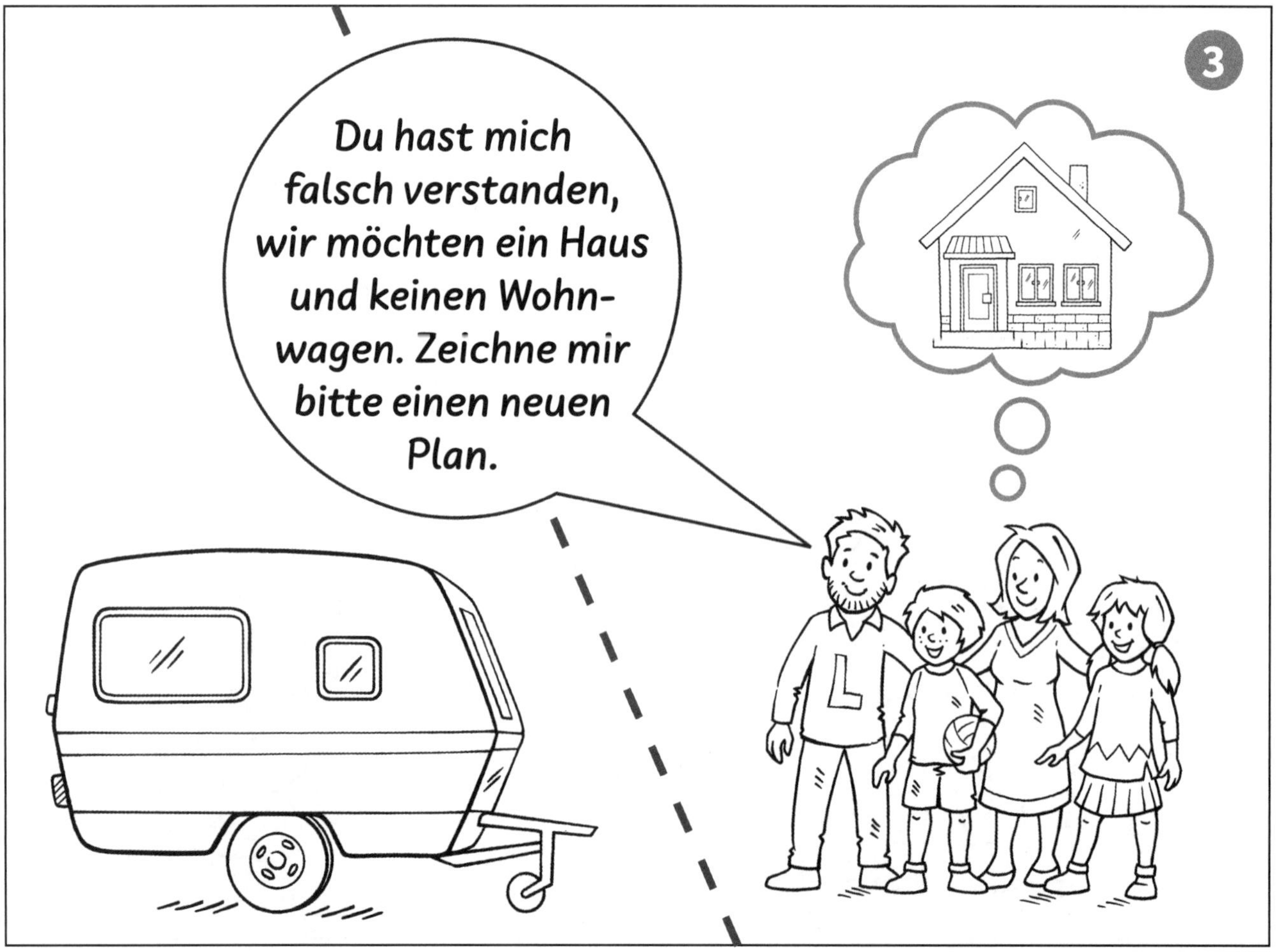
3
Du hast mich falsch verstanden, wir möchten ein Haus und keinen Wohnwagen. Zeichne mir bitte einen neuen Plan.

✂

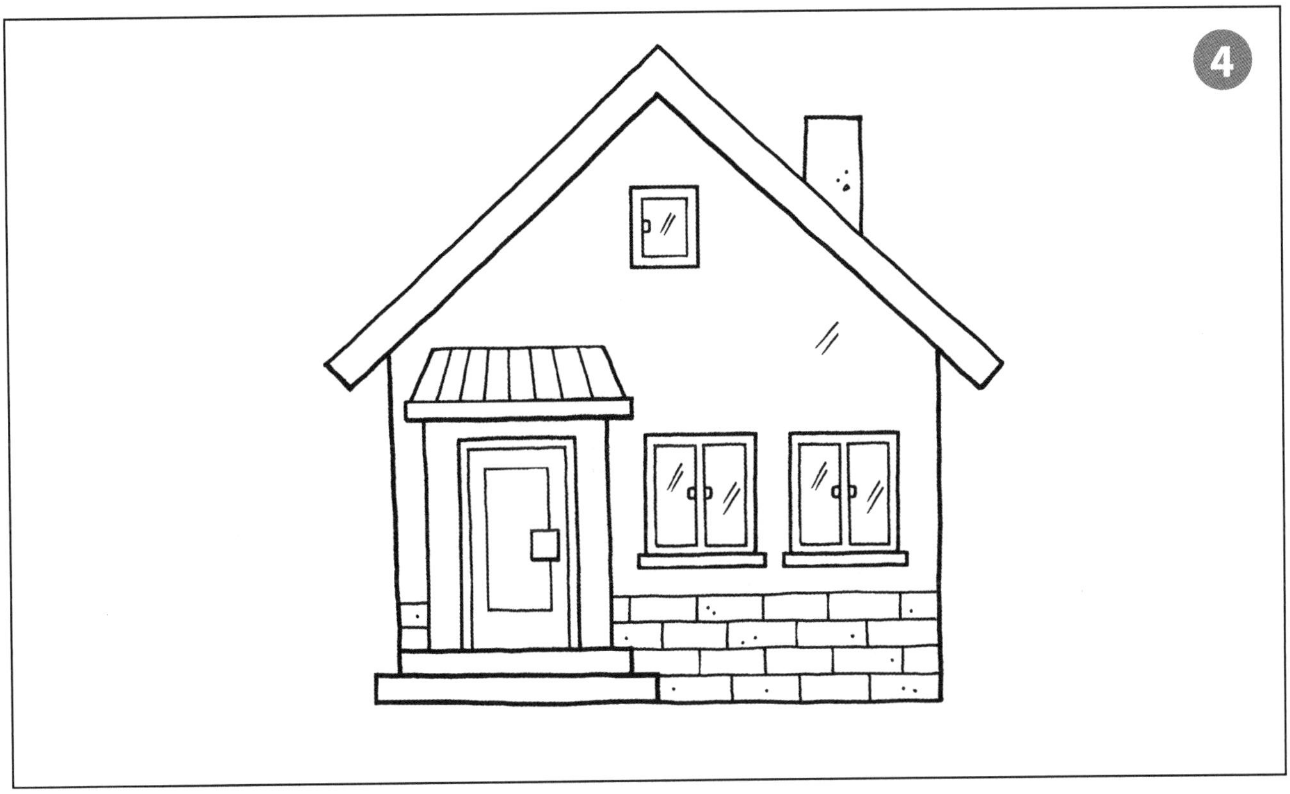
4

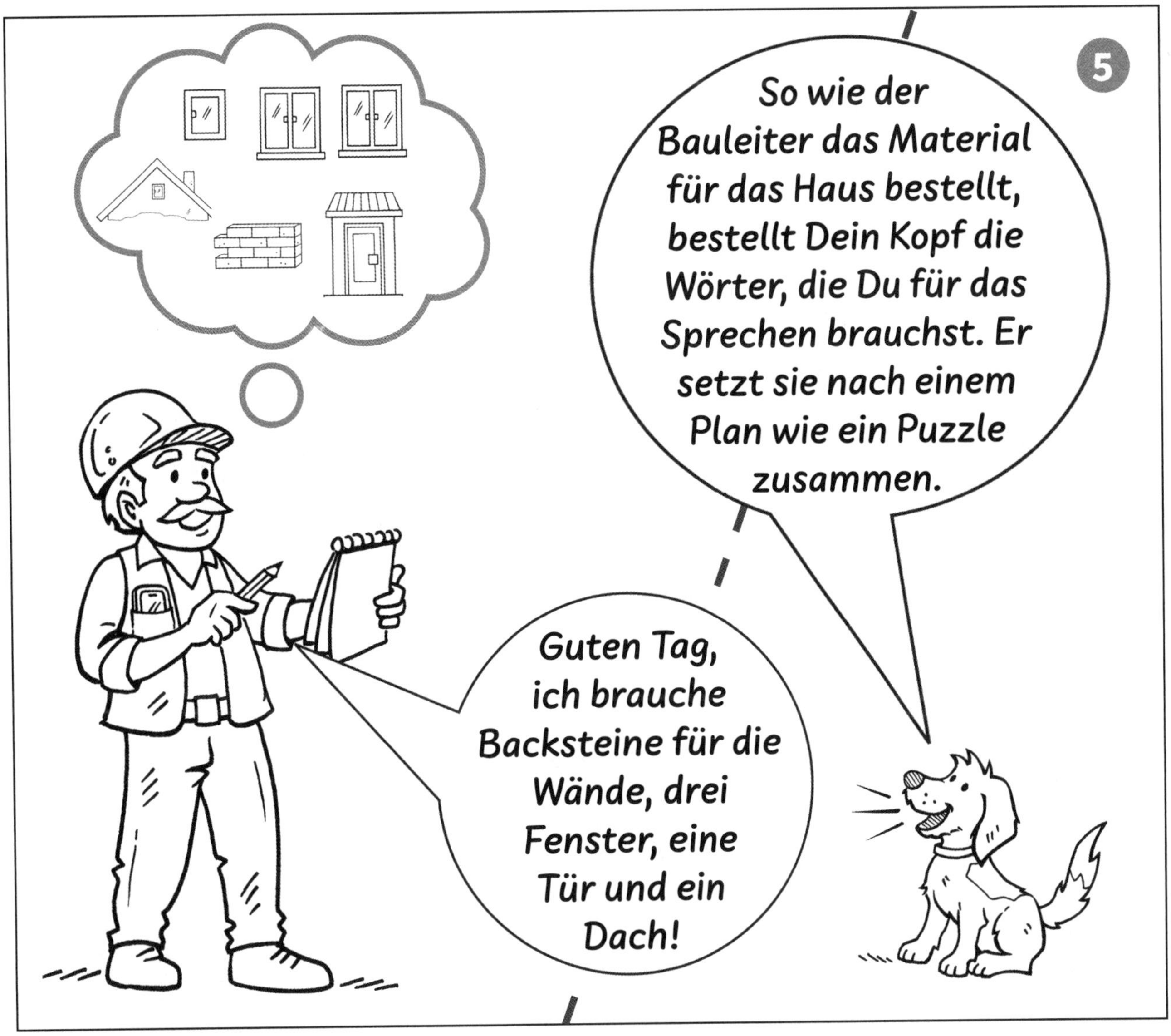
5
So wie der Bauleiter das Material für das Haus bestellt, bestellt Dein Kopf die Wörter, die Du für das Sprechen brauchst. Er setzt sie nach einem Plan wie ein Puzzle zusammen.
Guten Tag, ich brauche Backsteine für die Wände, drei Fenster, eine Tür und ein Dach!

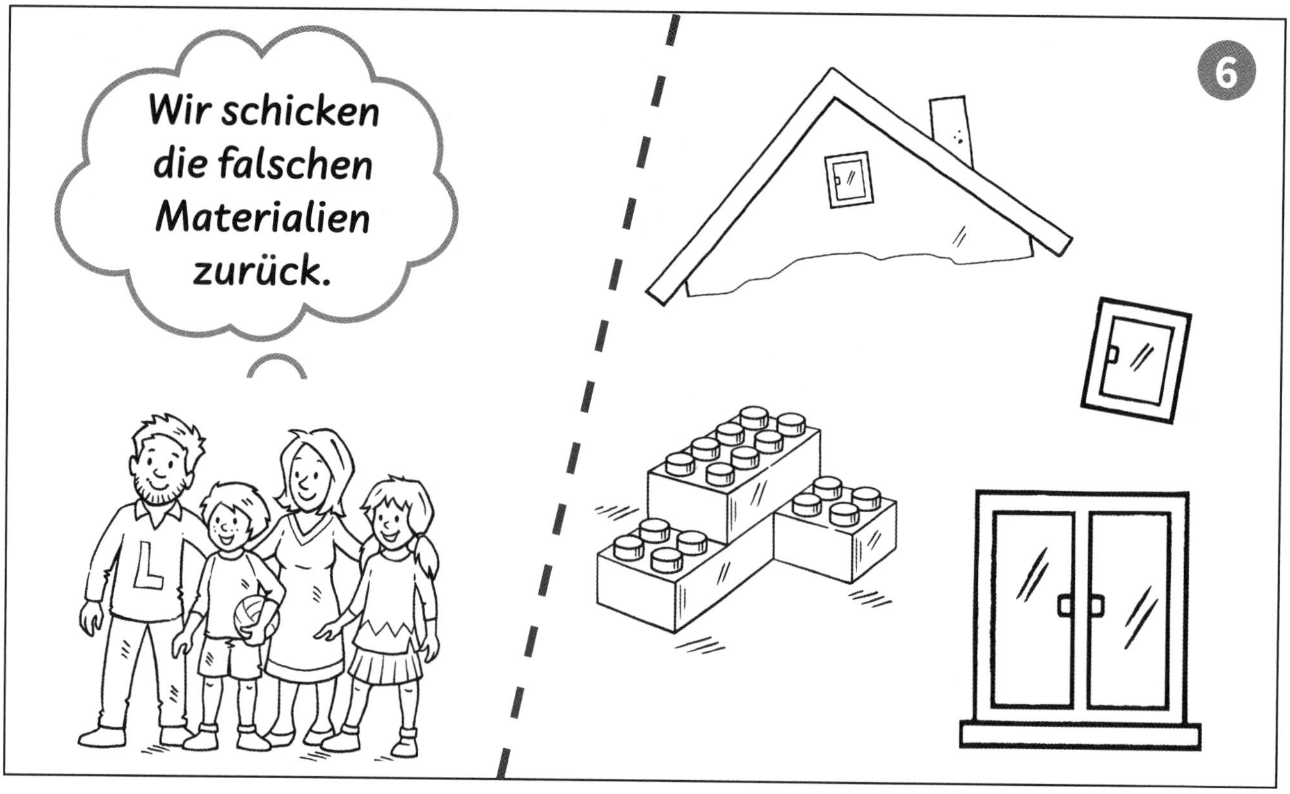
6
Wir schicken die falschen Materialien zurück.

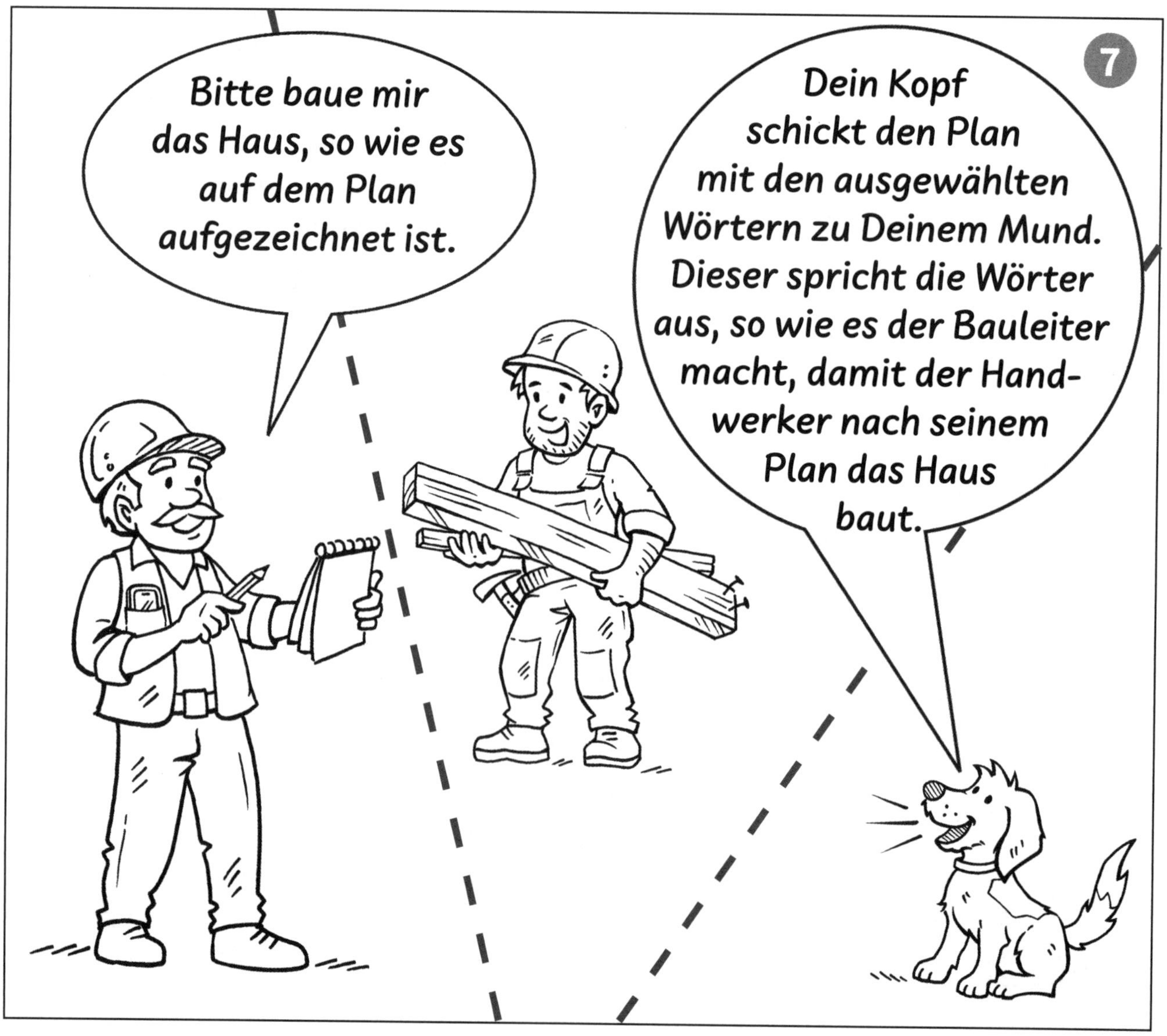
7
Bitte baue mir das Haus, so wie es auf dem Plan aufgezeichnet ist.
Dein Kopf schickt den Plan mit den ausgewählten Wörtern zu Deinem Mund. Dieser spricht die Wörter aus, so wie es der Bauleiter macht, damit der Handwerker nach seinem Plan das Haus baut.

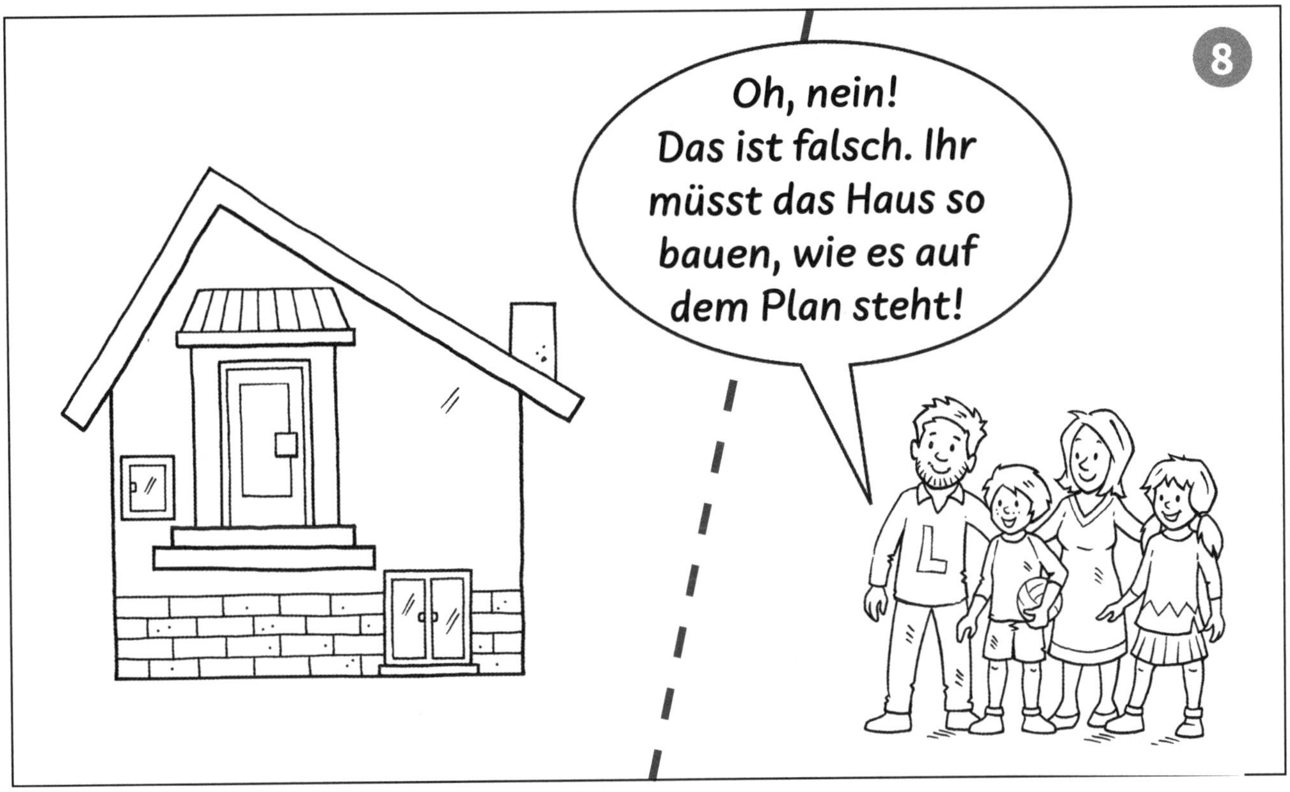
8
Oh, nein!
Das ist falsch. Ihr müsst das Haus so bauen, wie es auf dem Plan steht!

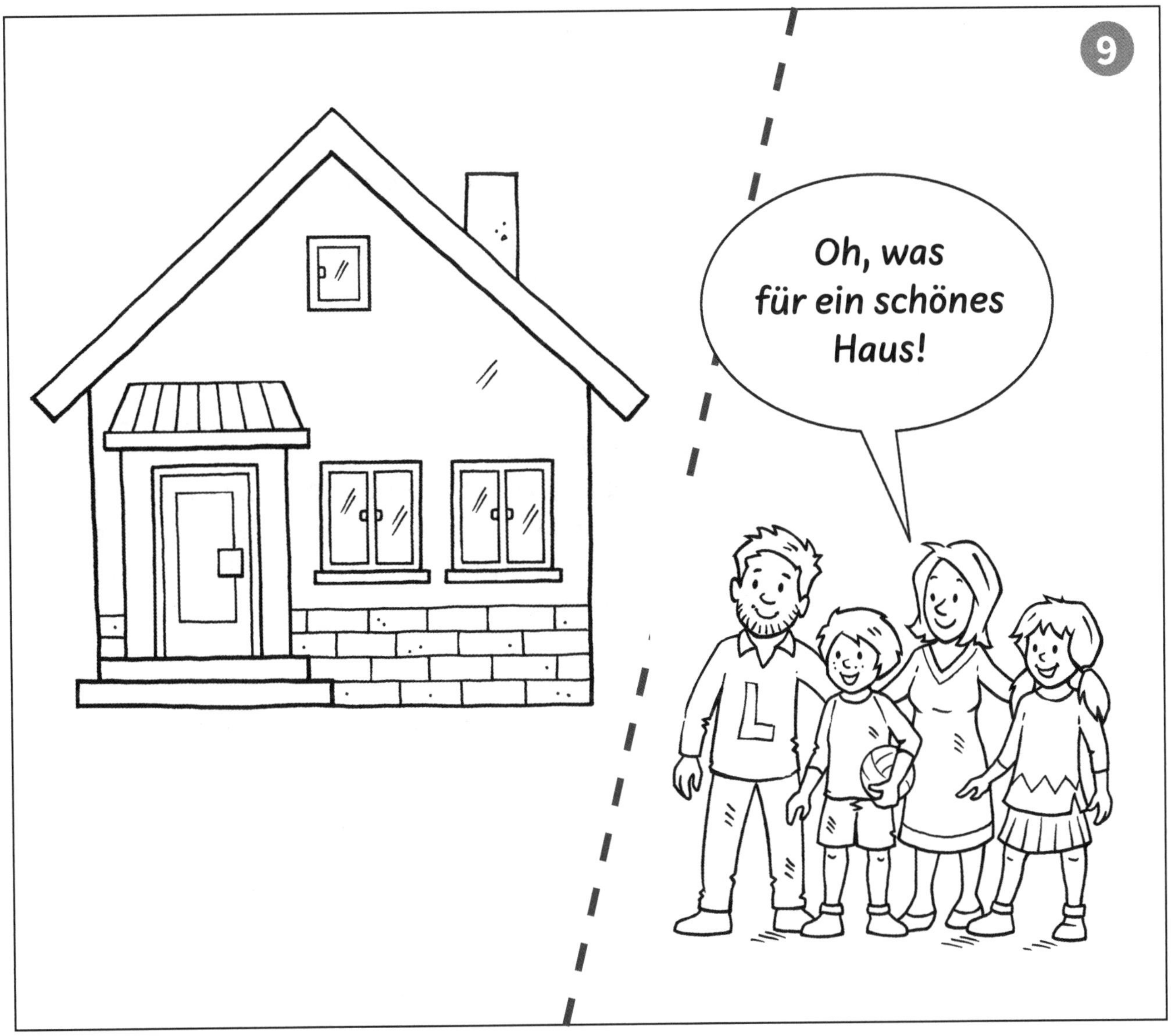
9
Oh, was für ein schönes Haus!

1.2 Der Detektiv (2 – 4 Spieler)

Ziele
Dieses Spiel verdeutlicht dem Kind in Analogie zu einem Hausbau, wie es zu Poltersymptomen kommen kann und wie sich diese anhören.

Altersempfehlung: 5 – 9
Zeitbedarf: 15 Minuten
Material:
- Wimmelbild ‚Baustelle'
- Lupe
- Bildkarte 1 (Hund aus Spiel 1.1) oder eine Handpuppe ‚Hund'
- Schere

Vorbereitung
Für die gemeinsame Betrachtung des Bildes ist es vorteilhaft, die Kopiervorlage auf DIN A3 zu vergrößern. Die Bildkarte aus Spiel 1.1 kopieren und den Hund für das Spiel ausschneiden.

Spielbeschreibung
Dieses Spiel basiert auf der Geschichte ‚Familie Levelt baut ein Haus'. Das Kind versteht bereits, wie die Verarbeitung von Sprache funktioniert. Nun soll es die Poltersymptome auf der Baustelle von Familie Levelt finden.

Gemeinsam schauen sich die Logopädin und das Kind ein Bild der Baustelle (eines Hauses) an, welches viele lustige Fehler hat. Auf der Baustelle hat es so viele Fehler, weil Familie Levelt in den Ferien war und sie deswegen die Arbeiten nicht kontrollieren konnte. Das Kind spielt nun den Detektiv, der die Fehler auf der Baustelle suchen muss. Dabei wird das Kind von Hund Willi begleitet.
Wenn das Kind einen Fehler entdeckt hat, erklärt der Hund dem Kind, wie der Fehler beim Poltern aussehen / klingen würde.

Beispielhafte Analogien und mögliche Erklärungen
- Das Kind sieht, dass Legobausteine, anstelle von Backsteinen geliefert wurden. Der Hund erklärt dem Kind, dass beim Poltern manchmal andere Laute aus dem Mund kommen.
- Das Kind sieht den Knoten in der Leitung. Hund Willi erklärt dem Kind, dass die Bauarbeiter zu schnell gearbeitet haben. Beim Poltern spricht man oft auch zu schnell und dann wird das Sprechen unflüssig.
- Das Kind sieht den Bauarbeiter, der die Blumen gießt. Der soll jetzt aber arbeiten und keine Pause machen. Pause ist erst um 12 Uhr. Willi erklärt dem Kind, dass man beim Sprechen auch immer wieder Pausen macht, beim Poltern können diese jedoch zu unpassenden Zeitpunkten erfolgen.
- etc.

Die Therapeutin soll mit Bezug auf die Fehler im Bild möglichst viele Bezüge zu den Symptomen des Polterns herstellen, die das Kind zeigt. Dies dient als Grundlage für die Identifikation der eigenen Poltersymptome.

Varianten / Tipps
- Der sprachliche Bezug kann beim Aufzeigen der Analogien auch in Form eines ‚Pseudopolterns' durch die Therapeutin verdeutlicht werden.

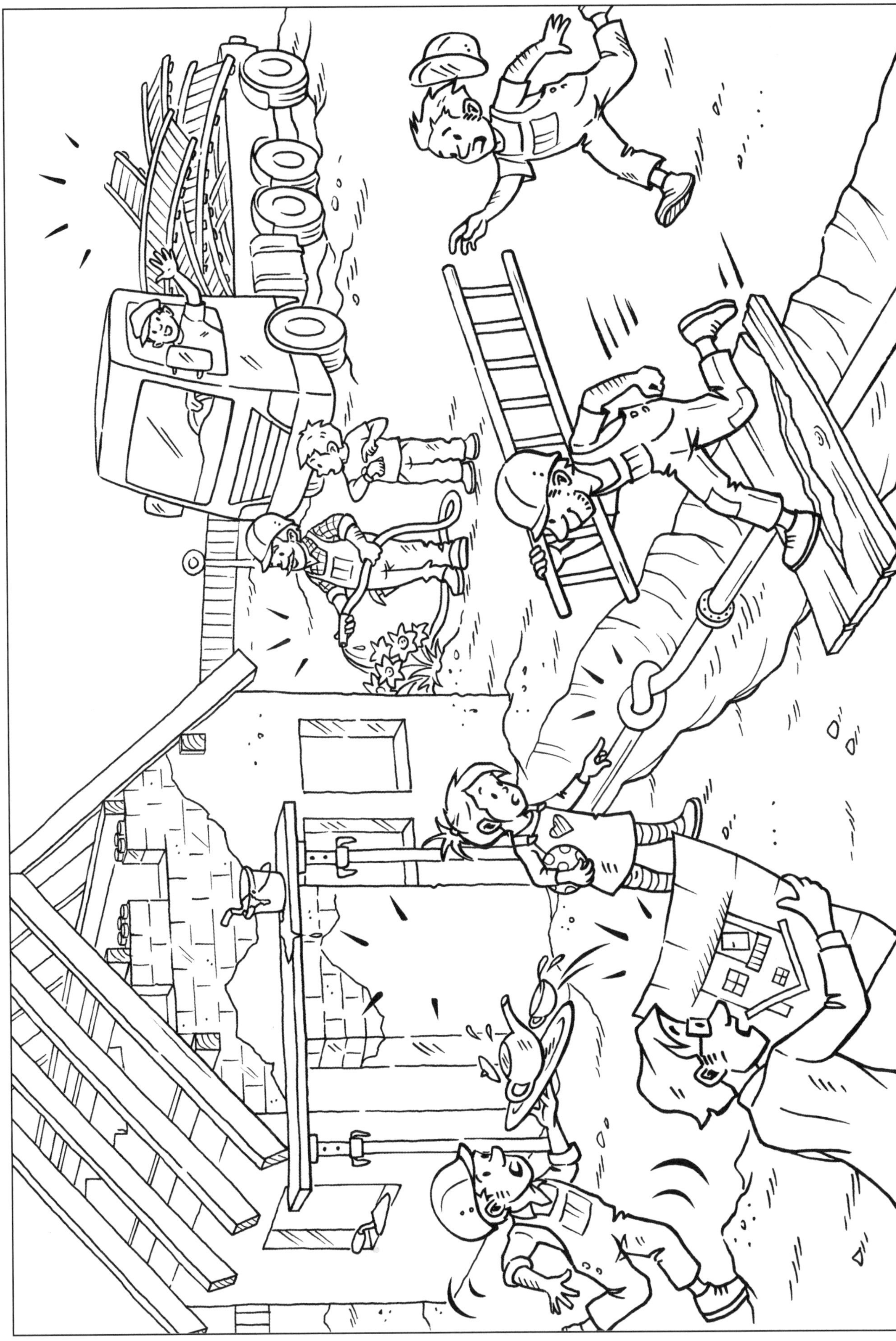

1.3 Kennzeichen P (2 – 4 Spieler)

Ziele
Dieses Spiel verdeutlicht dem Kind in einer kindgerechten Sprache die Hauptsymptome des Polterns.

Altersempfehlung:	5 – 9
Zeitbedarf:	10 Minuten
Material:	› Bildkarten zu den Analogiebildern › Schere

Vorbereitung
Die vier Bildkarten werden nach dem Kopieren ausgeschnitten.

Spielbeschreibung
Dem Kind werden die Bilder in folgender Reihenfolge und mit den entsprechenden Erklärungen erläutert.

1. *Manchmal hüpfen deine Wörter wie ein Frosch. Dann werden die Wörter oder Teile der Wörter wiederholt. Das hört sich so an: Ki – Ki – Kindergarten oder Ich ich ich esse eine Banane. Diese Wiederholungen nennen wir Froschwörter (da Poltern oft auch in Kombination mit Stottern auftritt, wurde hier bewusst die gleiche Analogie wie im Ansatz KIDS gewählt).*

2. *Auf einer Rennstrecke ist man sehr schnell unterwegs. Aber vor den Kurven muss man bremsen, ansonsten fliegt man heraus. Man muss also seine Geschwindigkeit der Strecke anpassen. So ist es auch beim Sprechen – wenn man ‚zu schnell unterwegs' ist, dann verhaspelt man sich, bricht die Sätze ab, spricht undeutlich oder verliert den roten Faden beim Erzählen. Wir nennen solche Abschnitte in deinem Sprechen Rennstrecken-wörter.*

3. *So ist man beim Sprechen dann für andere nicht immer verständlich. Das kann aber auch daran liegen, dass man Wörter nicht ganz genau ausspricht. So wird aus dem Wort Kindergarten z.B. ‚Kingaen' oder aus Hausaufgaben z.B. ‚Hausaugab'. Wir nennen diese Wörter Flick- oder Reparaturwörter.*

4. *Manchmal merkt man selber, wenn man sich verspricht oder wenn die Wörter nicht so heraus kommen, wie man es will. Aber manchmal merkt man es selber eben auch nicht. Es ist wichtig, dass du dein eigenes Sprechen kontrollieren kannst. Ähnlich wie bei der Geschichte vom Hausbau Familie Levelt aufpasst, dass alles richtig gebaut wird, so gibt es im Autoverkehr die Radarfallen oder Blitzer. Sie reagieren, wenn du z.B. zu schnell fährst oder wenn man etwas nicht richtig macht (z.B. bei Rot über die Ampel fahren). Wir werden auch üben, dass du deine Sprache selbst kontrollieren kannst.*

Varianten / Tipps
- Die Therapeutin macht die verschiedenen Symptome vor (z.B. mit einem Lesetext) und das Kind bestimmt die Symptome anhand der Bildkarten.
- Symptome des Kindes (z.B. mittels einer Audioaufnahme) analysieren und den Analogiebildern zuordnen.

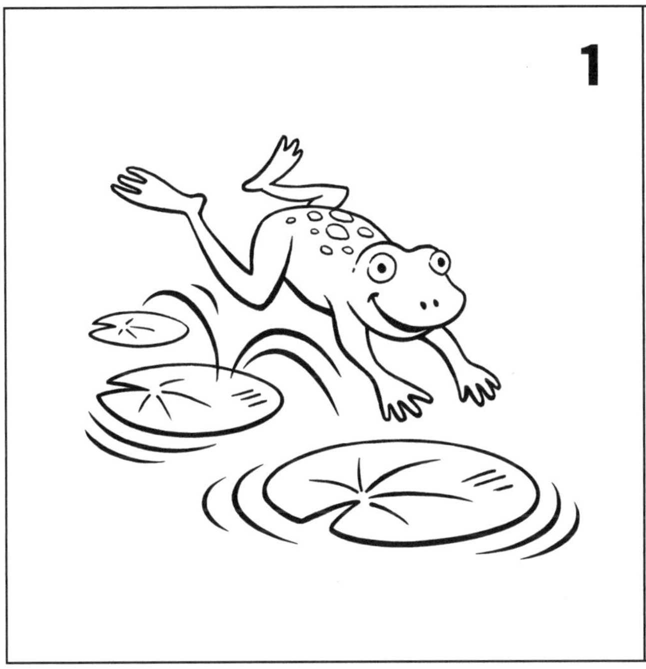

Froschwörter

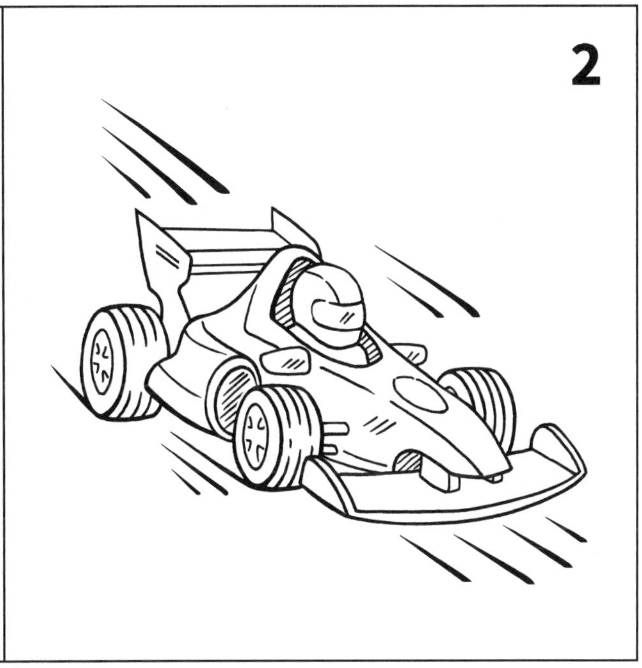

Rennstreckenwörter

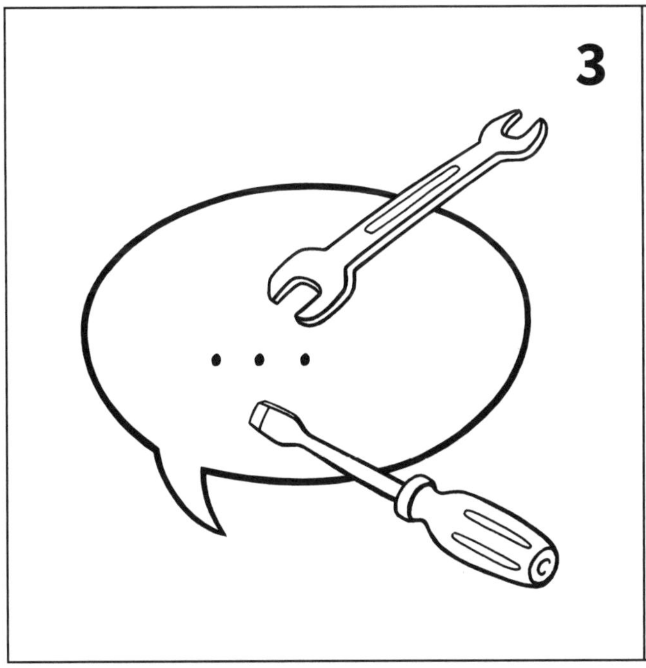

Reparaturwörter

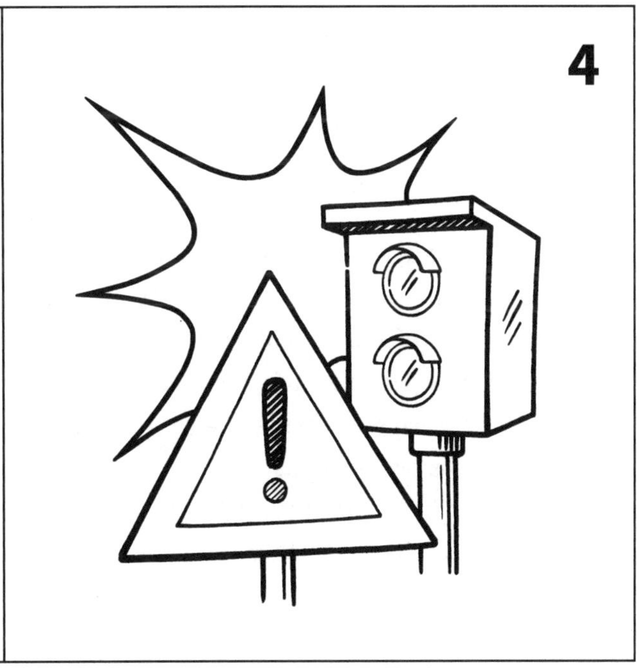

Radarfalle/Blitzer

1.4 Traktor – Auto – Rennwagen (2 – 4 Spieler)

Ziele

Es werden kindgerechte Begriffe für Tempovariationen im Sprechtempo eingeführt und das Kind differenziert rezeptiv zwischen ihnen.

Altersempfehlung:	5 – 9
Zeitbedarf:	10 Minuten
Material:	› Vorlagen 1 oder 2 (Motive zu mehrsilbigen Wörtern) › Schere

Vorbereitung

Die Analogiebilder werden nach dem Kopieren in 3er-Streifen geschnitten (z.B. Traktor – Auto – Rennwagen).

Spielbeschreibung

Das Kind wählt vor Beginn des Spiels einen Streifen mit Analogiebildern aus und entscheidet sich damit für das Motiv, mit dem es spielen möchte. Der Streifen wird in die drei Bilder zerschnitten und beiseite gelegt.

Die Therapeutin macht auf der Stelle gehend drei verschiedene Geschwindigkeitsstufen vor und gibt dem Kind folgende Anweisung: *„Ich mache jetzt drei verschiedene Bewegungen vor, die aber recht ähnlich sind. Beobachte genau, wie sie sich unterscheiden."*

1. Zeitlupe
2. normales Gehen
3. schnelles Trippeln

Das Kind beschreibt, was es beobachtet hat. Dann führt die Therapeutin die Bewegungen erneut aus und ermutigt das Kind, sie zu imitieren. Anschließend tauschen sich beide darüber aus, wie sich die verschiedenen Geschwindigkeitsstufen angefühlt haben.
Nun führt die Therapeutin die ausgewählten Analogiebilder ein. Sie legt dem Kind die drei Bilder vor, und das Kind soll sie den eben ausgeführten Bewegungen zuordnen. Bei Bedarf können die Bewegungen zur Differenzierung erneut ausgeführt werden.
Anschließend stellt die Therapeutin den Bezug zum Sprechen her und erklärt, dass das Kind auch unterschiedlich schnell s p r e c h e n kann. Sie verdeutlicht dies anhand eines Beispiels (chilliges, normales und schnelles Sprechen).

Die Therapeutin spricht nun die mehrsilbigen Wörter auf der Kopiervorlage in den verschiedenen Geschwindigkeiten vor und das Kind zeigt auf die passende Analogiekarte zum Bild / Begriff auf der Kopiervorlage.
Anweisung: *„Ich sage jetzt jeweils ein Wort und du musst herausfinden, zu welchem Tempo es passt."*

Varianten / Tipps

- Das Kind spricht Wörter vor und Therapeutin schätzt das Tempo ein (Rollenwechsel).

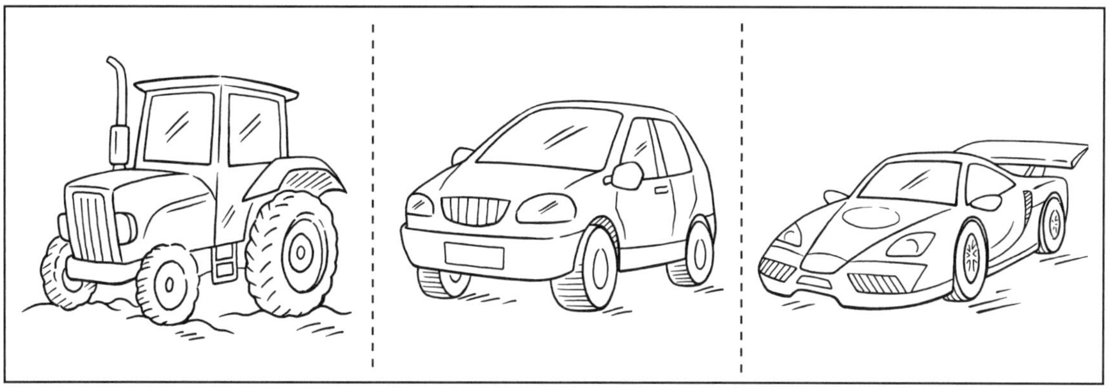

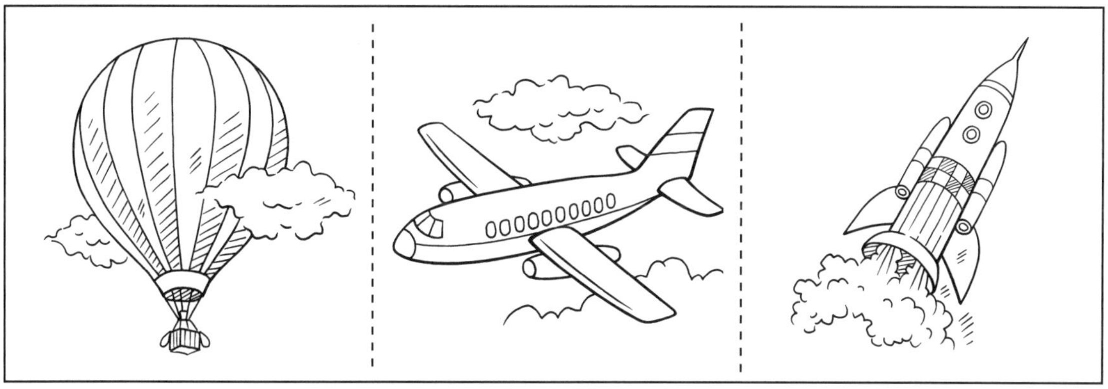

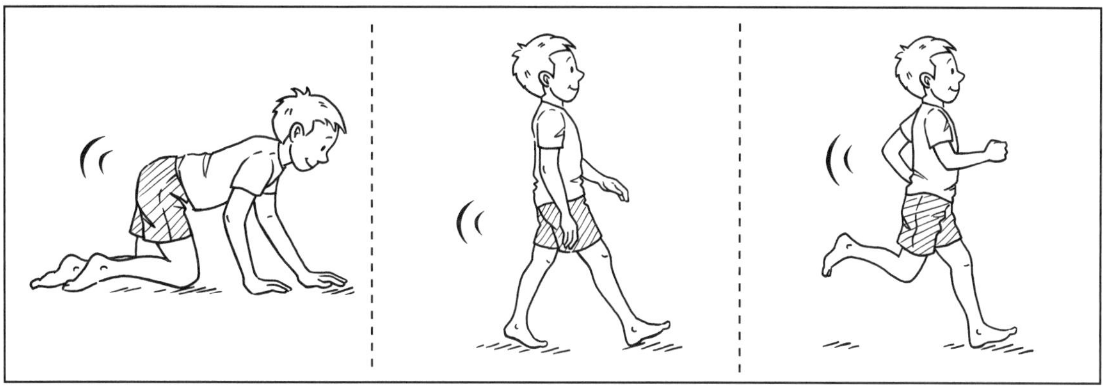

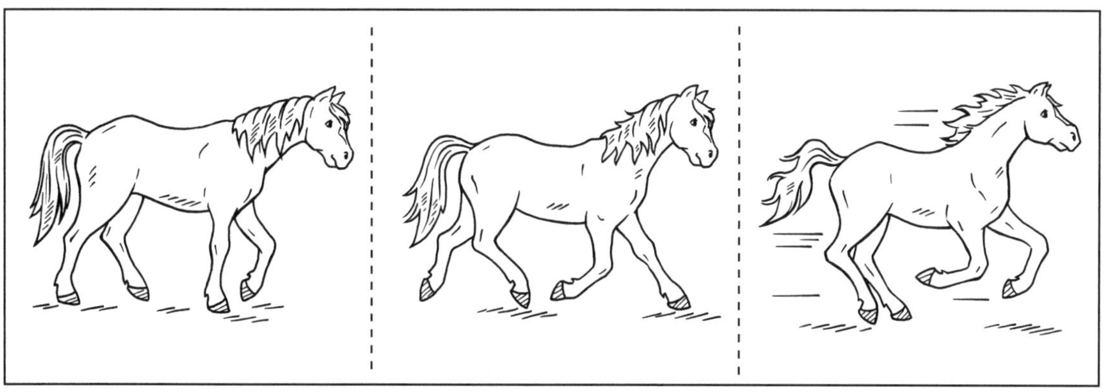

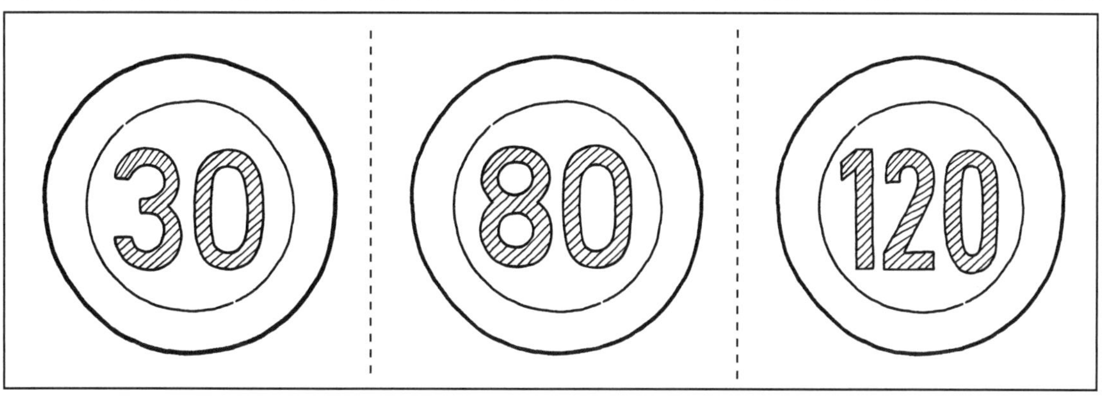
30
80
120

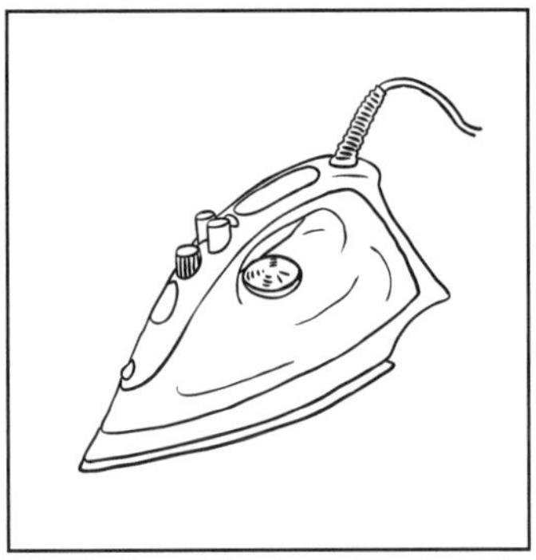

Bügeleisen

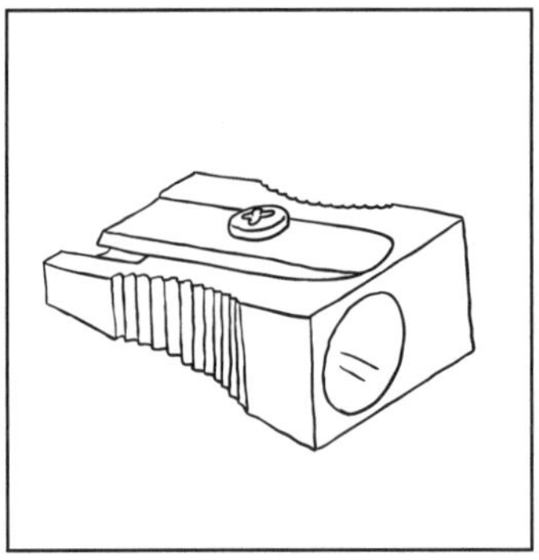

Bleistiftspitzer

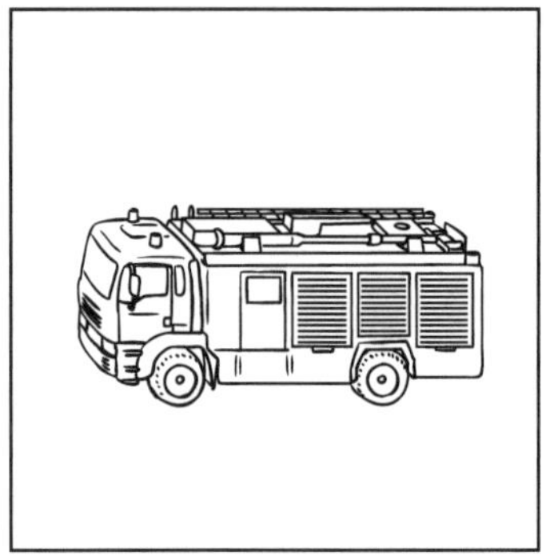

Feuerwehrauto

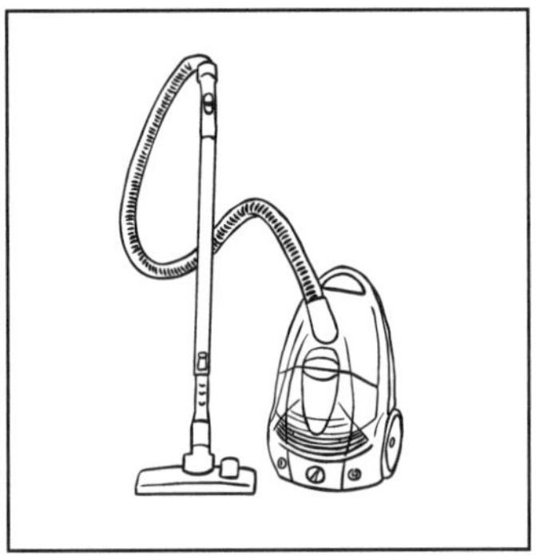

Staubsauger

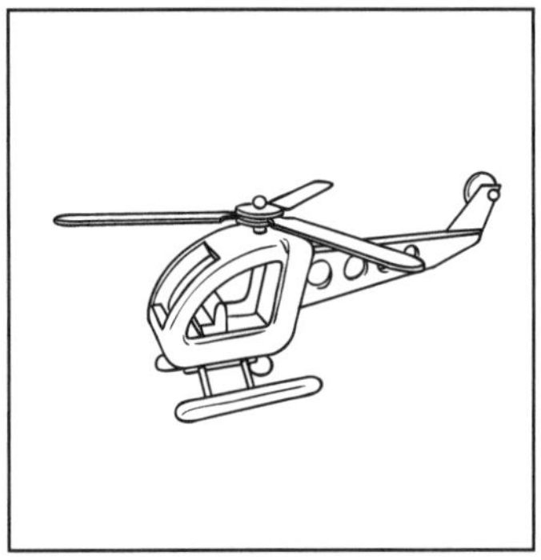

Helikopter

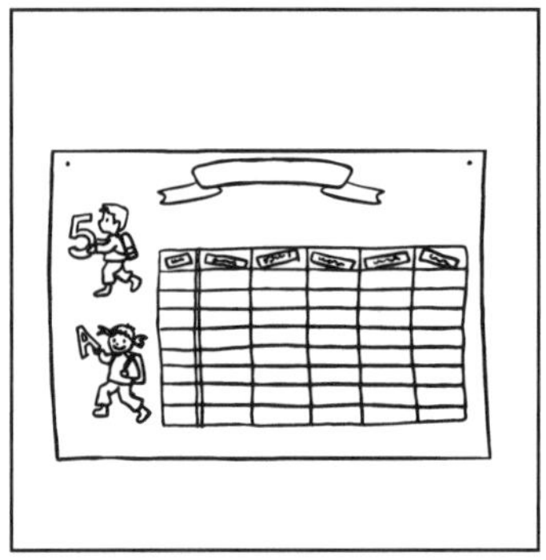

Stundenplan

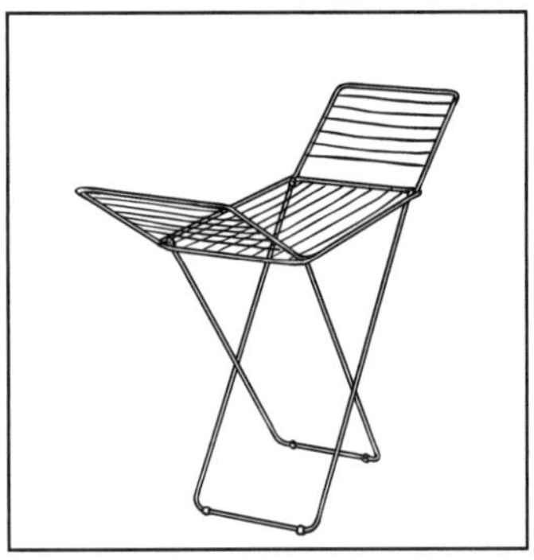

Wäscheständer

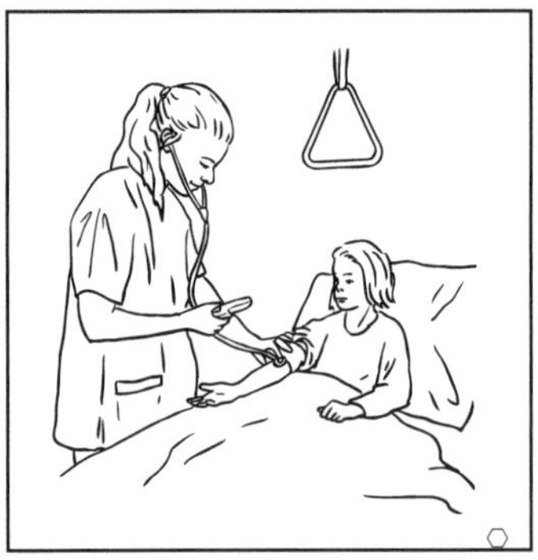

Krankenschwester

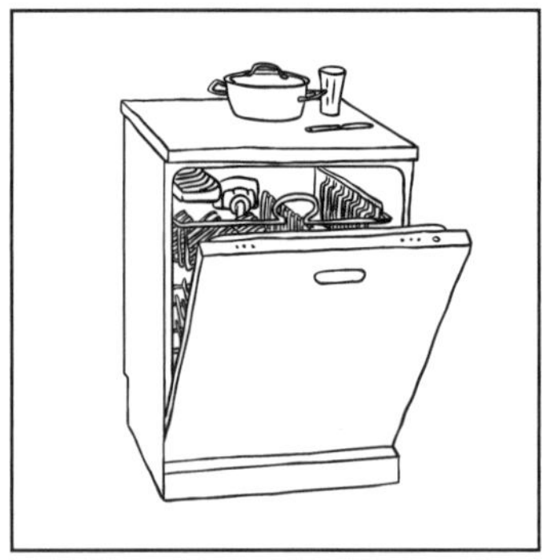

Spülmaschine

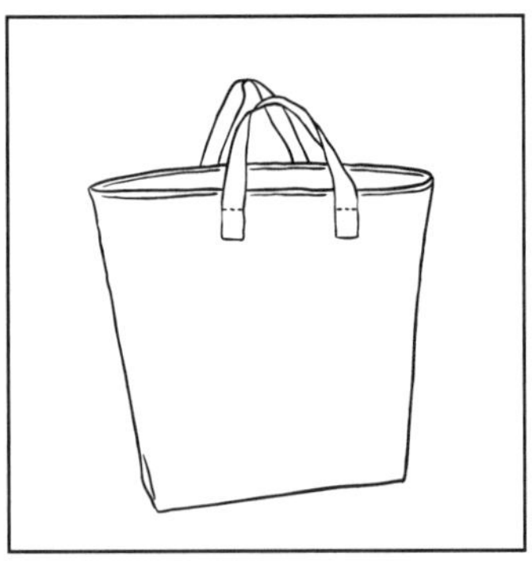

Einkaufstasche

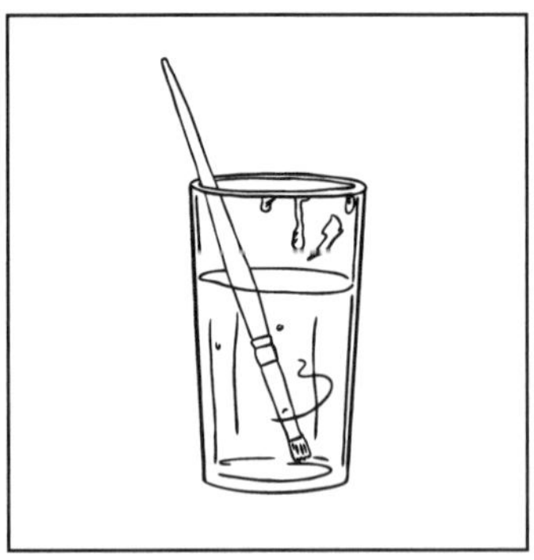

Wasserglas

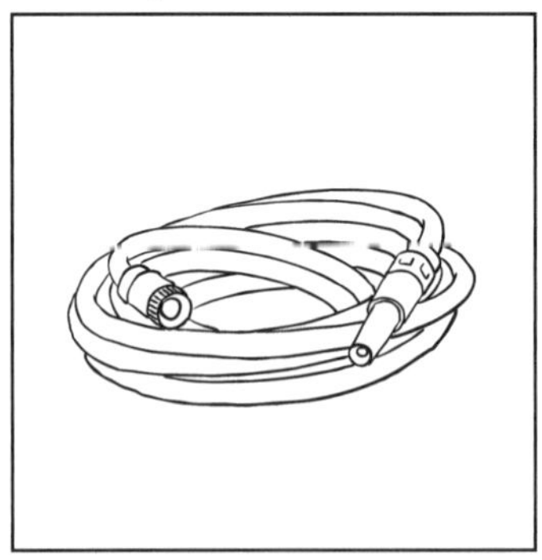

Gartenschlauch

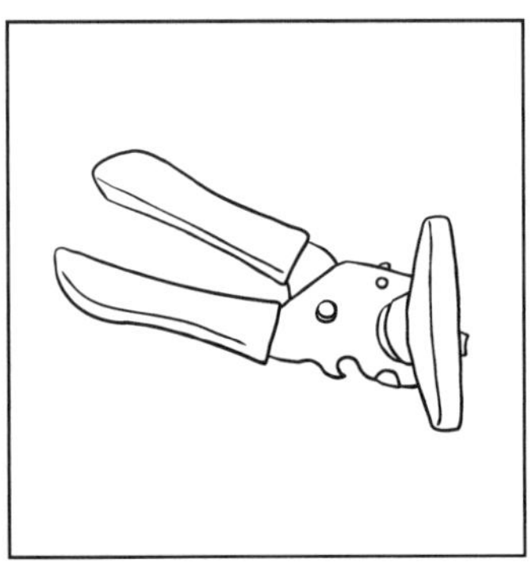

Dosenöffner

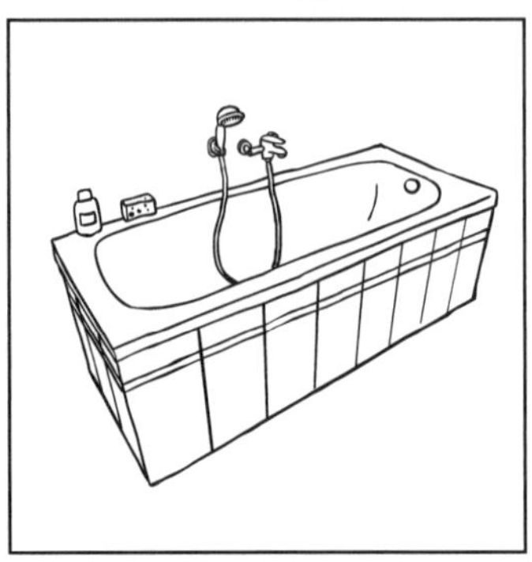

Badewanne

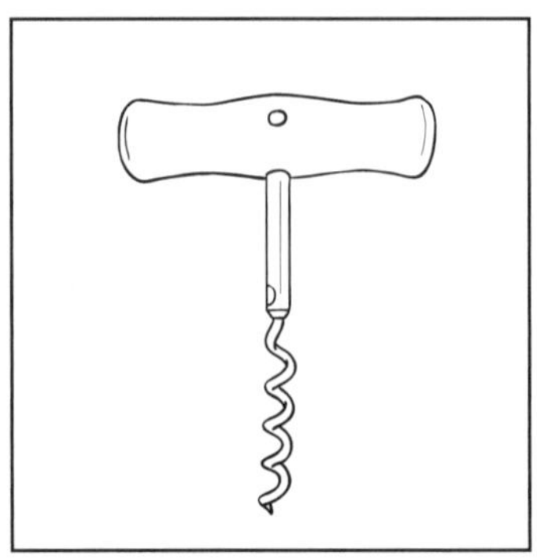

Korkenzieher

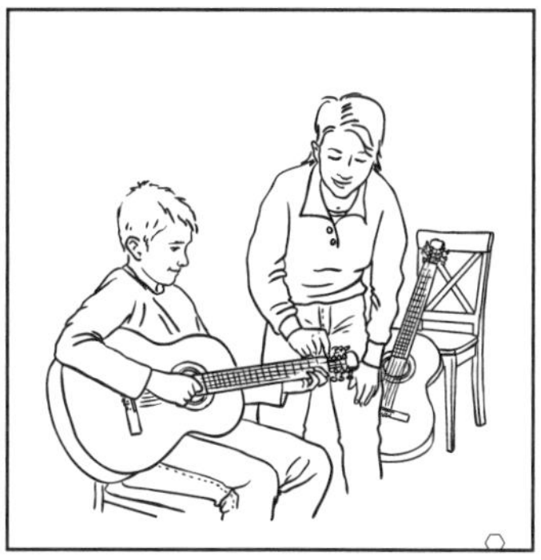

Musiklehrerin

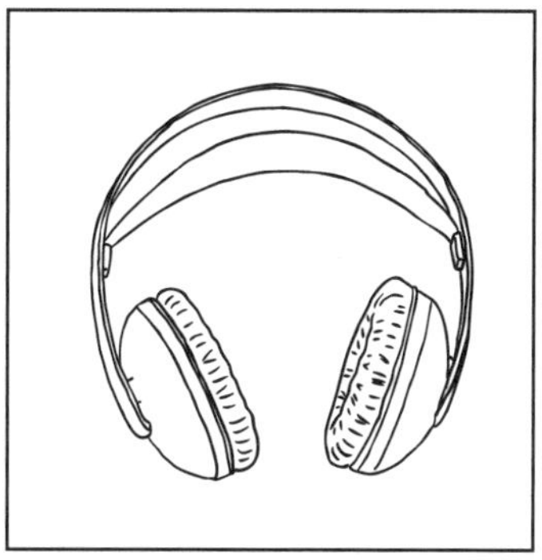

Kopfhörer

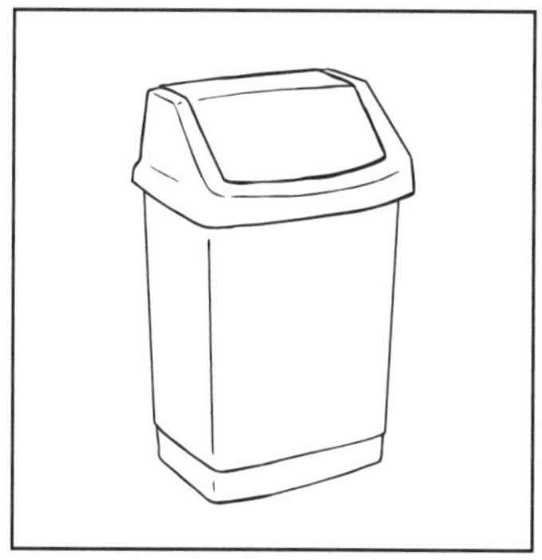

Mülleimer

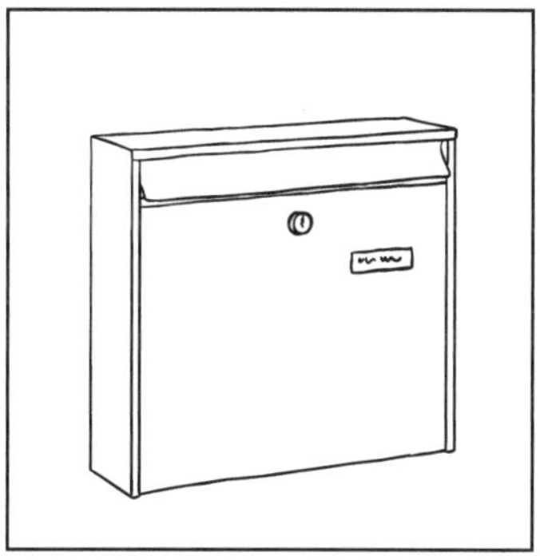

Briefkasten

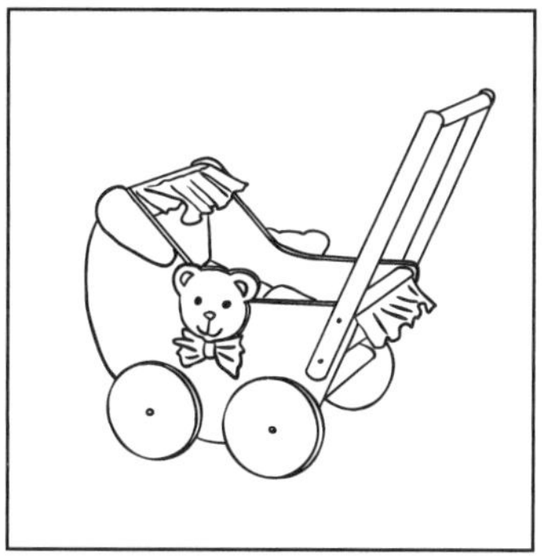

Puppenwagen

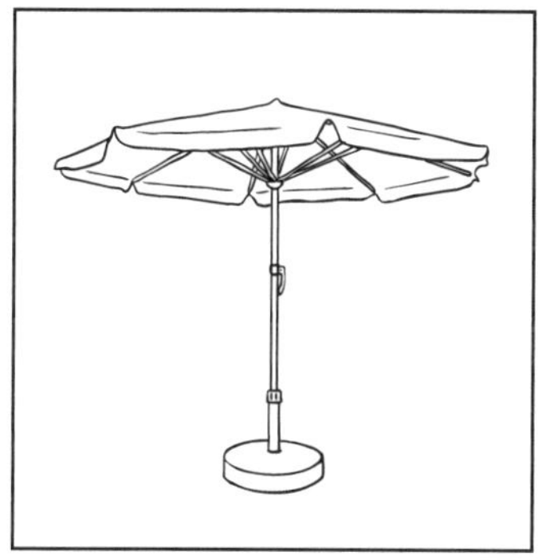

Sonnenschirm

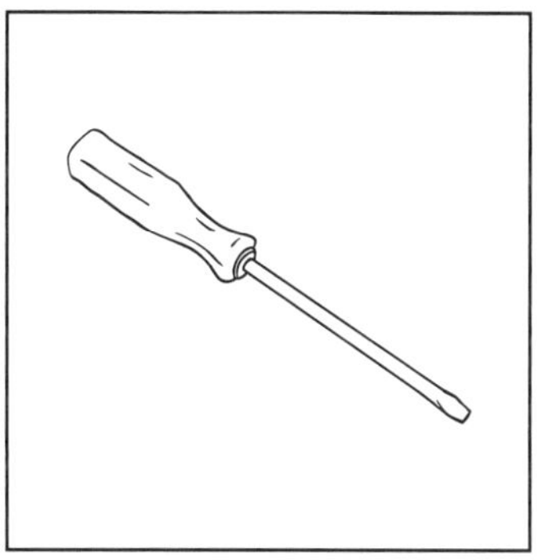

Schraubenzieher

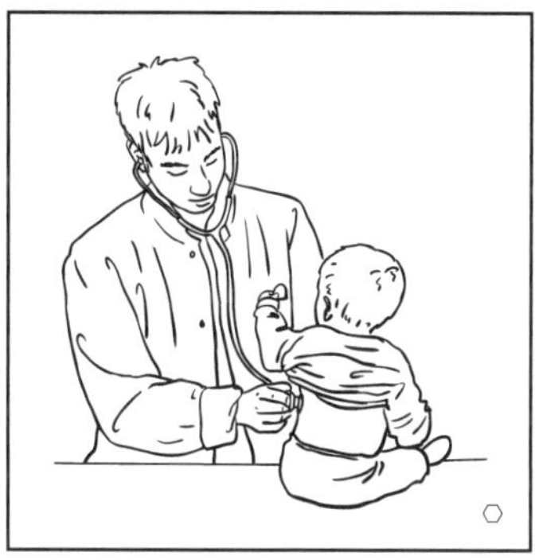

Kinderarzt

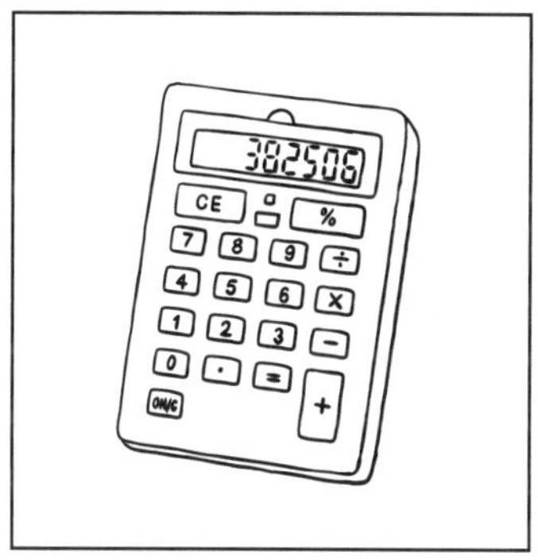

Taschenrechner

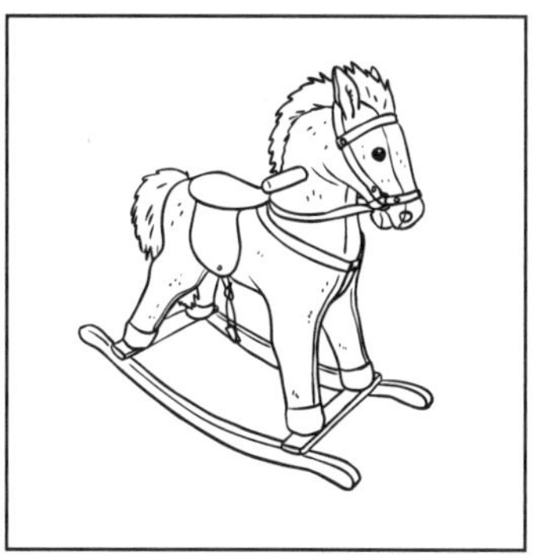

Schaukelpferd

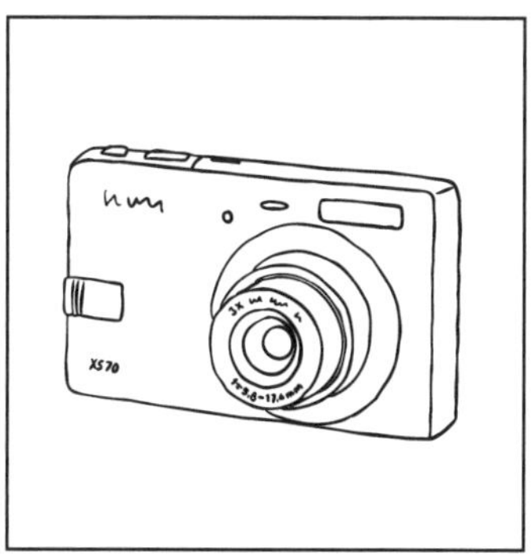

Fotoapparat

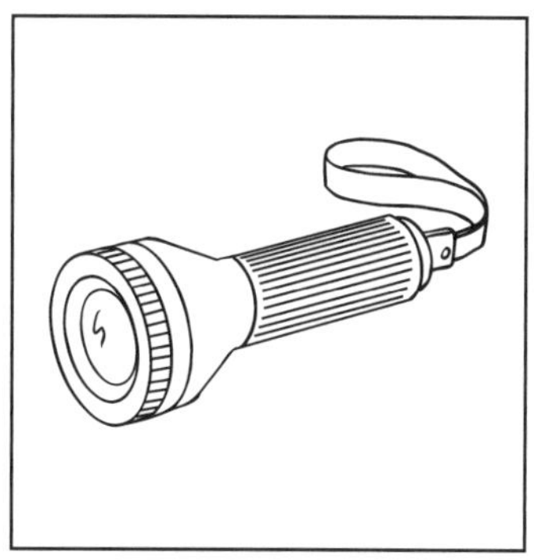

Taschenlampe

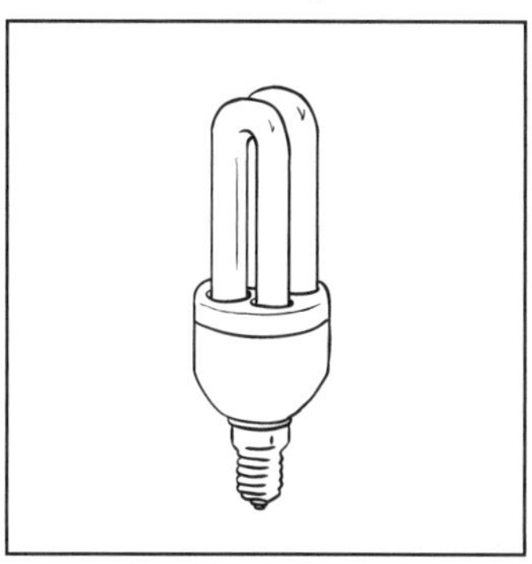

Glühbirne

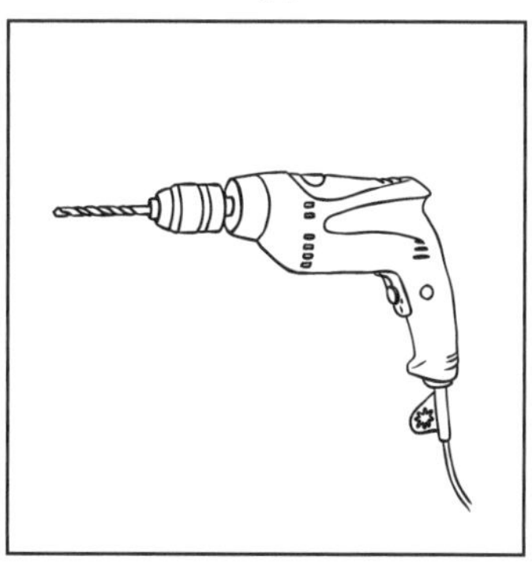

Bohrmaschine

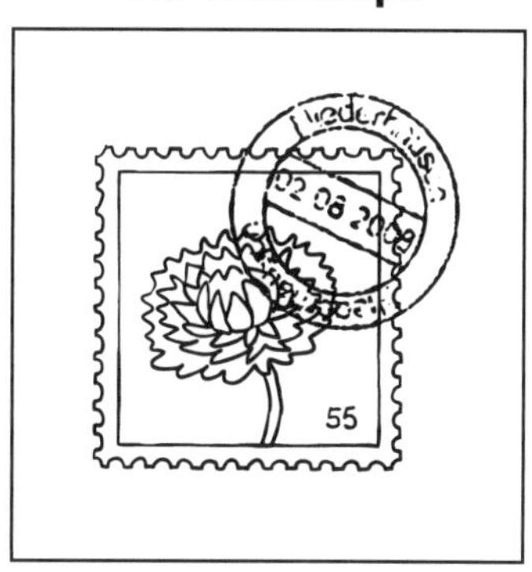

Briefmarke

1.5 Tachometer (2 - 4 Spieler)

Ziele

Das Kind gibt mit Hilfe des selbstgebastelten Tachometers Rückmeldung zu seiner Sprechgeschwindigkeit (Eigenwahrnehmung). Durch die Analogie des Tachometers kann das Kind die ,Zielgeschwindigkeit' seines Sprechens besser nachvollziehen.

Altersempfehlung: 5 - 9
Zeitbedarf: 10 Minuten
Material:
- Bastelvorlage ,Tachometer'
- Schere
- Paketklammer

Vorbereitung

1. Zuerst wird die Bastelvorlage auf festes Papier kopiert. Danach wird der untere Teil der Vorlage ab- und der Zeiger ausgeschnitten.
2. In der Mitte des Tachometers (Kreis) sowie am Drehpunkt des Tachozeigers wird mit der Scherenspitze ein Loch gemacht.
3. Der Tachozeiger wird mit einer Paketklammer auf dem Tachometer so fixiert, dass er noch beweglich ist und verschiedene Geschwindigkeiten anzeigen kann.

Spielbeschreibung

Der gebastelte Tachometer kann so für die Fremd- und Eigenwahrnehmung der Sprechgeschwindigkeit eingesetzt werden, Zielformulierungen *(„Lies den folgenden Text im Tempo 30!")* können visualisiert sowie Grenzwerte für die Geschwindigkeit *(„In der Spielstraße nicht über 30, so jetzt auch beim Sprechen.")* verdeutlicht werden.

Varianten / Tipps

- Das Thema Sprechtempo kann mit Hilfe des gebastelten Tachometers in der Elternarbeit eingesetzt werden. Die Eltern werden gebeten, einen Lesetext in verschiedenen Sprechgeschwindigkeiten zu lesen, die auf dem Tachometer angezeigt werden.

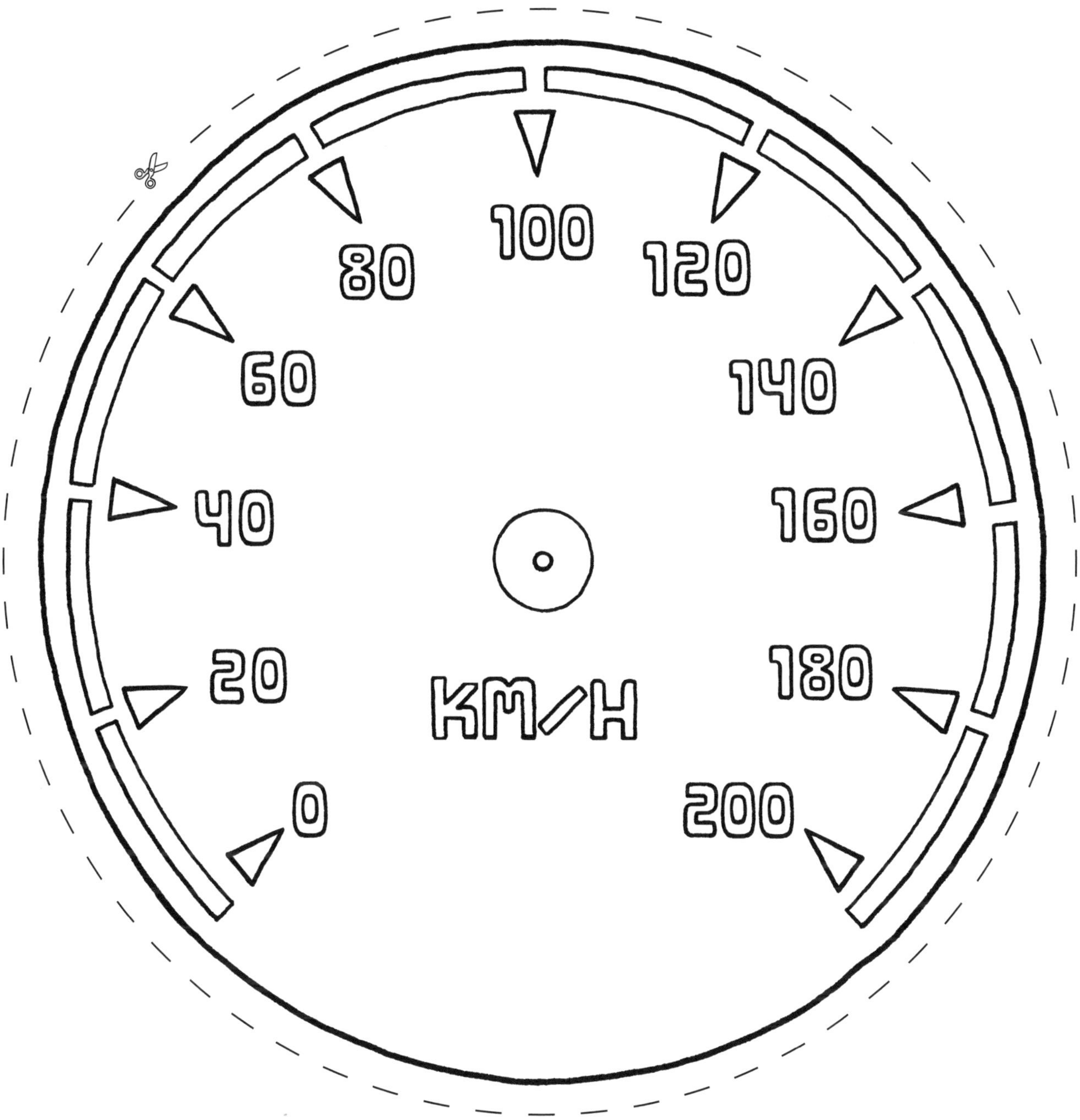
100
80
120
60
140
40
160
20
180
KM/H
0
200

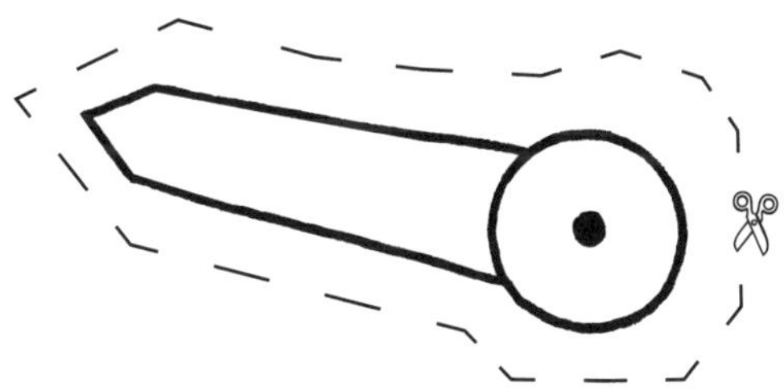

1.6 Verstehnix-Wörter jagen (2 – 4 Spieler)

Ziele

Durch das Spiel wird eine kindgerechte Bezeichnung für unverständliches Sprechen eingeführt und das Kind unterscheidet rezeptiv zwischen ‚verständlich' und ‚unverständlich' beim absichtlich-willentlichen Poltern (Pseudopoltern) der Therapeutin.

Altersempfehlung: 5 – 9
Zeitbedarf: 10 Minuten
Material:
- **Lesetext (für Therapeutin) mit Sätzen**
- **Analogiebilder (Verstehnix-Symbol)**
- **Gegenstand zum Geräuschemachen**
- **Schere**

Vorbereitung

Die Bildkarten mit den Verstehnix-Symbolen werden ausgeschnitten. Für die Therapeutin kann es eventuell eine Hilfe sein, vorab in den Lesesätzen zu markieren, welche Wörter sie undeutlich / gepoltert lesen will.

Spielbeschreibung

Die Therapeutin liest dem Kind Satz für Satz vor und liest dabei einzelne Wörter deutlich, andere undeutlicher aus. Das Kind soll beurteilen, ob die Sätze verständlich oder unverständlich waren. Ist ein Wort unverständlich, gibt es schnell ein vorher vereinbartes Signal (z. B. Glocke, Knackfrosch, Trommel, selbst Geräusch machen, stampfen, usw.). Anschließend erklärt die Therapeutin, dass es auch beim Poltern zu unverständlichen Wörtern oder Abschnitten kommen kann. Sie kann hier auf die Geschichte ‚Familie Levelt baut ein Haus' Bezug nehmen.

Beispiel:
„Kannst du dich noch an Familie Levelt erinnern? Stell dir vor, der Bauleiter bestellt Steine und Hölzer und die Telefonverbindung ist schlecht, man versteht ihn nicht. Er selber merkt es nicht, aber auf der anderen Seite des Telefons versteht man ihn nicht gut. Und prompt werden die falschen Bauteile geliefert.
Beim Poltern ist es ähnlich: Man will etwas sagen und es kommt anders heraus als man es möchte. Manchmal merkt man es selber aber nicht. Zum Beispiel spricht man das Wort sehr verkürzt – Kindergarten wird zu ‚Kingaen'. Diese Wörter können wir ‚Verstehnix-Wörter' nennen. Ich mache dir das nun vor und du versuchst, diese unverständlichen ‚Verstehnix-Wörter' zu erkennen."

Die Therapeutin spricht wieder die Sätze mit einzelnen Wörter in absichtlich-willentlichem Poltern (Pseudopoltern). Das Kind schnappt sich bei jedem unverständlichen Wort eine Verstehnix-Symbolkarte.

Methodisch-didaktische Hinweise
Beim Pseudopoltern imitiert die Therapeutin nur die phonetisch-phonologischen Auffälligkeiten, bevorzugt jene Auffälligkeitsformen, die das Kind zeigt. Dabei sollte sie die Kontraste zwischen verständlichem und unverständlichem Sprechen zu Beginn sehr deutlich hervorheben.

Varianten / Tipps

- Den Schwierigkeitsgrad steigern: Reihensätze– Geschichten - Dialoge vorlesen.

Beispielsätze:

Runde Raupen rollen rund.	*„Runde Raunroll rund“*
Rosa richt an den roten Radieschen.	*„Rosa riecht an den roten Raische.“* usw.

Lesesätze

- *In der Schule benutzt Ronny einen runden Radiergummi.*
- *Rene rennt eine Runde um den riesigen Rummelplatz.*
- *Ramona rupft die Blätter von den Radieschen.*
- *Ronald fährt ein schnelles Rennen mit seinem roten Rennwagen.*
- *Am Himmel sieht man einen riesigen Regenbogen.*
- *In der runden Regentonne sammelt sich durch die Regentropfen Regenwasser an.*
- *Der Reiter Rolf reitet auf seinem Ross zur Ritterburg.*
- *Auf dem Rummel sieht Rita ein riesiges Riesenrad.*
- *Runde riesige Bälle rollen runder als eckige kleine Würfel.*
- *Falls es regnet trägt Ralf einen roten Regenschirm im Rucksack bei sich.*
- *Im runden Korb liegen Rotkohl, Radieschen, Rhabarber und rote Beete.*
- *Livia rast mit ihrem Rad über den Rasen und über eine Rampe zu Tobias.*
- *Sieben Zwerge singen lustige Lieder.*
- *Sieben mal sieben gibt sehr feinen Sand.*
- *Auf dem Rasen grasen sieben Ziegen.*
- *Silvia trägt rosa Socken zu ihrer rosa Hose.*
- *Susi isst Würstel mit Senf.*
- *Im Zug sitzen sieben Zwerge.*
- *Miese Piraten nehmen Perlenketten.*

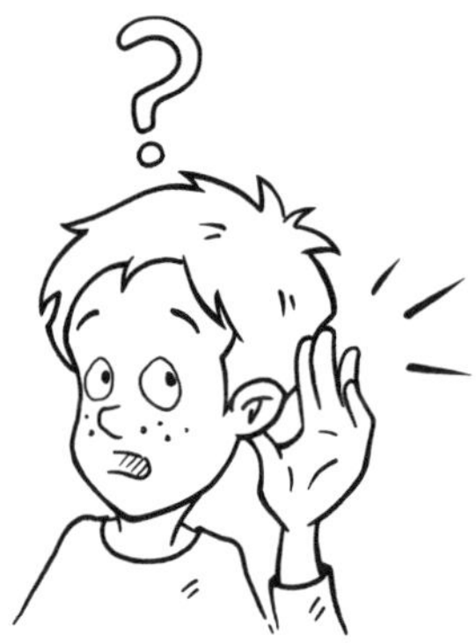
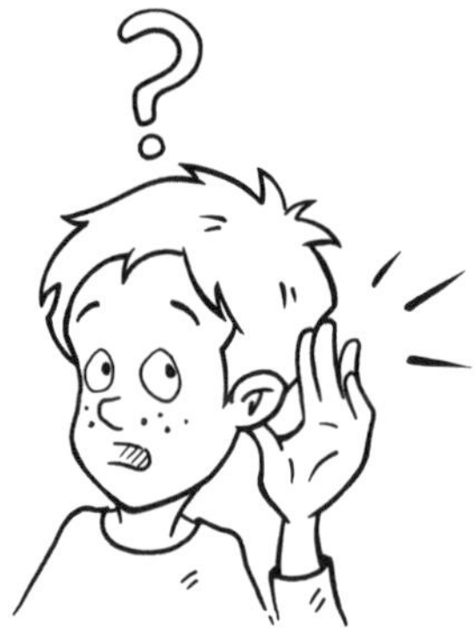
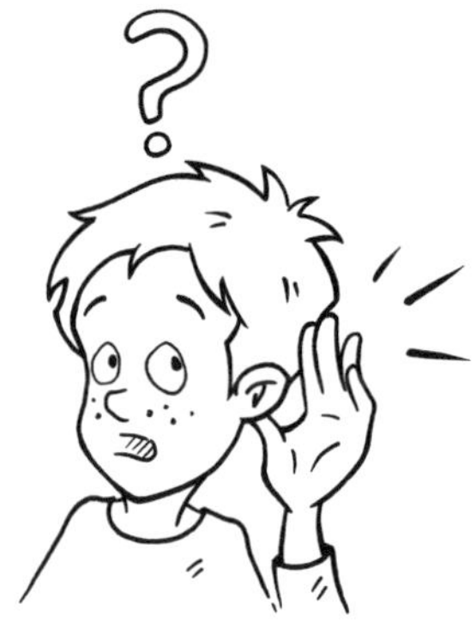
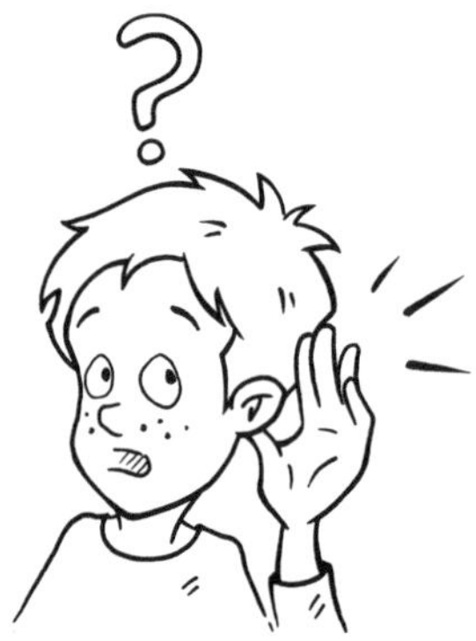
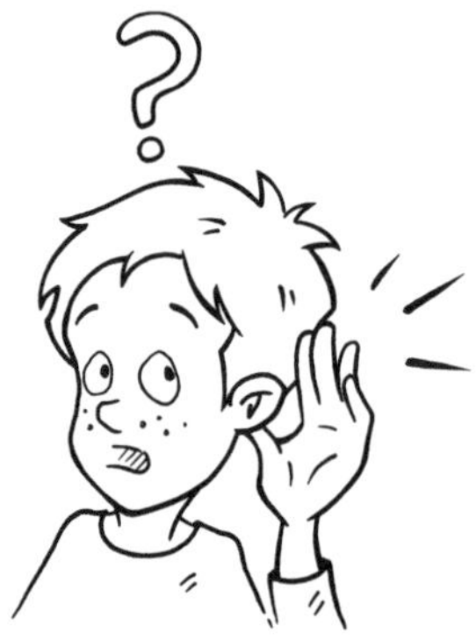
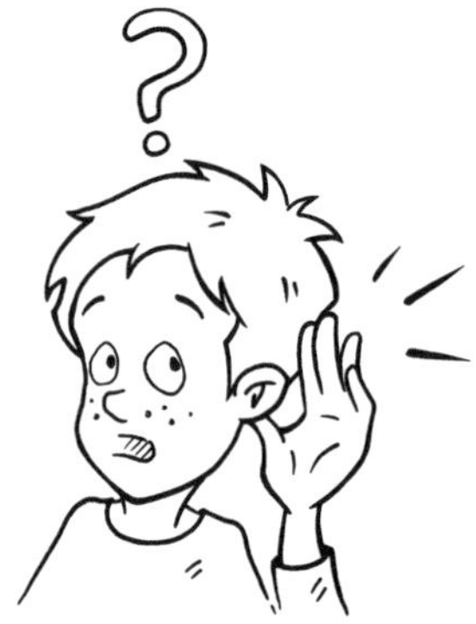
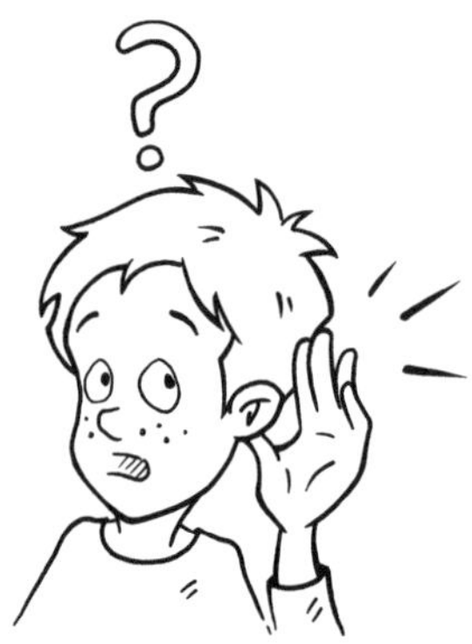
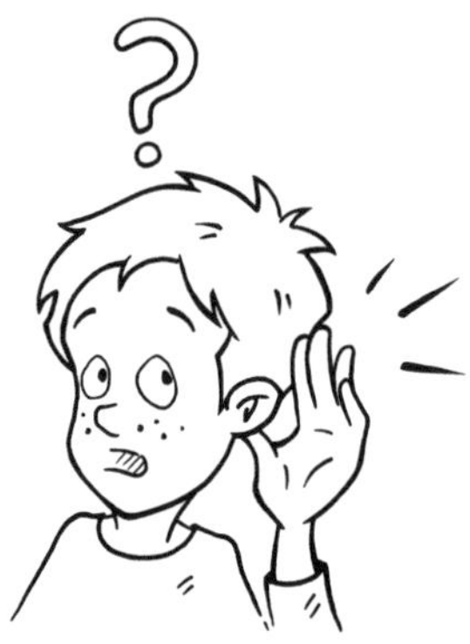
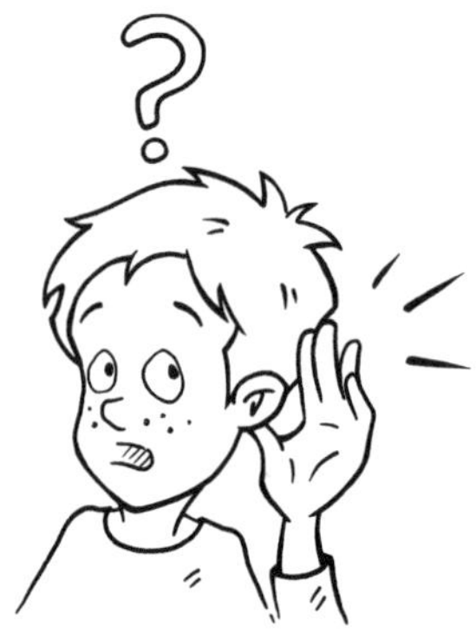
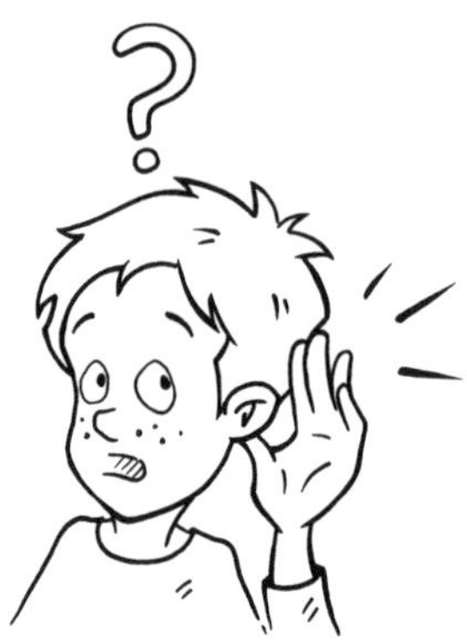

1.7 Die Wörter hüpfen wie ein Frosch (2 – 4 Spieler)

Ziele

Durch das Spiel wird eine kindgerechte Bezeichnung für lockere Wort- und Teilwortwiederholungen eingeführt und das Kind unterscheidet rezeptiv zwischen ‚flüssigen' und ‚unflüssigen' Redeanteilen beim absichtlich-willentlichen Poltern (Pseudopoltern) der Therapeutin.

Altersempfehlung:	**5 – 9**
Zeitbedarf:	**20 Minuten**
Material:	**› Spielplan, 2 Würfel (schwarz, weiß)** **› Gegenstand zum Geräuschemachen** **› 15er oder 25er Froschbild Malen nach Zahlen nach Wahl** **› Muggelsteine, Stift**

Vorbereitung

Spielplan und Froschbild zweimal kopieren. Spielplan mit den beiden Würfeln und den Muggelsteinen in die Mitte des Tisches legen. Das ausgewählte Froschbild liegt je einmal vor beiden Spielenden.

Spielbeschreibung

Es wird abwechselnd gewürfelt. Die gewürfelte Zahl bestimmt einen Begriff (z. B.: schwarz 3 / weiss 2 = Fußball), zu dem sich die Therapeutin und das Kind nacheinander gegenseitig Rätsel stellen. ‚Rätsel' bedeutet hier, dass die erwürfelten Begriffe umschrieben werden müssen, ohne dass man sie dabei nennen darf. Das Gegenüber muss sie raten. Bei ihrem ersten Rätsel erklärt die Therapeutin dem Kind, dass sie in ihrem Rätsel die Wörter teilweise wiederholen wird – wie ein Frosch, der herumhüpft. Das Kind soll beurteilen, welche Wörter wiederholt worden sind. Wird ein Wort oder ein Teil eines Wortes wiederholt, muss das Kind schnell ein vorher vereinbartes Signal geben (z. B. Glocke, Knackfrosch, Trommel, selbst Geräusch machen, stampfen, usw.) und kann dann einen Strich im Froschbild nachzeichnen. Die Therapeutin umschreibt dann den erwürfelten Begriff weiter und wendet dabei das absichtlich-willentliche Poltern (Pseudopoltern) mit Wiederholungen (‚Froschwörter') weiterhin an. Auch hier zeichnet das Kind bei jeder erkannten Wiederholung auf dem Froschbild einen Strich weiter. Nach dem Erraten des Begriffes ist das Kind mit einem Rätsel an der Reihe und die Therapeutin achtet auf ‚Froschwörter' des Kindes. Auch sie markiert bemerkte Froschwörter mit einem Strich auf ihrem Froschbild. Bereits verwendete Rätselbegriffe werden mit einem Muggelsteine auf dem Spielplan markiert. Die Therapeutin erklärt, dass es auch beim Poltern zu Wiederholungen von Wörtern oder Wortteilen kommen kann. Sie kann hier auch auf die Geschichte ‚Familie Levelt baut ein Haus' Bezug nehmen.

Beispiel:

„Kannst du dich noch an Familie Levelt erinnern? Stell dir vor, die Handwerker arbeiten so schnell, sie setzen ein Fenster nach den anderen ein, immer wieder, ein Fenster nach dem anderen, am Schluss haben sie viel zu viele Fenster eingebaut. Beim Poltern ist es ähnlich: Man will etwas sagen und es kommt anders heraus als man es will. Manchmal merkt man es selber, manchmal nicht. Z.B. spricht man das Wort mehrmals hintereinander aus – „Ich muss heute in die Schule. Diese Wörter können wir ‚Froschwörter' nennen. Ich mache dir das nun vor und du versuchst, diese ‚Froschwörter' zu erkennen."

Varianten / Tipps

– Das Kind absichtlich-willentliches Poltern anwenden lassen, die Therapeutin muss dieses erkennen.

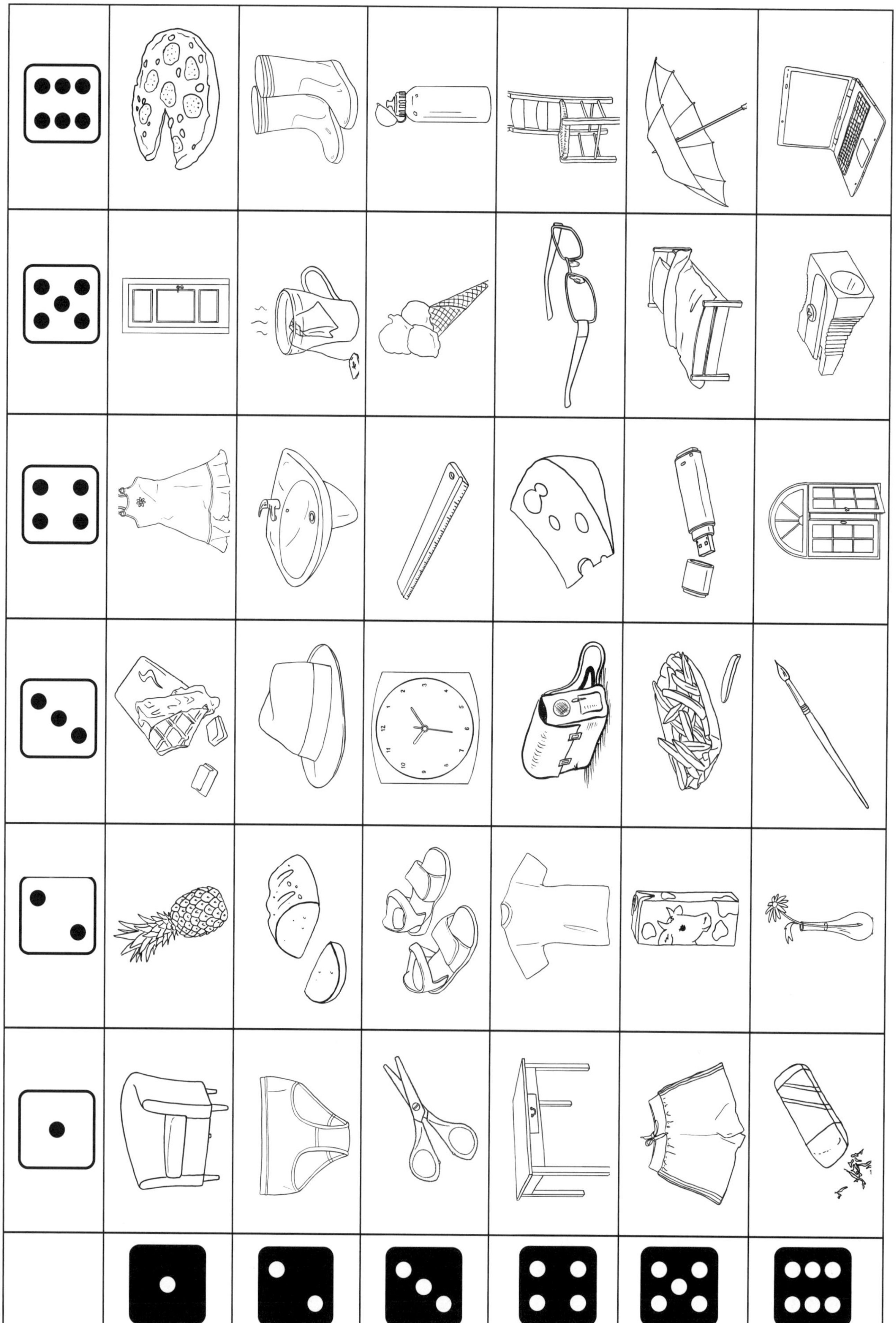

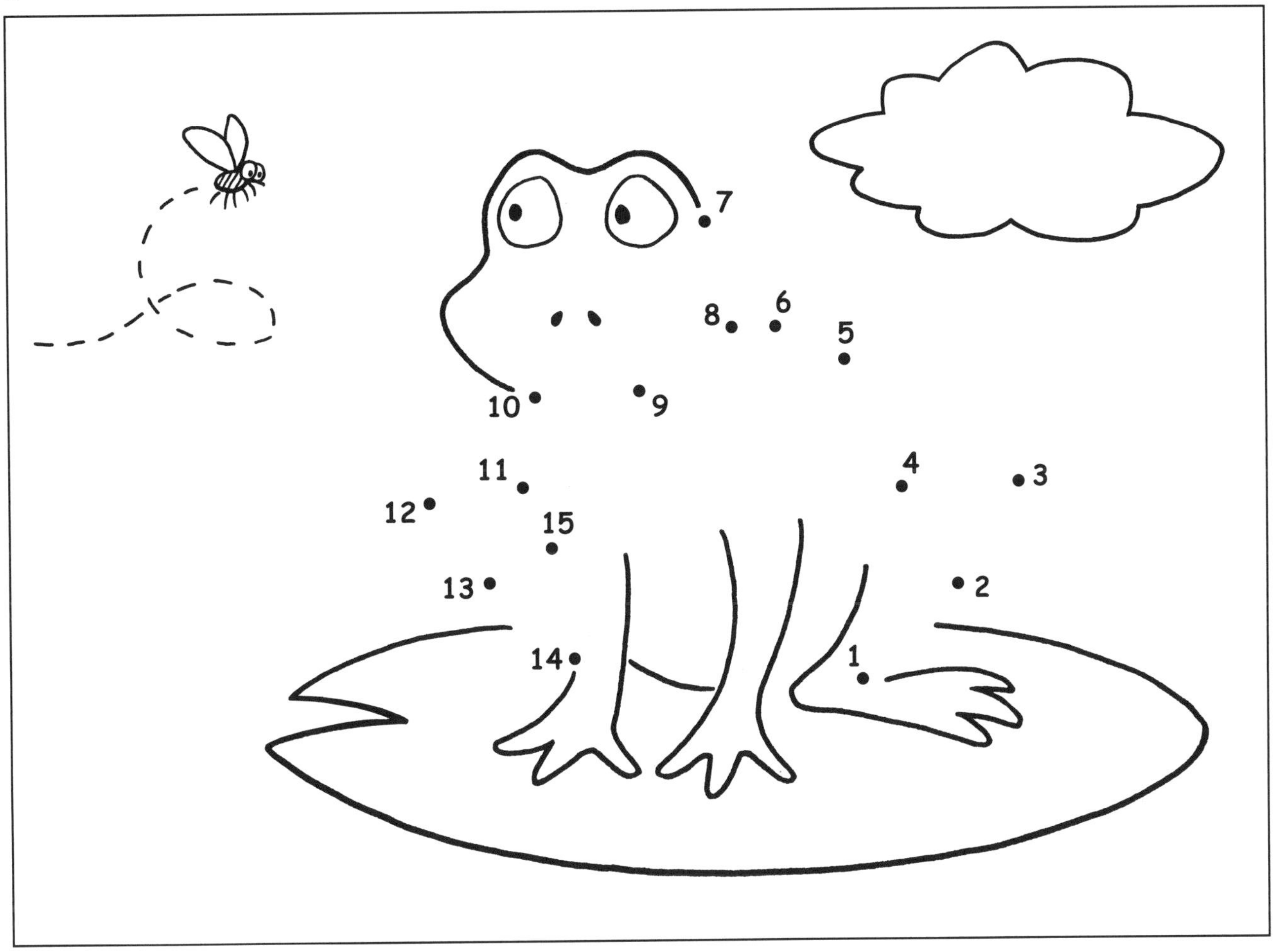
1
2
3
4
5
6
7
8
9
10
11
12
13
14
15

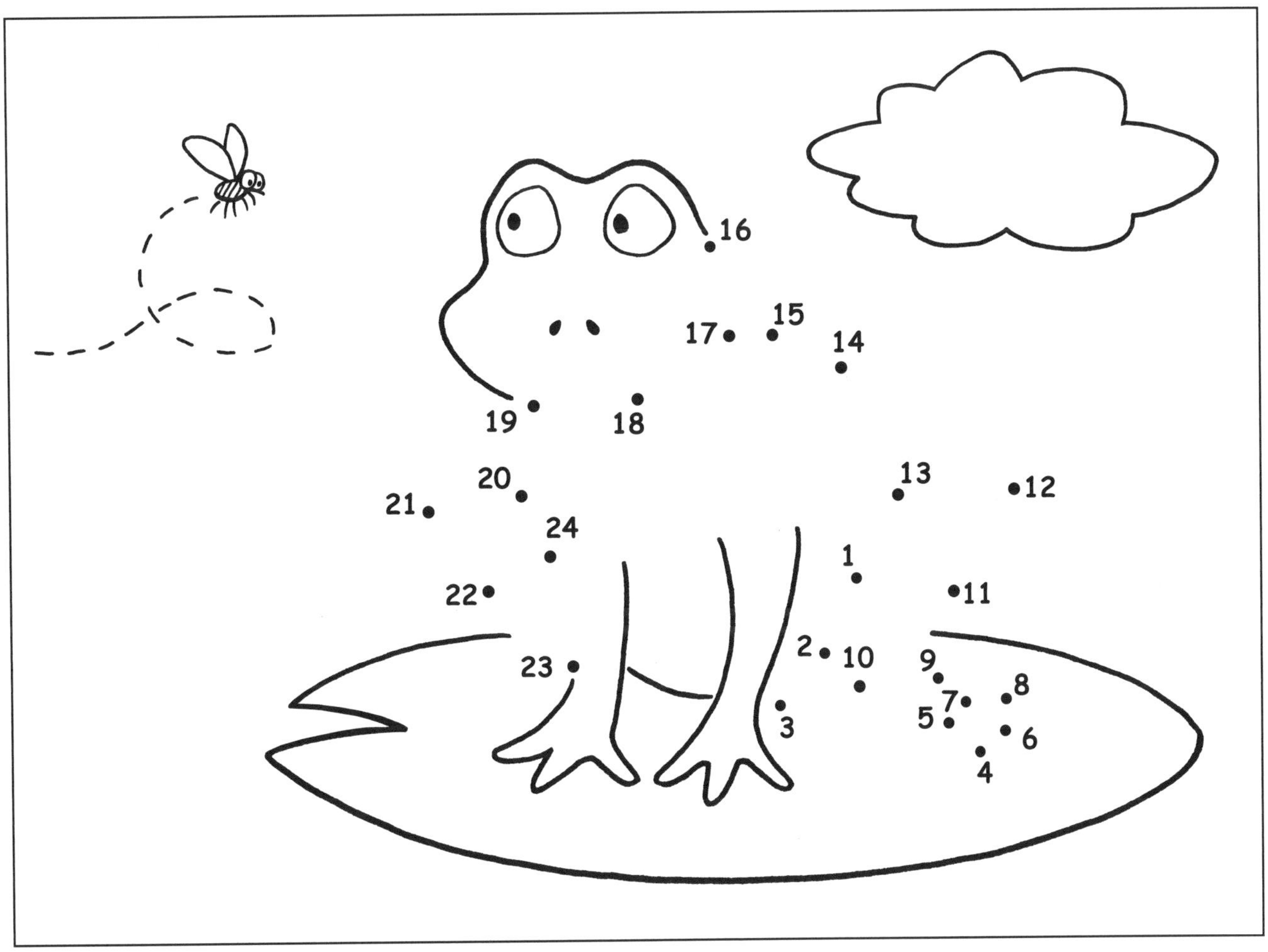
1
2
3
4
5
6
7
8
9
10
11
12
13
14
15
16
17
18
19
20
21
22
23
24

2.1 Kuddelmuddel (2 – 4 Spieler)

Ziele
Durch das Spiel wird dem Kind verdeutlicht, was Monitoring ist und warum es beim Sprechen so wichtig ist.

Altersempfehlung:	5 – 9
Zeitbedarf:	5 Minuten
Material:	› Arbeitsblatt ‚Kuddelmuddel'

Vorbereitung
– keine –

Spielbeschreibung
Die Therapeutin erklärt, dass sie die Bilder auf dem Arbeitsblatt ganz schnell der Reihe nach benennen wird. Die Therapeutin benennt sie so schnell, dass sie sich verhaspelt und / oder sie baut absichtlich-willentliches Poltern ein. Sie muss also in gewisser Weise bewusst die eigenen Monitoringfähigkeiten ‚ausschalten', damit sie dem Kind verdeutlichen werden kann, wie wichtig diese sind.

Das Kind soll gut zuhören und bei jedem Fehler ein akustisches Signal geben (z. B. auf den Tisch klopfen oder in die Hände klatschen).

Danach kann das Kind selbst ausprobieren, wie schwierig diese Benennaufgabe ist.
Im Anschluss wird die Erfahrung besprochen und die Verbindung zur Geschichte ‚Familie Levelt baut ein Haus' hergestellt.

Beispiel:
„Kannst du dich noch an die Geschichte von Familie Levelt und an das Detektiv-Spiel erinnern? Wenn die Bauarbeiter zu schnell arbeiten, machen sie Fehler. Familie Levelt kann aber nicht überall gleichzeitig schauen und die Fehler der Bauarbeiter korrigieren. Genauso ist es, wenn man ganz schnell und undeutlich spricht, so wie ich vorhin bei dem Spiel. Dann kann unser Kopf nicht schnell genug merken, wann wir gerade etwas Falsches sagen.
Man merkt es dann erst nachher – oder manchmal auch gar nicht.

Das ist auch beim Poltern häufig der Fall. Es ist, als wenn Familie Levelt nicht schnell genug schauen kann und deshalb die Fehler auch nicht so schnell sieht. Wenn die Bauarbeiter langsamer und genauer arbeiten, dann kann Familie Levelt besser lernen, die Fehler schnell zu sehen. Das üben wir in unseren Spielen."

Varianten / Tipps
– Statt der Bilder Zungenbrecher einsetzen und diese schnell sprechen.

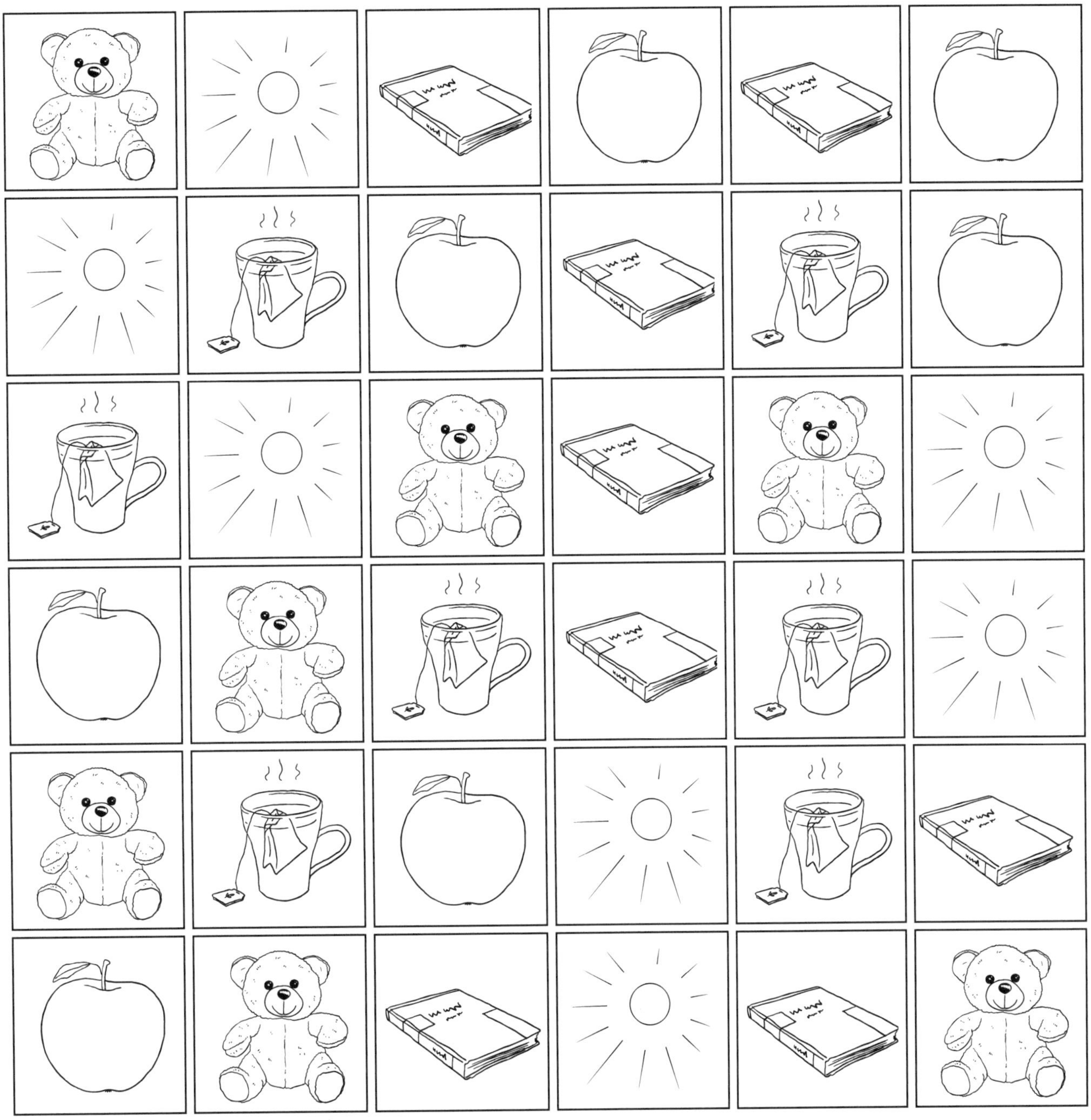

2.2 Raketensprache (2 – 4 Spieler)

Ziele

Durch das Spiel lernt das Kind, sein Sprechtempo den gegebenen Anforderungen entsprechend anzupassen und schätzt durch direktes Feedback (Fremdwahrnehmung durch Therapeutin) das eigene Sprechtempo ein.

Altersempfehlung: 5 – 9
Zeitbedarf: 20 Minuten
Material:
- Spielplan ‚Raketensprache'
- 6er-Zahlenwürfel
- 2 Spielfiguren unterschiedlicher Farbe
- Alle 30 Bildkarten
- 3 Analogiebilder aus Spiel 1.4 (Motiv nach Wahl, z.B. Traktor – Auto – Rennwagen)

Vorbereitung

Die Bildkarten kopieren und ausschneiden.
Die Analogiebilder fünfmal kopieren. Die drei Anlogiebilder zum vom Kind ausgewählt Motiv werden ausgeschnitten (also z. B. Traktor, Auto und Rennwagen, wenn das Kind Fahrzeuge gewählt hat). Um den Kontrast zu erhöhen, wird zunächst nur das Symbol für ‚chilliges' (5 Traktoren) und ‚schnelles' Sprechen (5 Rennwagen) verwendet. Das mittlere Sprechtempo wird zunächst nicht berücksichtigt. Die Karten dazu (5 Pkw) werden beiseite gelegt.

Spielbeschreibung

Die Spielfiguren stehen auf dem Startfeld. Eine Spielfigur steht für chilliges, eine für schnelles Sprechen.
Es werden zwei Stapel verdeckt neben den Spielplan gelegt: Stapel 1 (Analogiebilder aus Spiel 1.4, nach obigem Beispiel Traktor- und Rennwagenbilder gemischt) und Stapel 2 (alle 30 Bildkarten zu diesem Spiel).

Das jüngste Kind beginnt. Es würfelt mit dem Zahlenwürfel. Dann deckt es eine Bildkarte auf und zieht vom anderen Stapel eine Analogiekarte. Die Therapeutin darf die Analogiekarte nicht sehen.

Das Kind spricht nun das Wort zum aufgedeckten Bild in der auf der Analogiekarte abgebildeten Geschwindigkeit. Die Therapeutin muss erkennen, welches Tempo gezogen wurde und auf dem Spielplan mit der entsprechenden Spielfigur die gewürfelte Zahl weiterrücken.

Das Kind überprüft, ob die Therapeutin das Tempo richtig erkannt hat und zeigt das Analogiebild. Ist dle Antwort richtig, darf die Spielfigur stehen bleiben, ist sie falsch, dann muss sie wieder zurück zum Ausgangspunkt des Spielzuges. Dann wird gewechselt.

Varianten / Tipps

- Beherrscht das Kind die Übung sicher, kann die Bildkarte mit dem Symbol für moderates Sprechtempo hinzugenommen werden. So wird der Kontrast verringert.
- Die linguistische Komplexität erweitern und mit der gezogenen Wortkarte zusätzlich einen Satz bilden.

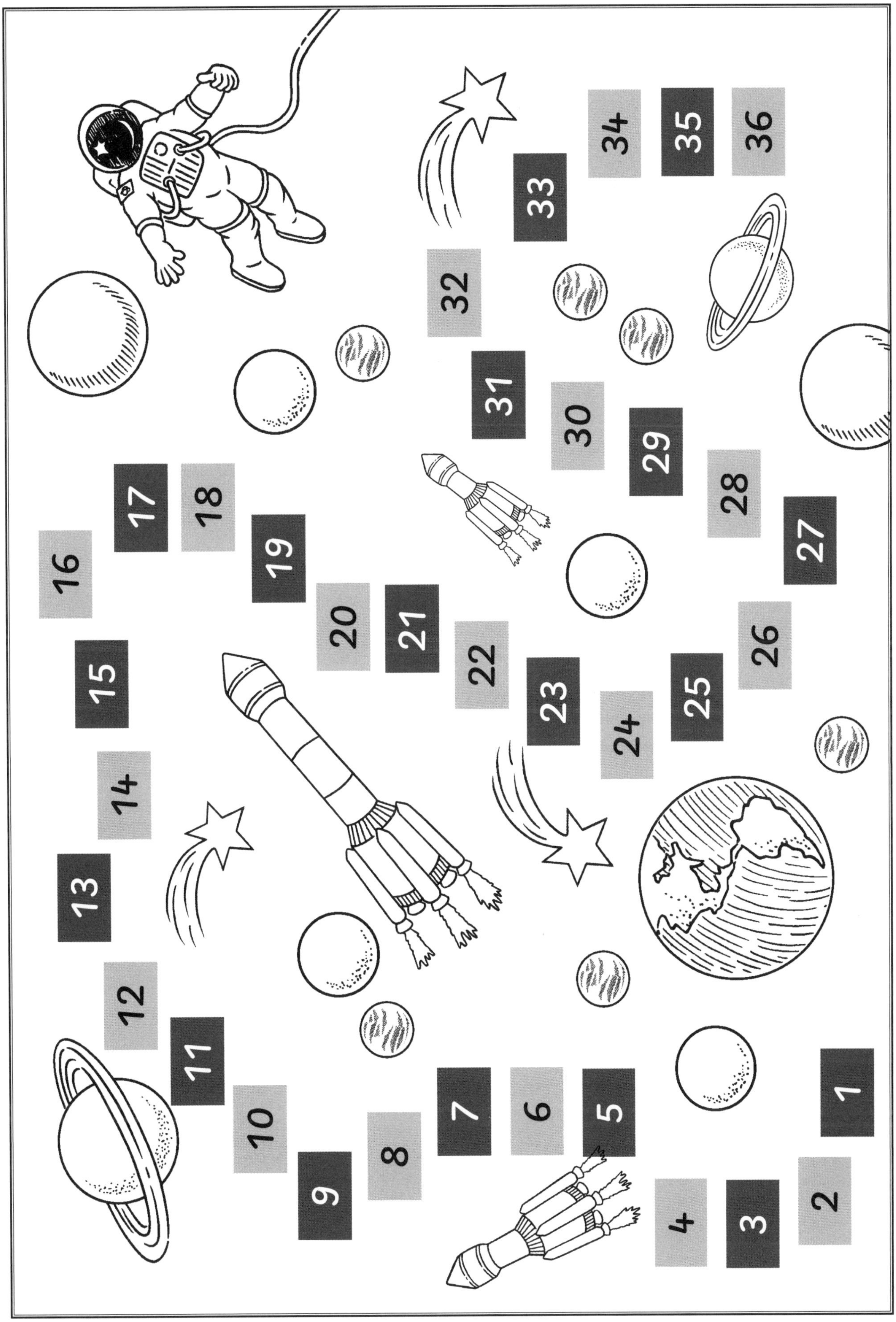
1
2
3
4
5
6
7
8
9
10
11
12
13
14
15
16
17
18
19
20
21
22
23
24
25
26
27
28
29
30
31
32
33
34
35
36

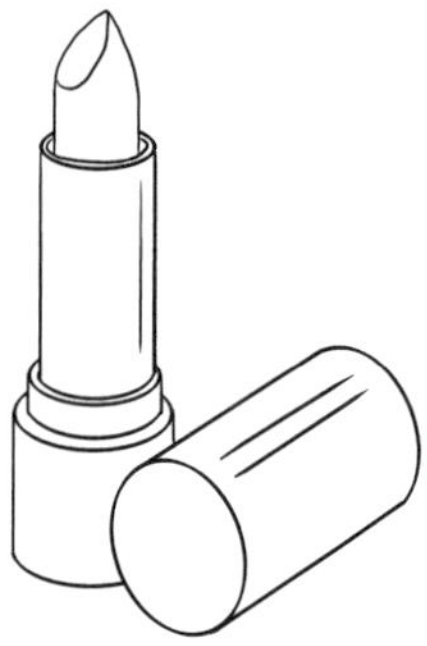
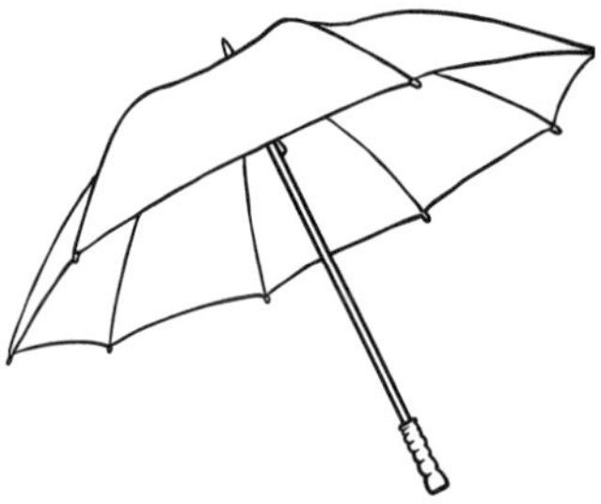
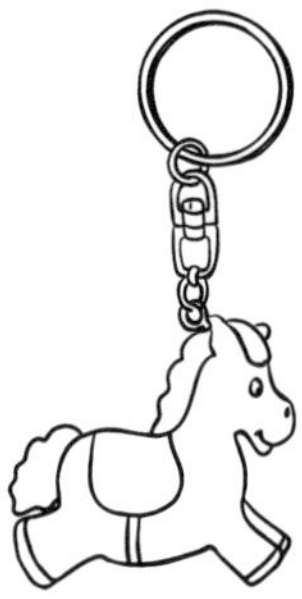
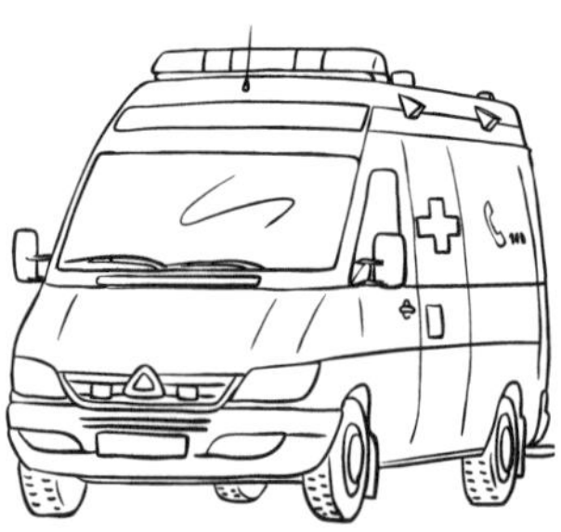
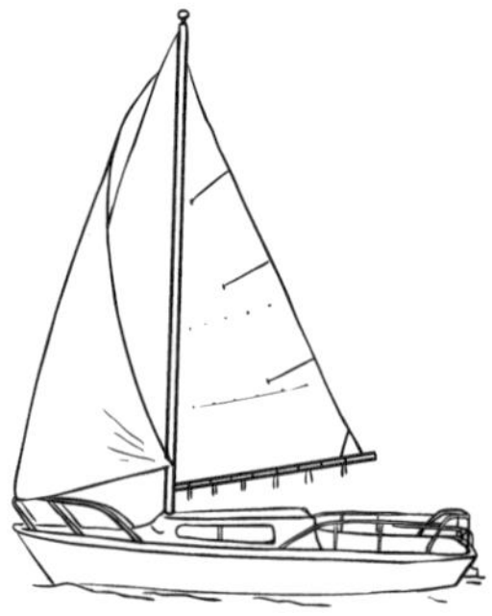
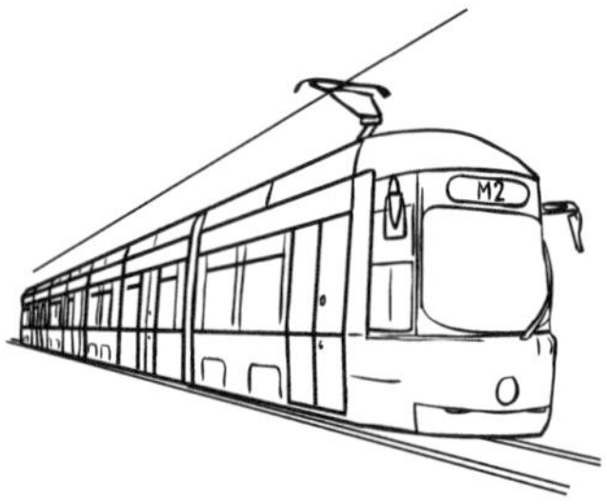
M2
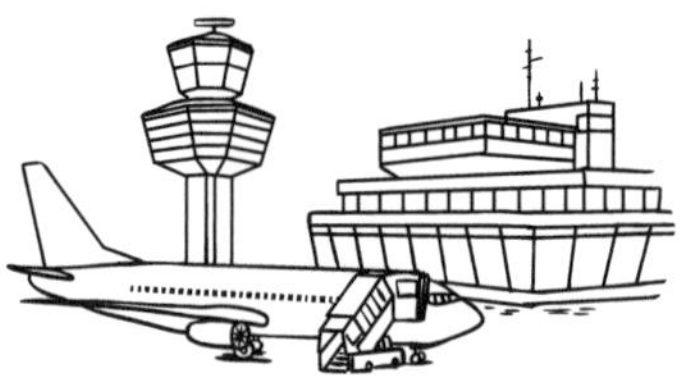
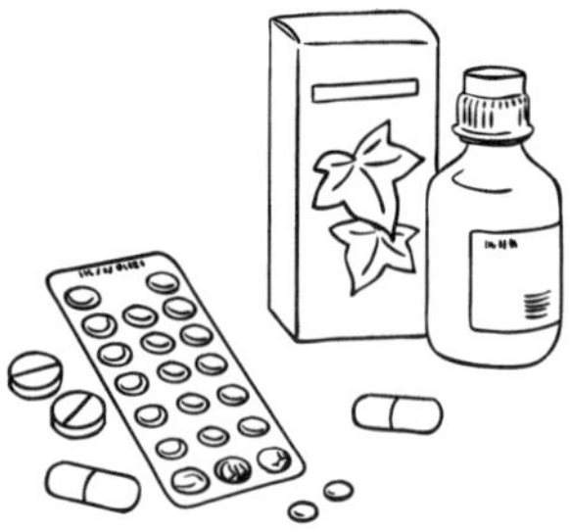
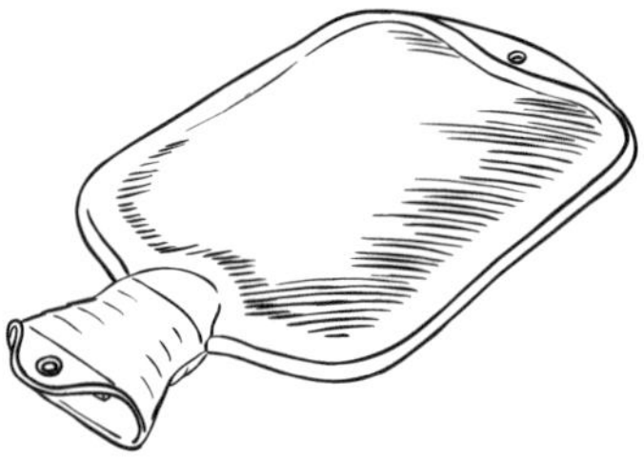
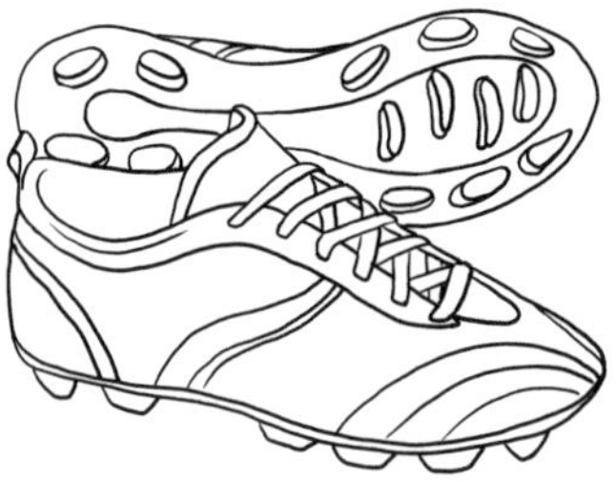
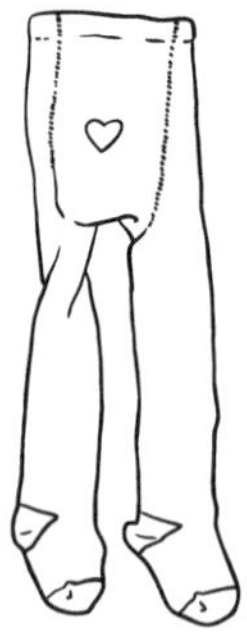
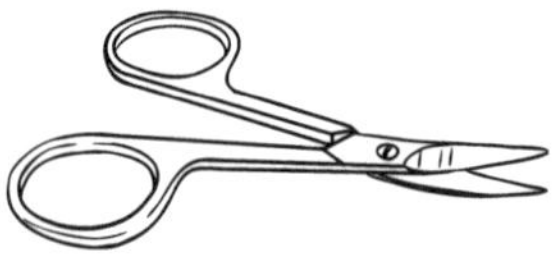
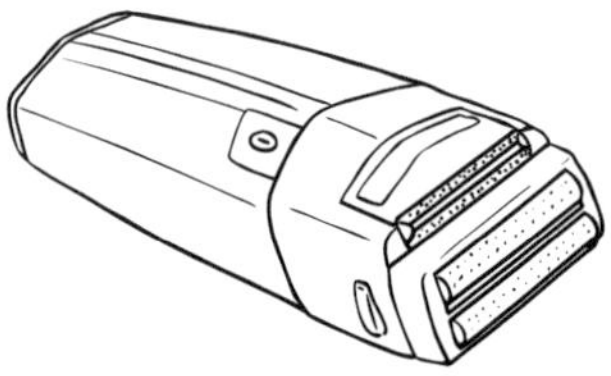
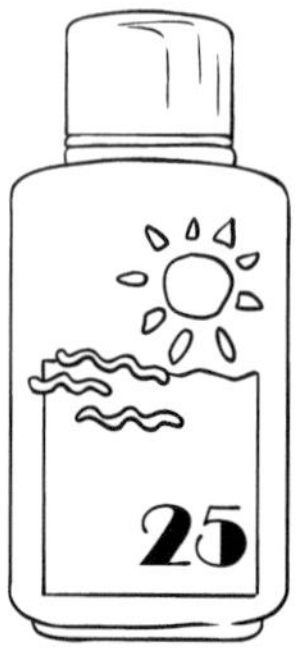
25
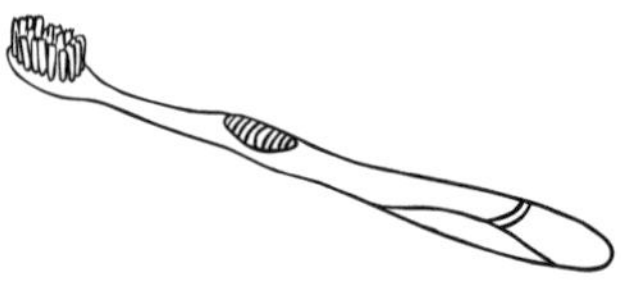

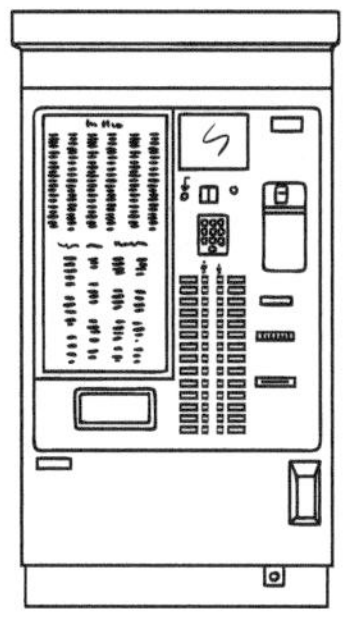
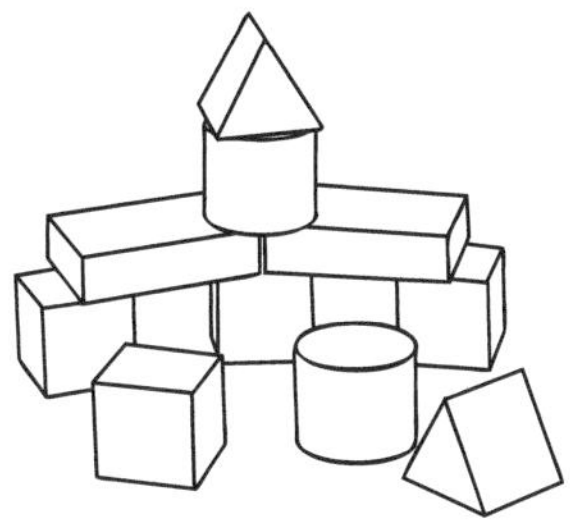
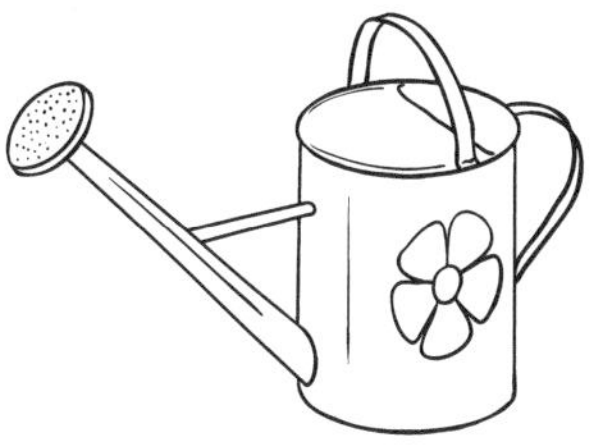
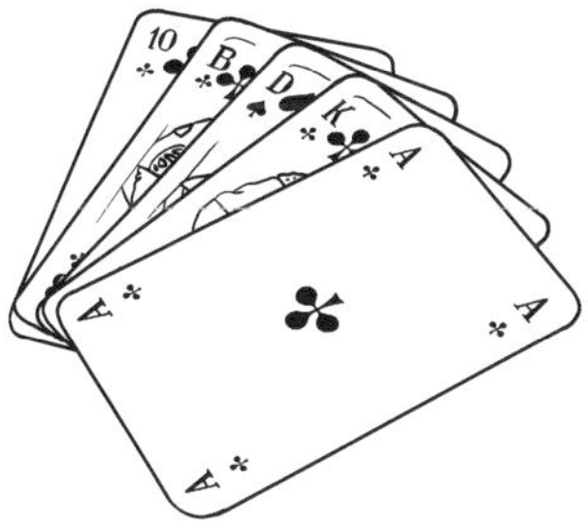
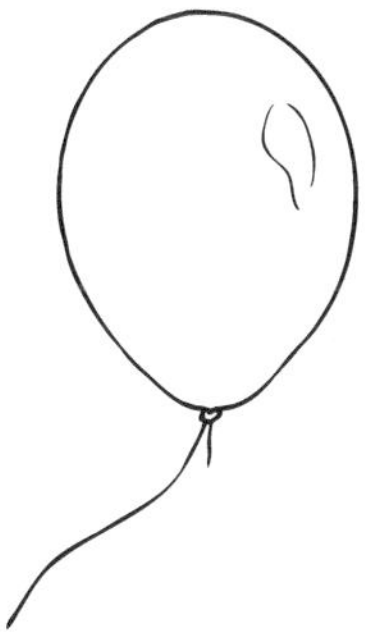
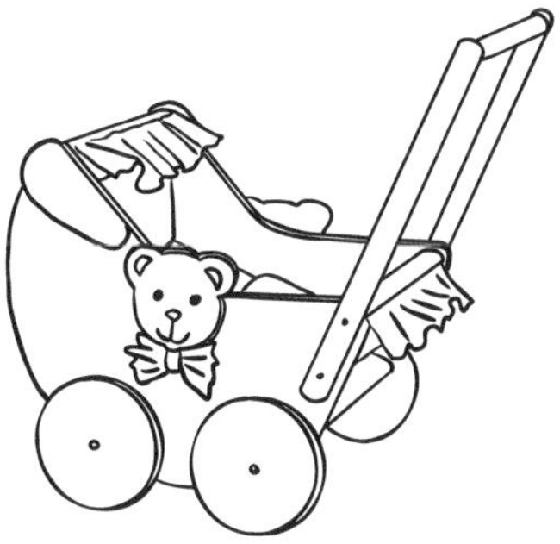
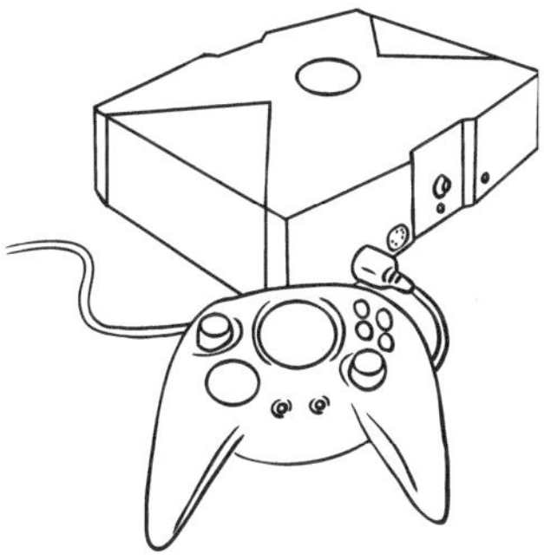
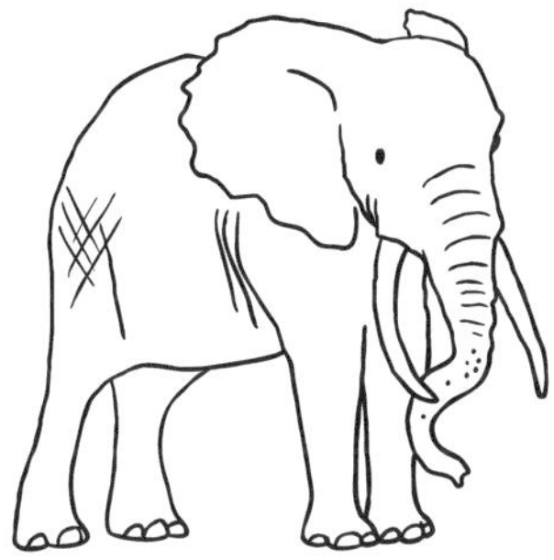
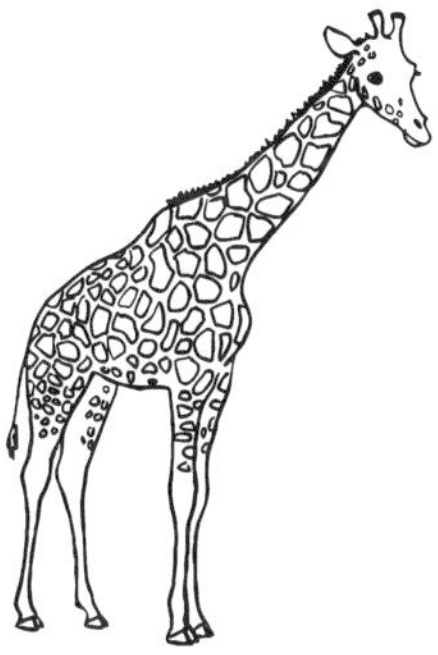
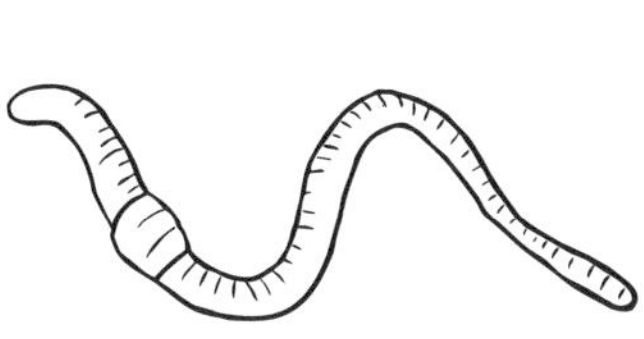
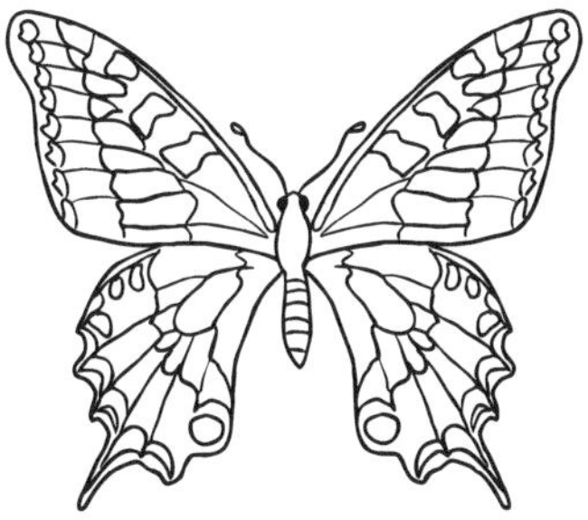
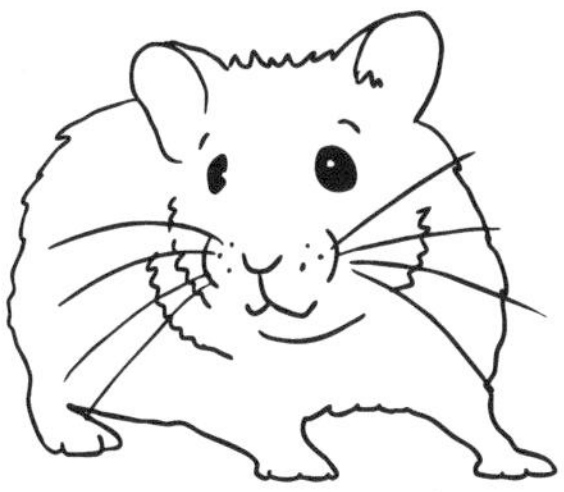
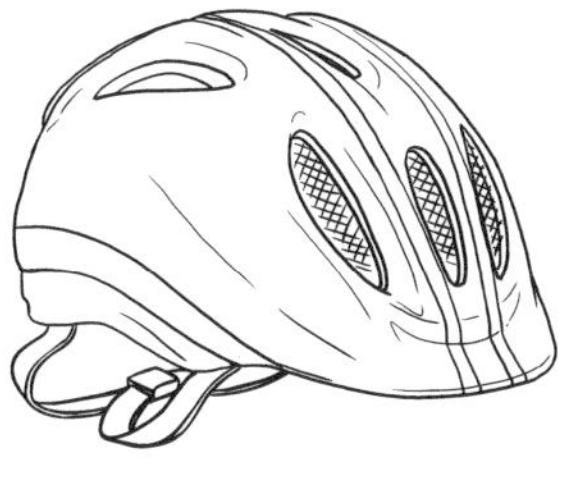
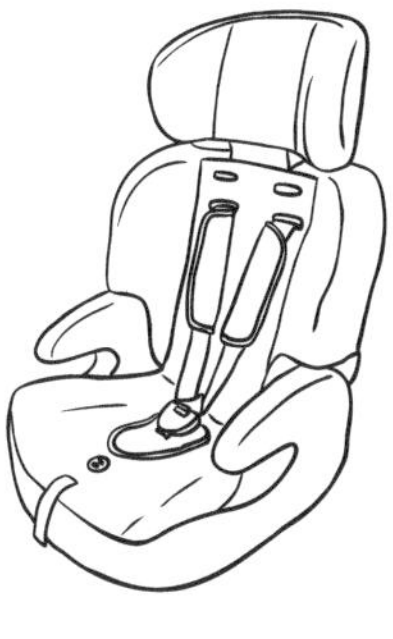
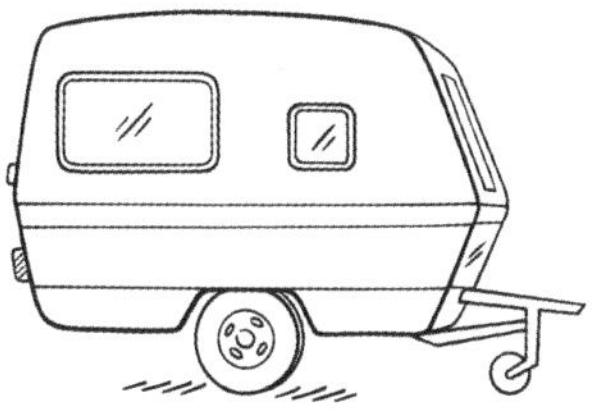

2.3 Stoppschild (2 – 4 Spieler)

Ziele

Das Spiel fördert die Wahrnehmung eines erhöhten Sprechtempos. Das Kind lernt, in seinem Redefluss zu stoppen und das eigene Sprechtempo bezüglich der Geschwindigkeit einzuschätzen. Durch direktes Feedback kann die Eigen- mit der Fremdwahrnehmung abgeglichen werden und es werden Monitoringprozesse angeregt.

Altersempfehlung:	**5 – 9**
Zeitbedarf:	**10 – 15 Minuten**
Material:	**› Arbeitsblatt mit Bildergeschichte** **› Bastelvorlage ‚Stoppschild'** **› 3 Analogiebilder (= 1 Querstreifen zum Sprechtempo aus Spiel 1.4 / Motiv nach Wahl des Kindes)** **› Muggelsteine** **› Video- oder anderes Aufnahmegerät für Spielevariante**

Vorbereitung

Das Stoppschild, die Analogiebilder und die Bilder der Bildgeschichte werden kopiert. Das Stoppschild und die Analogiebilder werden ausgeschnitten.

Spielbeschreibung

Das Arbeitsblatt mit der Bildergeschichte liegt vor dem Kind, daneben die von ihm gewählten Analogiebilder für das Sprechtempo.

Das Kind erzählt die Bildergeschichte, wodurch längere Äußerungen evoziert werden. Die Therapeutin hört zu und hält gelegentlich das Stoppschild in die Höhe. Sie tut dies sowohl bei normalem, als auch bei erhöhtem Sprechtempo des Kindes.
Das Kind soll seinen Redefluss in dem Moment sofort stoppen. Dann soll es entscheiden, ob sein Sprechtempo zu diesem Zeitpunkt normal oder erhöht war.

Identifiziert das Kind ein zu hohes Sprechtempo, legt es einen Muggelstein auf das entsprechende Analogiebild. Die Therapeutin gibt jeweils ein kurzes direktes Feedback.

Varianten / Tipps

- Die Situation wird mit der Videokamera oder dem Smartphone aufgenommen. Am Ende des Spieles werden die Sequenzen gemeinsam angeschaut und besprochen: Bei welchen Sequenzen hatte das Kind Schwierigkeiten, das Tempo einzuschätzen? Es wird eine gemeinsame Vorstellung entwickelt, was schnelles und normales Sprechtempo ist.
- Es können mit dieser Übungsform auch Auffälligkeiten wie Unflüssigkeiten, falsche Pausensetzung oder unverständliche Sprechpassagen thematisiert werden.

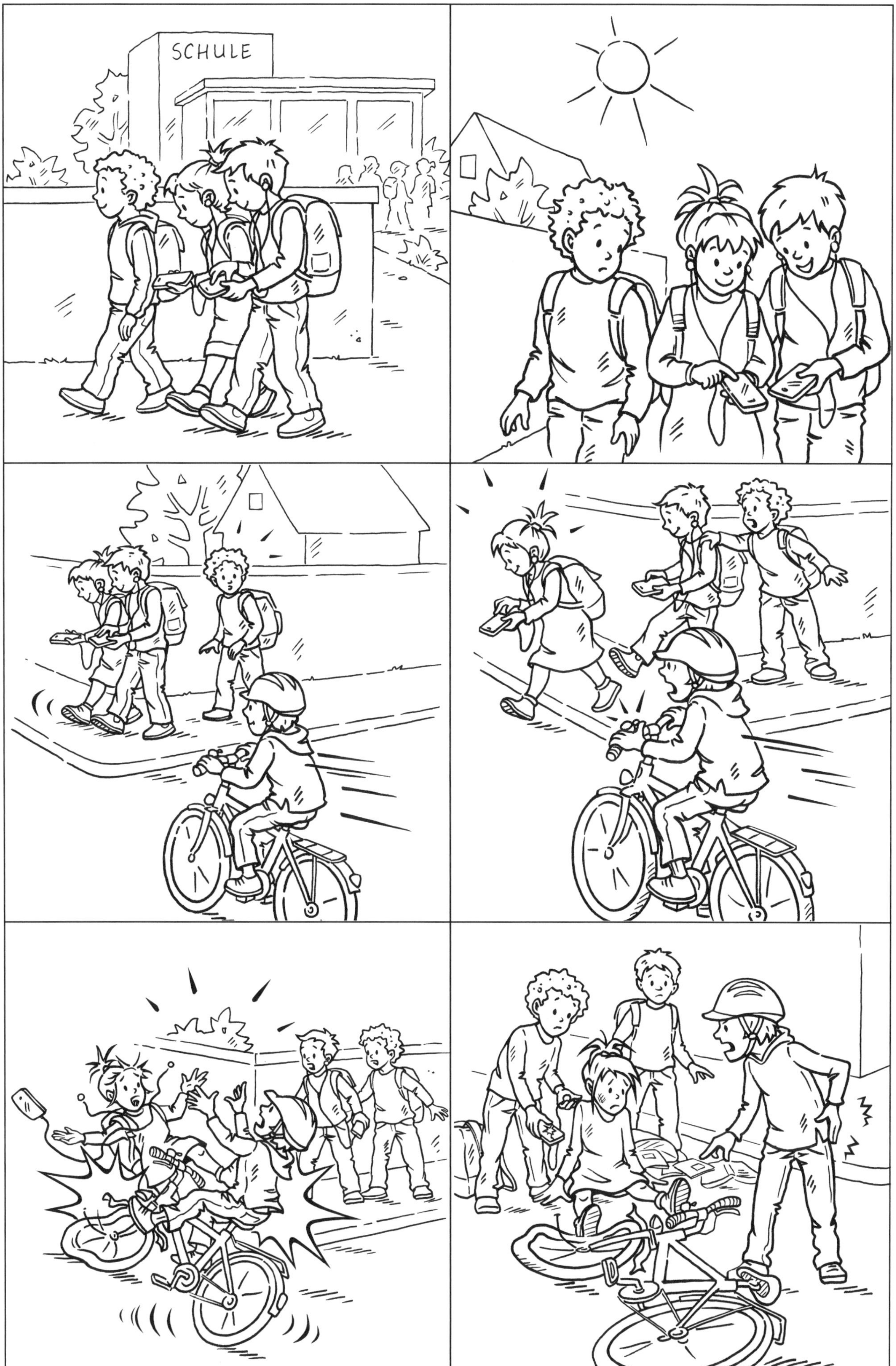
SCHULE

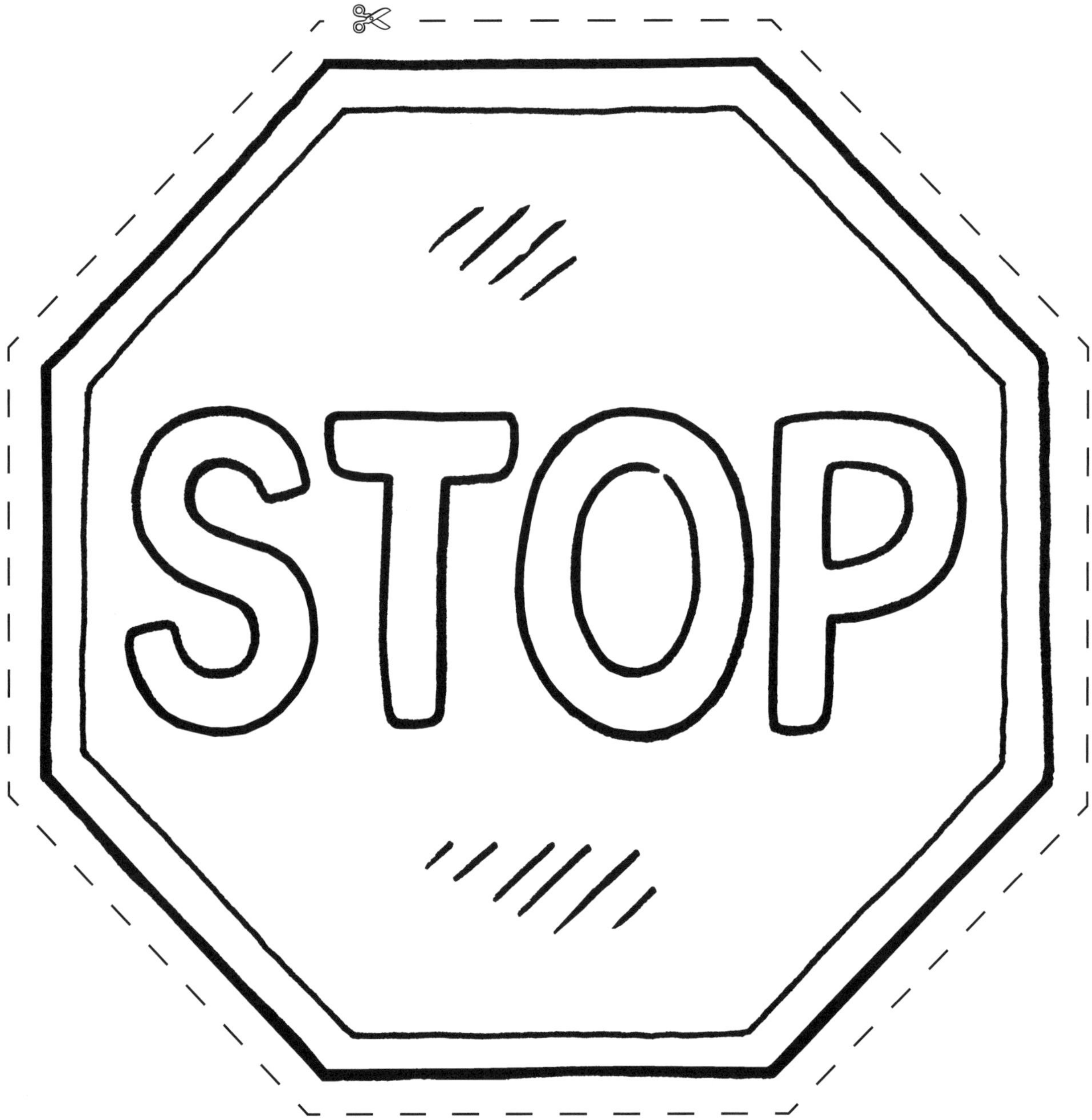
STOP

2.4 Probier's mal mit Gemütlichkeit (2 – 4 Spieler)

Ziele

Durch das Spiel erkennt das Kind die Auswirkungen des erhöhten Sprechtempos und erfährt reduziertes Sprechtempo als positiv.

Altersempfehlung:	**5 – 9**
Zeitbedarf:	**10-15 Minuten**
Material:	**› Arbeitsblatt ‚Probier's mal mit Gemütlichkeit'** **› Videoaufnahmegerät / Smartphone** **› Stoppuhr / Mobiltelefon mit Zeitmessungs-App** **› 3 Analogiebilder zum Sprechtempo aus Spiel 1.4**

Vorbereitung

Analogiebilder kopieren und die vom Kind gewählten Motive (drei Sprechgeschwindigkeiten) ausschneiden.

Spielbeschreibung

Das Arbeitsblatt für die Bildbenennung liegt vor dem Kind.

Für den ersten Durchgang bekommt das Kind nur das gewählte Analogiebild für das schnelle Sprechen. Es wird ihm erklärt, dass es die Bilder auf dem Arbeitsblatt nun Zeile für Zeile so schnell benennen soll wie z.B. ein Rennauto, wenn es dieses gewählt hat. Die Zeit wird gemessen und notiert.

Für den zweiten Durchgang wird ihm das Analogiebild für chilliges Sprechen hingelegt und das Kind soll die gleiche Aufgabe in reduziertem Tempo wiederholen. Wieder wird die Zeit gemessen.
Anhand der Videoaufnahme wird mit dem Kind reflektiert, wie es die beiden Durchgänge erlebt hat:

Mögliche Fragen:
- *„Wie hast du dich beim Sprechen gefühlt?"*
- *„Was war beim zweiten Mal anders?"*
- *„Was denkst du, bei welchem Durchgang warst du schneller?"*

Die Zeiten werden verglichen und dem Kind wird verdeutlicht, dass es beim chilligen Sprechen nicht langsamer am Ziel ist, als beim schnellen Sprechen. Es kann sogar sein, dass das Kind beim chilligen Sprechen schneller ist, denn es kommt zu weniger Fehlern. Außerdem spricht es verständlicher. Wenn das Kind hingegen zu schnell spricht, kommt es leichter zu Poltersymptomen und der innere Druck steigt an.

Varianten / Tipps

- Um dem Kind zu zeigen, dass sich auch die Therapeutin bei schnellem Sprechtempo verhaspelt und unter Druck steht, führt die Therapeutin die schnelle Bildbenennung durch.
- Bei älteren Kindern statt Bilder Wortlisten einsetzen.
- Es können auch Auffälligkeiten wie Unflüssigkeiten, falsche Pausensetzung oder unverständliche Sprechpassagen thematisiert werden.

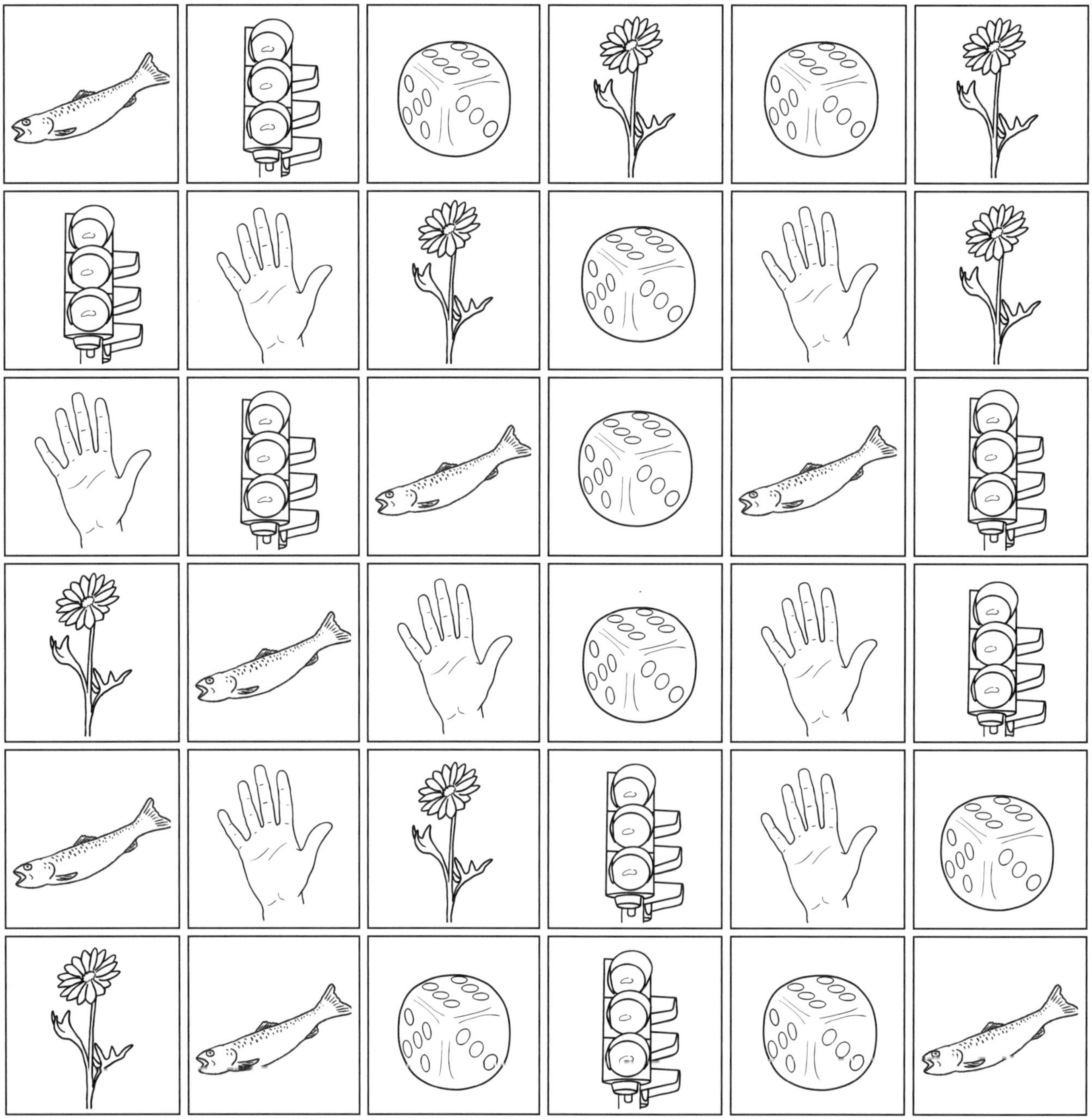

3.1 Elefantengedächtnis (2 – 4 Spieler)

Ziele
Das Kind speichert bereits genannte Begriffe im Arbeitsgedächtnis ab.

Altersempfehlung: 5 – 9
Zeitbedarf: 10 Minuten
Material:
- Arbeitsblatt ‚Elefantengedächtnis', je ein Raster für jeden Spieler
- Sichtschutz
- Bleistift

Vorbereitung
Das Arbeitsblatt mit den 36 Begriffen zum Ankreuzen wird für jeden Spieler kopiert.
Das Kind und die Therapeutin haben je ein Spielraster vor sich liegen. Zwischen den beiden steht ein Sichtschutz (z. B. ein Ordner).

Spielbeschreibung
Der jüngste Spieler beginnt und nennt einen auf der Vorlage abgebildeten Begriff (z.B. Auto). Es macht auf seinem Spielraster unter dem Auto ein Kreuz. Die Therapeutin muss sich nun merken, dass der Begriff Auto schon gesagt wurde, sie darf aber kein Kreuz machen!
Dann ist die Therapeutin an der Reihe. Sie sagt z. B. das Wort ‚Taschenlampe' und macht auf ihrem Spielraster ein Kreuz unter der Taschenlampe. Das Kind merkt sich diesen Begriff.

Wichtig: Kein Begriff darf zwei Mal gesagt werden, die Spieler müssen sich merken, welche Begriffe bereits gesagt wurden. Dies wird mit zunehmendem Spielverlauf immer schwieriger, weil mehr Begriffe behalten werden müssen.

Verloren hat, wer zuerst einen bereits genannten Begriff ein zweites Mal sagt.

Varianten / Tipps
- Die Begriffe werden nicht direkt benannt (z. B. Auto), sondern nur umschrieben. *(„Damit kann man fahren und es muss immer wieder an die Tankstelle.")* Das Gegenüber nennt den umschriebenen Begriff, merkt ihn sich ohne eine Kreuz unter diesem Bild zu machen und umschreibt den nächsten Begriff, der noch nicht verwendet wurde.

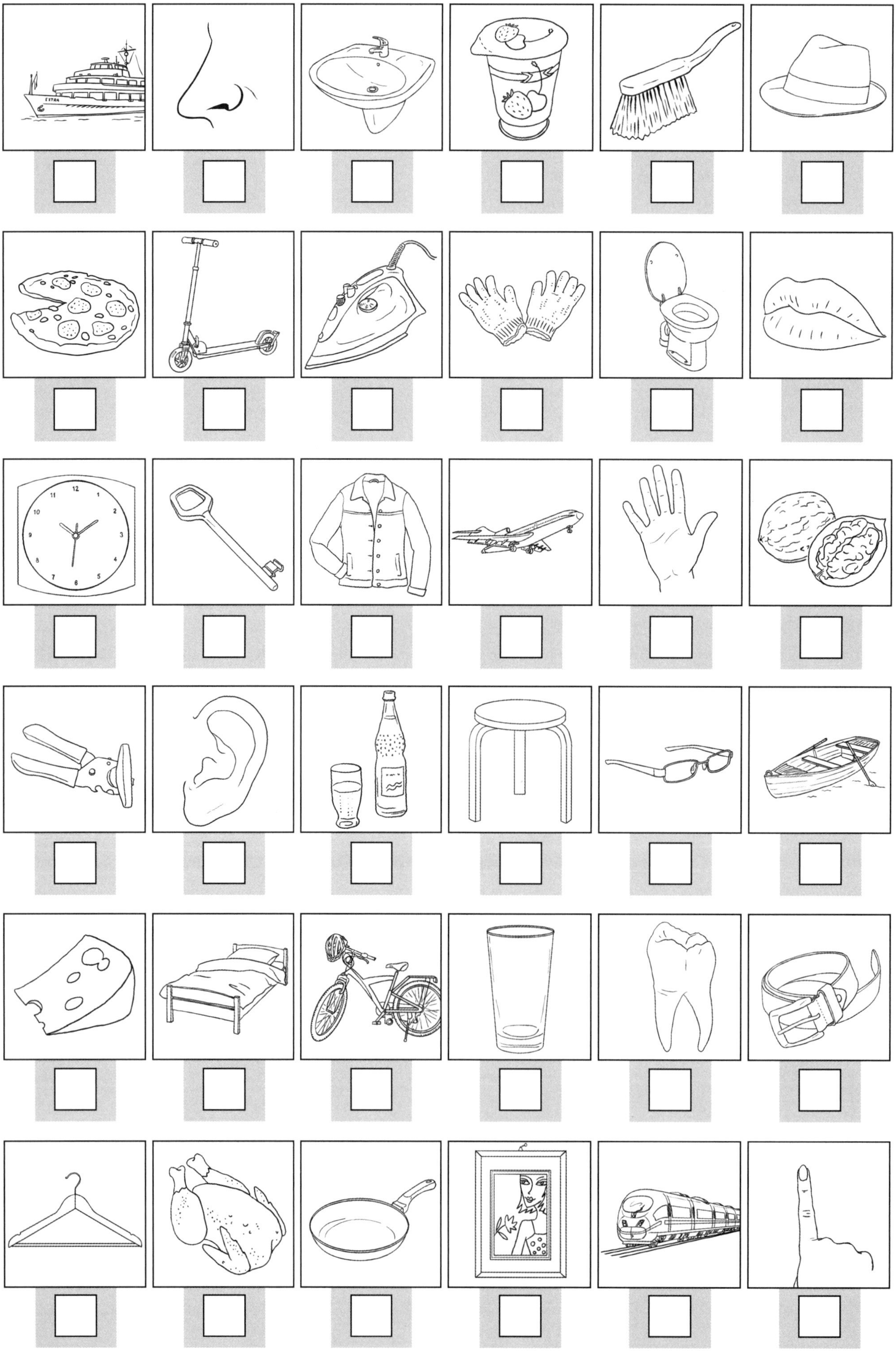

3.2 Ver-rückte Silben (2 – 4 Spieler)

Ziele

Das Kind ist über einen längeren Zeitraum auf einen Höreindruck (Silbenfolgen) konzentriert, speichert das Gehörte im Arbeitsgedächtnis ab und bringt es expressiv in eine andere, richtige Reihenfolge (Sinneinheit).

Durch die Übung wird auch das Erfassen von Silbenstrukturen gefördert – dadurch erhöht sich beim Kind die Sprechdeutlichkeit.

Altersempfehlung: 5 – 9
Zeitbedarf: 15 Minuten
Material: › Wortliste (für die Therapeutin)

Vorbereitung

– keine –

Spielbeschreibung

Die Therapeutin liest die Wörter (mit den vertauschten Silben) aus der Wortliste vor, zwischen den Silben wird eine Pause von etwa einer Sekunde gehalten. Das Kind spricht dann das Wort in der richtigen Silbenreihenfolge aus.

Als Hilfestellung können die Silben nochmals wiederholt werden.

An einem Beispiel (DEL – NA → NADEL) kann dem Kind vorab die Aufgabenstellung erklärt werden.

Varianten / Tipps

– Steigerung des Schwierigkeitsgrades: Das Spiel mit Dreisilbern mit einer selbst erstellten Wortliste spielen.

BE – TU	(TUBE)	TE – TOR	(TORTE)
BEL – KA	(KABEL)	GEL – KE	(KEGEL)
TE – TÜ	(TÜTE)	GER – TI	(TIGER)
PO – TEM	(TEMPO)	GEL – KU	(KUGEL)
BE – BU	(BUBE)	BEND – A	(ABEND)
DEN – BO	(BODEN)	NAL – KA	(KANAL)
TTE – KE	(KETTE)	NE – BOH	(BOHNE)
ER – FEU	(FEUER)	GE – FRA	(FRAGE)
ME – PAL	(PALME)	TEL – HO	(HOTEL)
CKE – DA	(DACKEL)	BEL – KÜ	(KÜBEL)
CKE – DE	(DECKE)	BEL – GA	(GABEL)
BE – TAU	(TAUBE)	KUS – KRO	(KROKUS)
BE – SAL	(SALBE)	HE – TRU	(TRUHE)
BE – BOM	(BOMBE)	LE – HAL	(HALLE)
GEN – WA	(WAGEN)	BE – KNA	(KNABE)
PE – LAM	(LAMPE)	FEL – AP	(APFEL)
NE – KRO	(KRONE)	STE – WE	(WESTE)
BE – PRO	(PROBE)	HE – REI	(REIHE)
GE – SOR	(SORGE)	OSK – KI	(KIOSK)
TE – ERN	(ERNTE)	CKE – DE	(DECKE)
NE – SON	(SONNE)	LAT – SA	(SALAT)
GUR – FI	(FIGUR)	DER – RU	(RUDER)
FEN – HA	(HAFEN)	NE – WA	(WANNE)
FEL – WAF	(WAFFEL)	TEL – MAN	(MANTEL)
TEN – BRA	(BRATEN)	ME – DA	(DAME)
FEE – KAF	(KAFFEE)	SEN – RA	(RASEN)
TEL – ZET	(ZETTEL)	PA – PA	(PAPA)

3.3 Verdeckte Unsinn-Sätze (2 – 4 Spieler)

Ziele
Das Kind ist über einen längeren Zeitraum auf einen Höreindruck (Satzelemente) konzentriert und speichert Satzelemente richtig ab. Die immer gleiche wiederkehrende Satzstruktur festigt die Serialität des Satzaufbaus.

Altersempfehlung: 5 – 9
Zeitbedarf: 15 Minuten
Material: › Alle Bildkarten

Vorbereitung
Die Bildkarten (Subjekte, Verben plus Begleiter, Ortsbestimmungen) ausschneiden und für das Erklären des Bildmaterials in drei Stapel sortieren. Die beiden Blankokarten werden selber gezeichnet: Das Kind und die Therapeutin malen sich selbst.

Spielbeschreibung
Mit dem Kind wird das komplette Bildmaterial besprochen. Dabei werden zuerst die Personen (z. B. ‚die Lehrerin', ‚der Clown' ...), dann die Verben mit Begleiter (z. B. ‚isst gerne', ‚spielt Lego' ...) und zuletzt die Ortbestimmungen (z. B. ‚auf dem Misthaufen', ‚im Auto' ...) vorgestellt. Anhand eines Beispielsatzes (die Bildkarten werden von links nach rechts, Subjekt, Verb mit Begleiter und Ortsbestimmung gelegt) wird der Ziel-Satzbau demonstriert:

Beispiel: **Die Lehrerin** **isst gerne** **auf dem Misthaufen.**

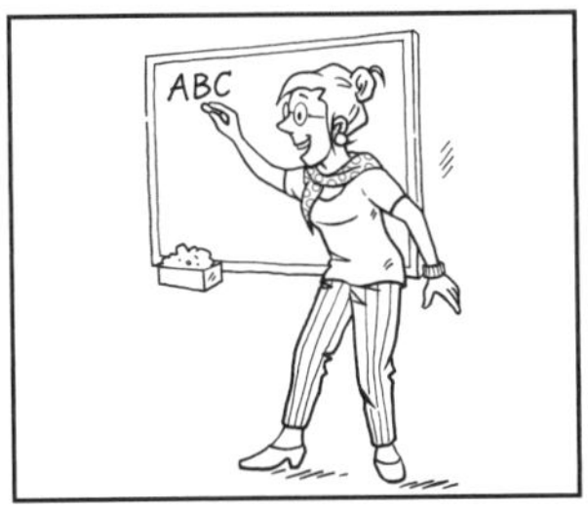

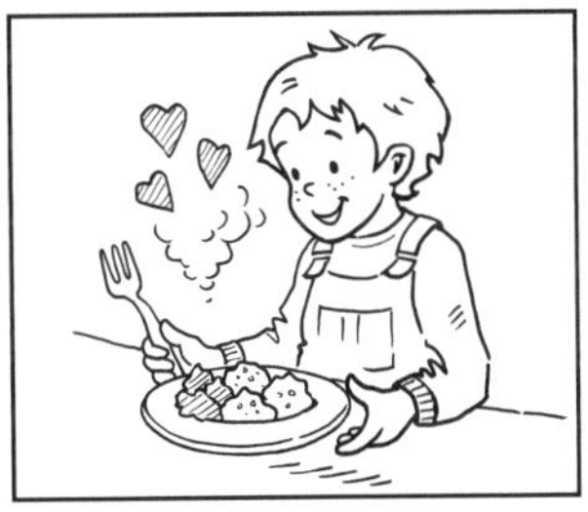

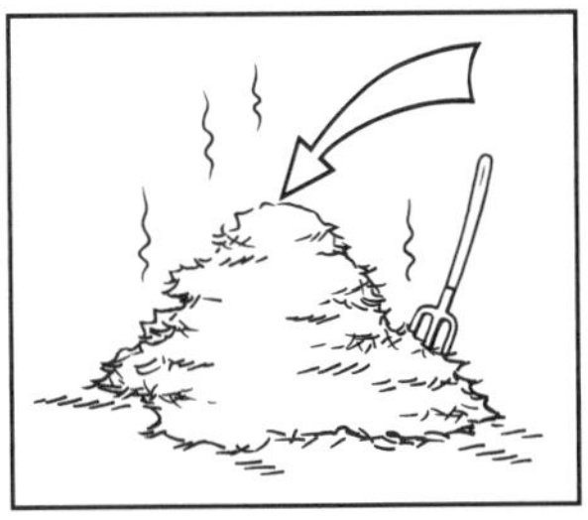

Die drei Karten des ersten Bespielsatzes (Die Lehrerin isst gerne auf dem Misthaufen.) werden umgedreht (Bildseite nach unten), die restlichen Karten werden gemischt und auf einen Stapel auf den Tisch gelegt.

Die Therapeutin zieht die oberste Karte (z. B. ‚fährt mit dem Traktor' = Verb mit Begleiter), schaut sie an und legt diese Karte verdeckt entsprechend auf die zweite Position des bereits verdeckt ausgelegten Satzes. Sie spricht dann den neu entstandenen Satz: „Die Lehrerin fährt mit dem Traktor auf dem Misthaufen.")
Nun zieht das Kind eine Karte vom Stapel (z. B. ‚im Urwald') und legt diese Karte auch verdeckt auf den ausgelegten Satz (an dritter Position) und spricht den neuen Satz: *„Die Lehrerin fährt mit dem Traktor im Urwald."*
So ändert sich mit jeder Karte der Satz und die Veränderungen müssen immer wieder neu abgespeichert werden. Grundsätzlich gibt es mit dem Bildmaterial **1024 Satzoptionen**.

Varianten / Tipps
- Das Spiel mit selber gestalteten Bildkarten je nach Interesse des Kindes ausbauen.
- Verringerung des Schwierigkeitsgrades: Die gezogenen Karten auf die offen ausgelegten Karten legen.

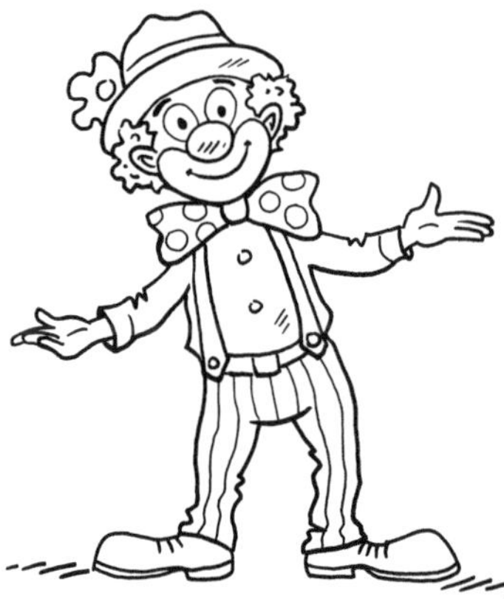
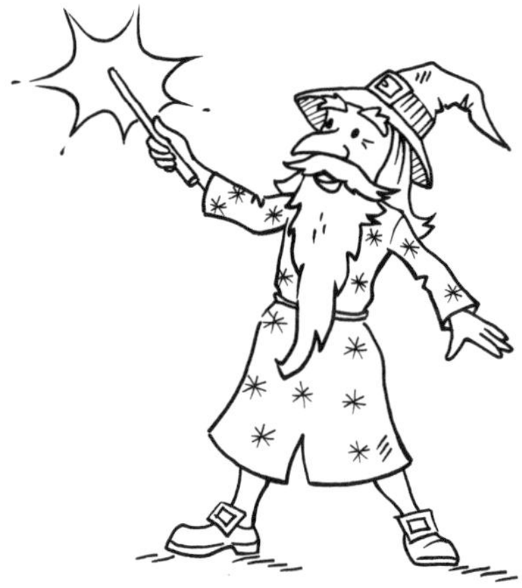
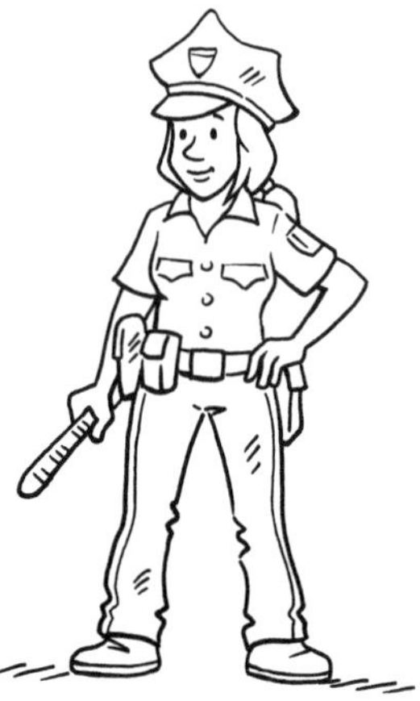
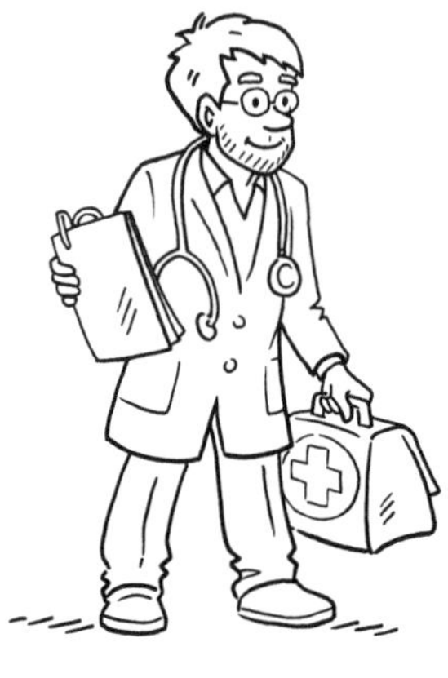
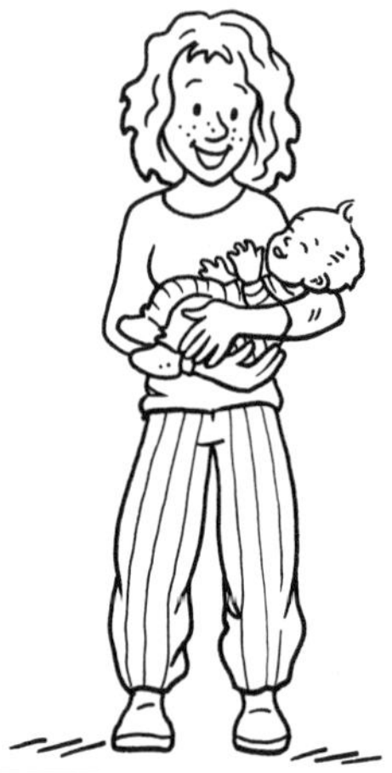
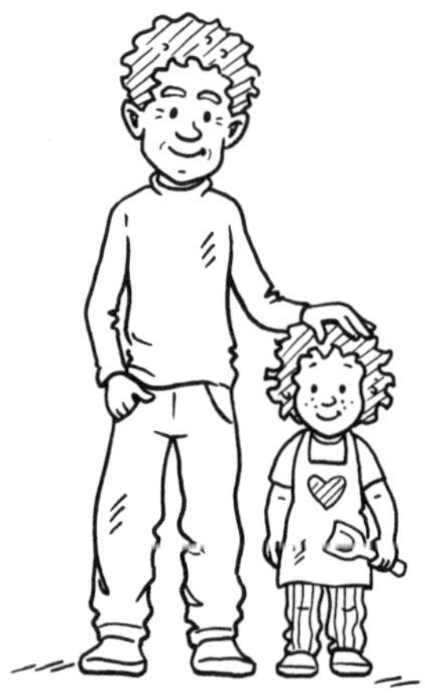
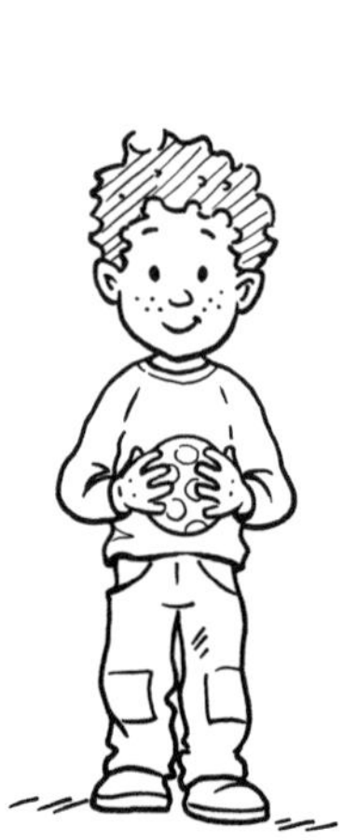
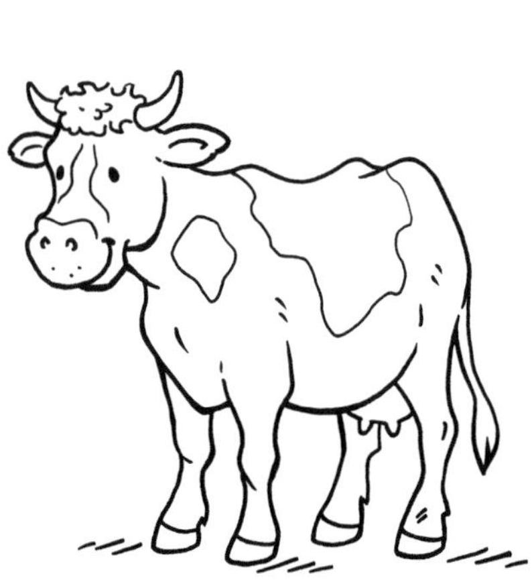

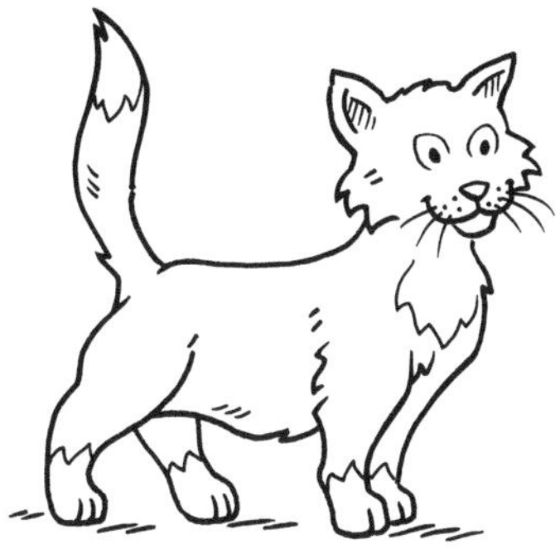

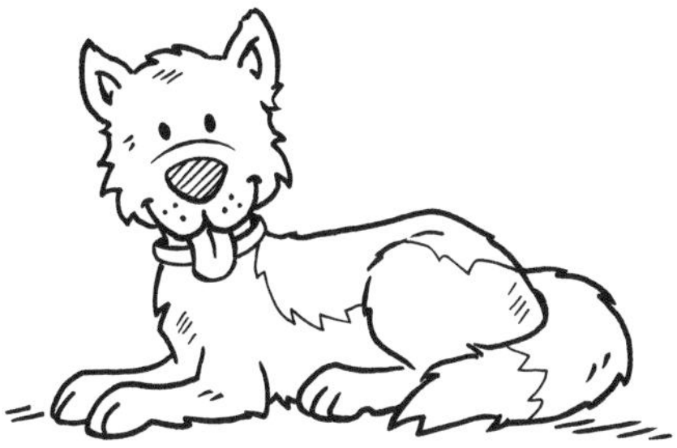

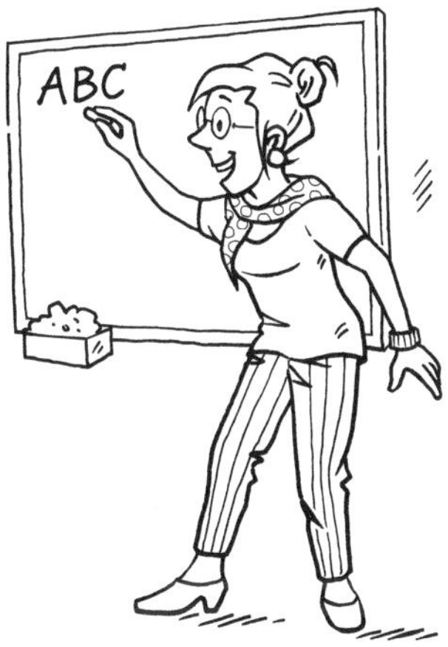
ABC

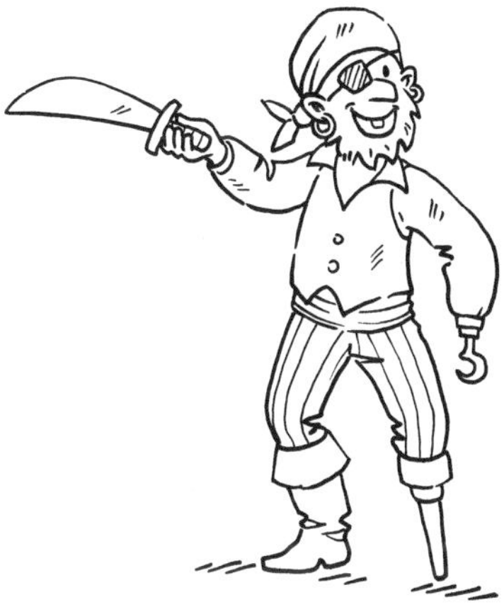

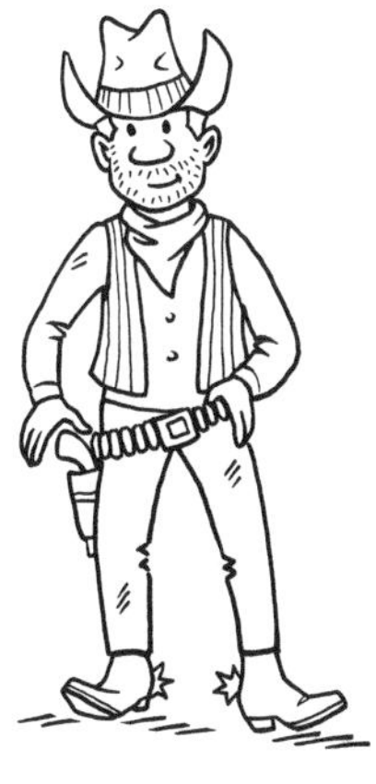

… isst gerne …

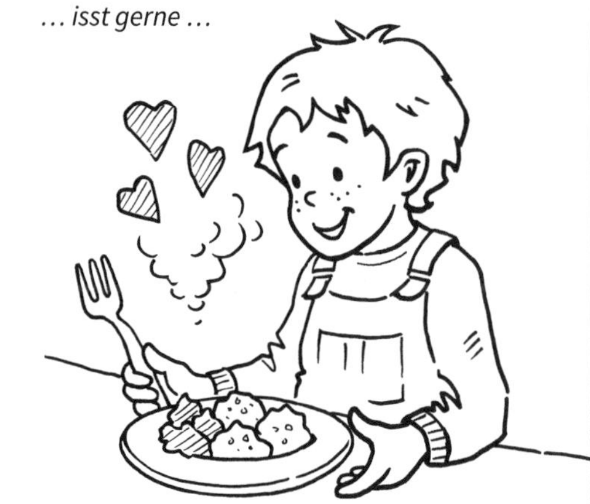

… fährt Traktor …

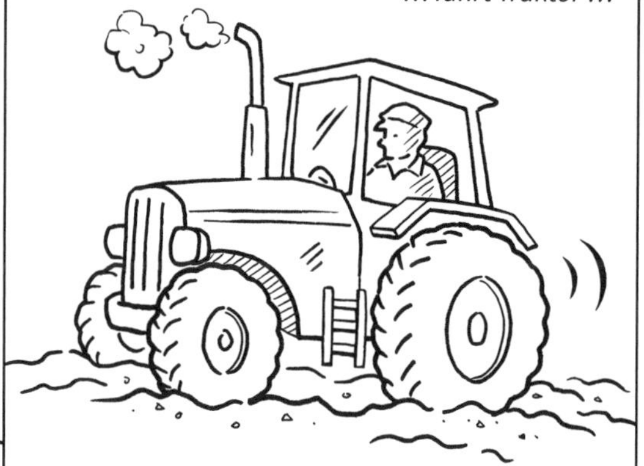

… trinkt Milch …

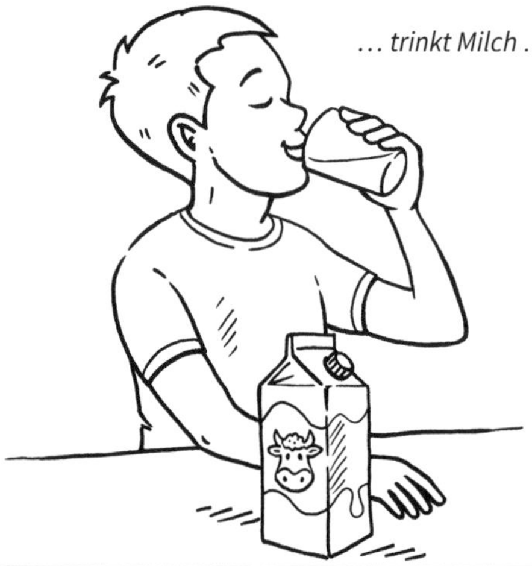

… schläft lange …

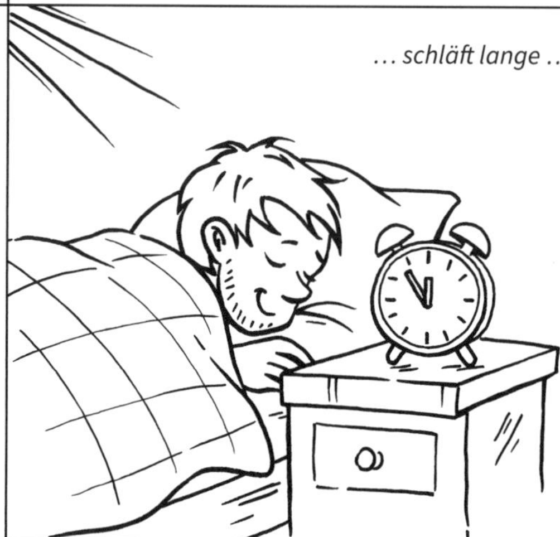

… spielt Lego …

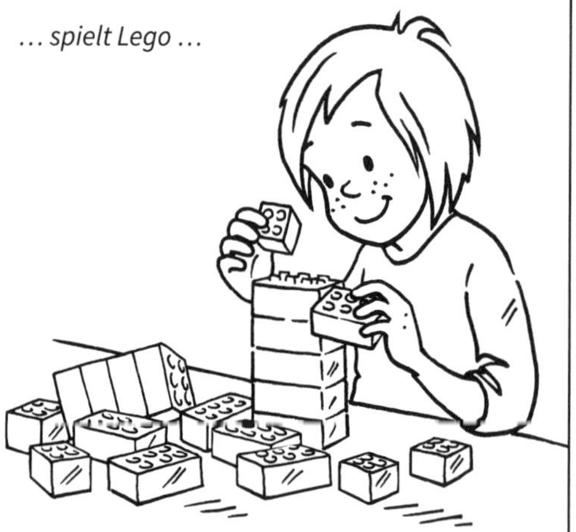

… bekommt ein Geschenk…

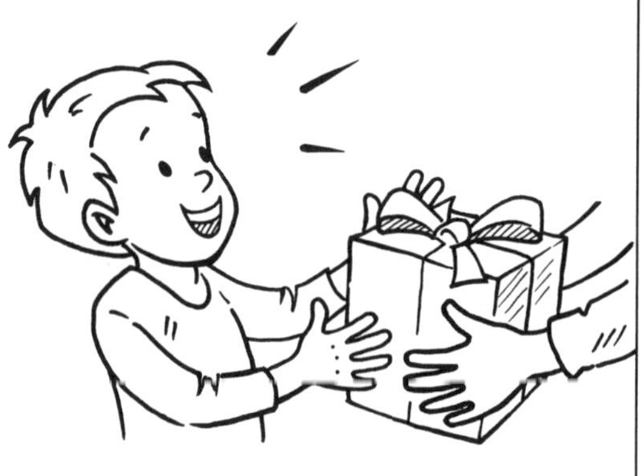

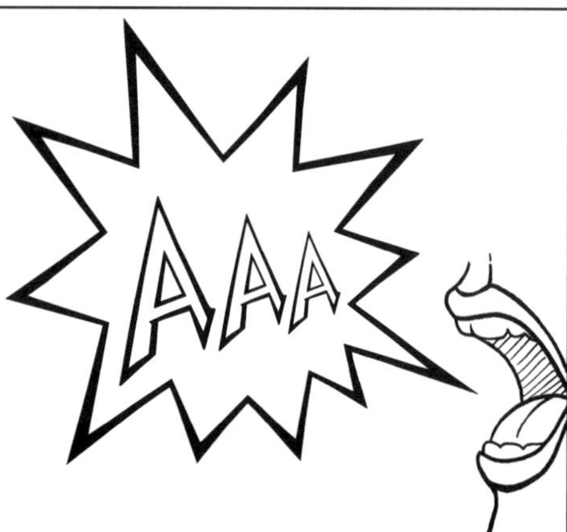

… schreit laut …

… sucht die Brille …

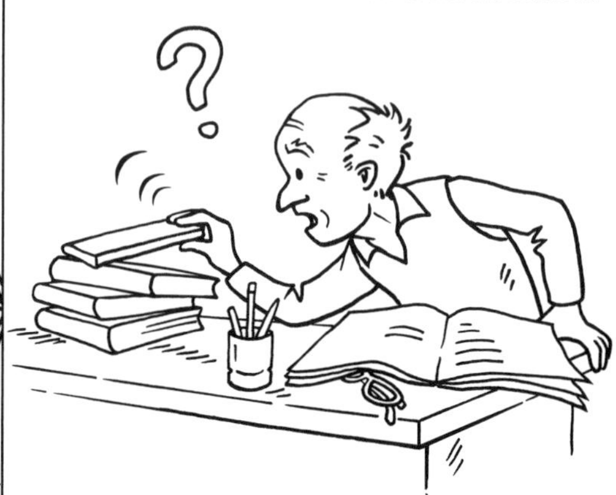

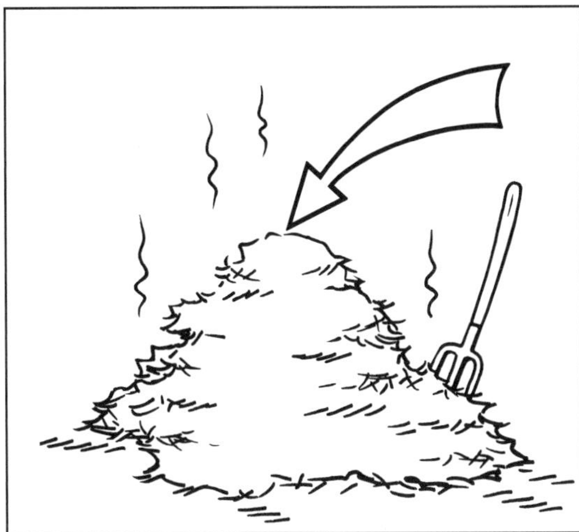

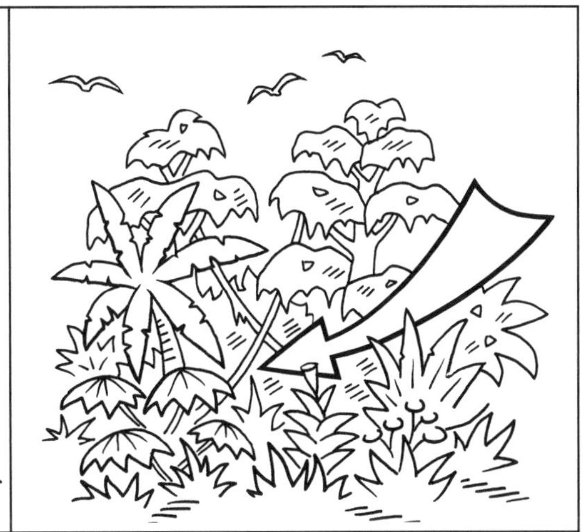

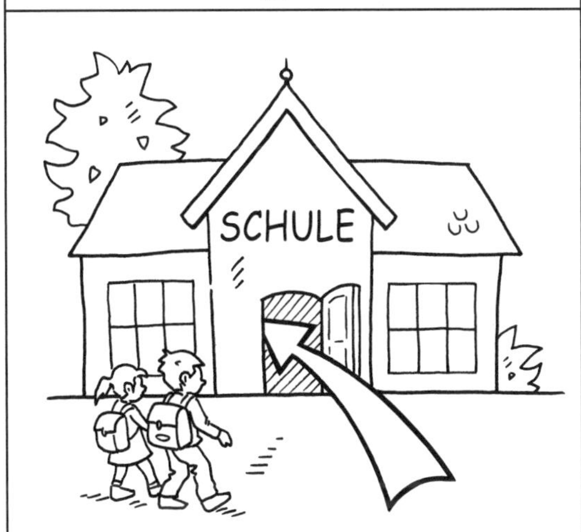
SCHULE

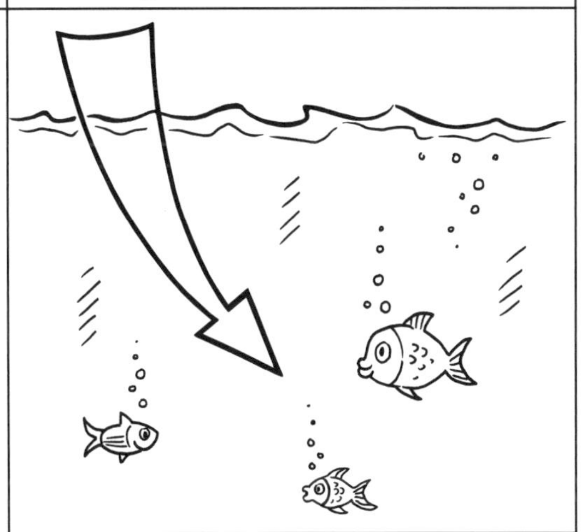

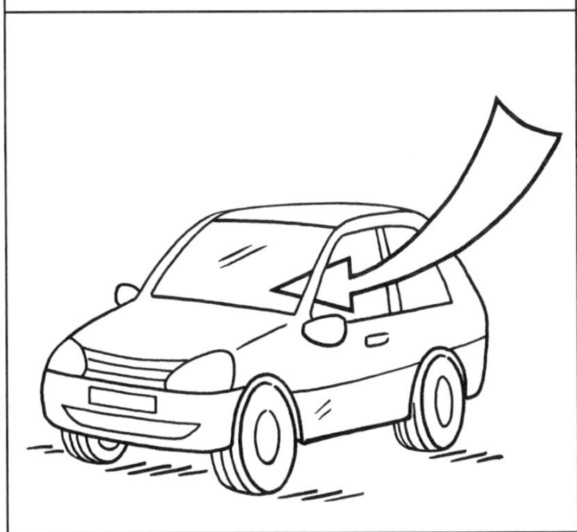

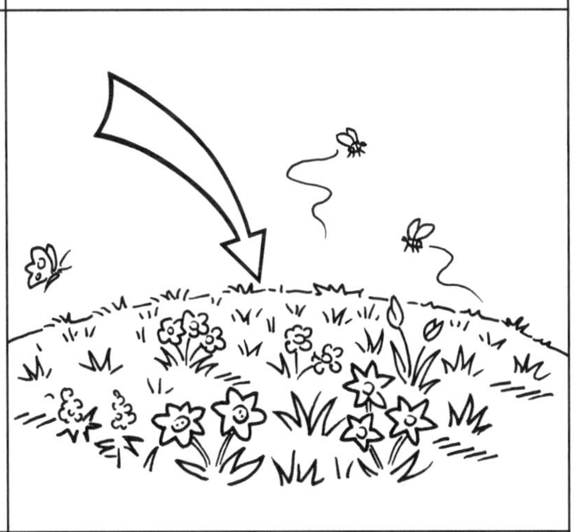

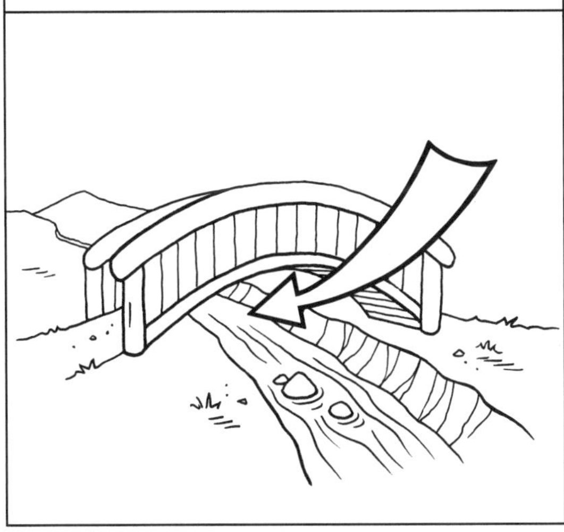

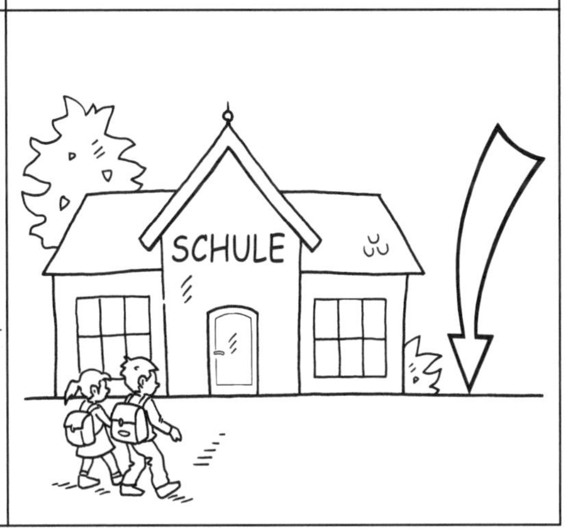
SCHULE

4.1 Himmel und Hölle (Satzhüpfen) (2 – 4 Spieler)

Ziele

Das Kind koppelt Sprache mit Bewegung und wird für die Struktur des Satzbaues sensibilisiert. Es erfährt spielerisch, dass Aussagesätze aus Satzaussage und Satzgegenstand bestehen und durch andere Satzglieder erweitert werden können.

Altersempfehlung: 5 – 9
Zeitbedarf: 10 Minuten
Material:

- **8 Blatt Papier (A3) als Hüpffelder**
- **1 dicker Filzstift**
- **Kleines Sandsäckchen, Stein, Wurfplättchen o. Ä. zum Werfen**
- **2 Blatt Papier A3 als ‚Plakate' für die Beispielsätze (siehe Vorlage)**
- **Klebeband**

Vorbereitung

Wie in der Vorlage abgebildet, werden die acht Papierbögen mit Fragewörtern beschrieben und als Hüpffelder auf dem Boden ausgelegt, ggf. mit Klebeband festkleben. Auf die anderen beiden Papierbögen werden zwei der ‚Plakatsätze' (siehe Vorlage) geschrieben und gut sichtbar aufgehängt.

Spielbeschreibung

Das Kind und die Therapeutin stehen vor den Hüpffeldern (Startposition vor dem Feld mit dem Fragewort ‚Wer?'). Jeder hat sich zuvor einen Plakatsatz ausgesucht.

Die Therapeutin fängt an und wirft das Sandsäckchen auf das erste Feld mit dem Fragewort ‚Wer?'
Dann hüpft sie auf einem Bein auf das erste Feld, sagt das Subjekt ihres Plakatsatzes (z. B. ‚Ich'), hebt das Säckchen auf und hüpft zurück an den Start.
Nun ist das Kind an der Reihe und hüpft auch auf das erste Feld, sagt das Subjekt seines Satzes (z. B. ‚Lisa'), hebt das Säckchen auf und hüpft auch zurück an den Start.
Nun wirft die Therapeutin das Säckchen auf das zweite Feld mit der Frage *„Was tut..?"* und hüpft auf das erste, dann auf das zweite Feld. Auf dem ersten Feld sagt sie das Subjekt *„Ich"*, auf dem zweiten Feld das Verb des Satzes *„sitze"*, hebt das Säckchen auf und hüpft zurück an den Start. Die Doppelfelder 4 und 6 werden beidbeinig gehüpft. Bei Feld 6 erfolgt dann auch der Umkehrsprung.

Wenn ein Spieler beim Werfen das Ziel nicht trifft oder beim Hüpfen einen Fehler macht, ist der andere Spieler an der Reihe. Wer hat als Erster seinen Satz fertig?

Varianten / Tipps

- Der Satz wird während des Hüpfens nicht Feld für Feld (Satzteil für Satzteil) gesprochen, sondern erst dann, wenn der Spieler auf dem Feld angekommen ist, auf den er das Säckchen geworfen hat.
- Das Kind eigene Sätze entwickeln lassen.
- Teppichfliesen als Hüpffelder einsetzen, dann reichen acht DIN-A4-Blätter zum Kennzeichnen der Felder. Die Hüpffelder können auch auf den Boden gezeichnet werden.

Wo?	Wo?

Wann?

Mit	wem?

Wie oft?

Was tut?

Wer?

Plakatsätze

Ich / sitze / oft / mit meiner Freundin / am Nachmittag / in einem Café.

Lisa / spielt / immer / mit ihrem Hund / in der Freizeit / im Park.

Der Vater / arbeitet / mit seinen Kollegen / tagsüber / in der Fabrik.

Du / reitest / oft / mit dem Pferd / abends / in der Reithalle.

Der Elefant / trinkt / manchmal / mit seiner Herde / morgens / im Zoo.

4.2 Kommando Pimperle (2 – 4 Spieler)

Ziele

Das Kind reagiert adäquat und konzentriert auf wechselnde sprachliche Anweisungen. Es kann mit wechselnden Anweisungen umgehen und lässt sich durch Bewegungen der Spielleiterin nicht ablenken. Das Kind kann als Spielleiter außerdem selbst sprachlich kurze, verständliche Kommandos geben.

Altersempfehlung:	5 – 9
Zeitbedarf:	5 Minuten
Material:	–

Vorbereitung

– keine –

Spielbeschreibung

Das Kind und die Therapeutin sitzen am Tisch. Es werden mehrere Kommandos vereinbart und geprobt, etwa:

Pimperle:	die Zeigefinger auf den Tisch legen und im Rhythmus trommeln!
Hoch:	die Arme in die Höhe strecken!
Tief:	die Arme unter dem Tisch verstecken!
Flach:	die Handfläche auf den Tisch legen!
Faust:	die Faust auf den Tisch legen!
Ellbogen:	die Ellbogen auf dem Tisch abstützen!

Ein Spielleiter (Kind oder Therapeutin) darf nun die Kommandos geben, die er und der Spielpartner sofort ausführen müssen, allerdings nur, wenn der Befehl mit dem Wort ‚Kommando ...' beginnt. Alle anderen Befehle sind zu ignorieren. Sagt der Spieler **„Flach"** darf man das neue Kommando nicht ausführen, nur beim Befehl **„Kommando: flach!"**.

Wer trotz ungültigen Befehls eine Aktion durchführt, trotz gültigen Kommandos keine Bewegung macht oder eine falsche Bewegung ausführt, muss als nächstes Kommandos geben.

Der Kommandogeber darf auch eine Bewegung machen, die nicht zum Kommando passt. Z. B. sagt der Kommandogeber *„Kommando hoch!"* und legt die Handflächen auf den Tisch, obwohl er die Hände in die Höhe strecken müsste. Der Spielerpartner darf sich nicht ablenken lassen und muss die Arme trotzdem in die Höhe strecken.

Varianten / Tipps

- Schwierigkeitsgrad erhöhen: Sobald das Spiel gut verstanden worden ist, können weitere Aufgaben erfunden und zum Spiel hinzugefügt werden (z. B. **Bock** – hohle Hand auf den Tisch legen; **Herz** – mit zwei Händen vor dem Körper ein Herz formen, usw.)

4.3 Silben-Seil-Lauf (2 – 4 Spieler)

Ziele

Das Kind koppelt Sprache mit Bewegung. Von mehrsilbigen Wörtern wird jede Silbe betont und deutlich ausgesprochen.

Altersempfehlung: 5 – 9
Zeitbedarf: 10 Minuten
Material:
- 20 Bildkarten mit Motiven zu mehrsilbigen Wörtern
- Seil
- 1 Blatt Papier (A 4)
- 1 Stift
- Schere

Vorbereitung

Die Bildkarten werden ausgeschnitten. Das Seil wird als Linie auf den Boden gelegt.

Spielbeschreibung

Die Therapeutin steht seitlich neben dem Seil und nimmt eine Bildkarte (z.B. das Bügeleisen). Sie hüpft nun pro Silbe einmal über das Seil – von rechts nach links nach rechts usw. Bei jeder Silbe wird einmal gehüpft und gleichzeitig die jeweilige Silbe ausgesprochen.

Danach ist das Kind an der Reihe.

Es wird eine Strichliste geführt. Gewonnen hat, wer am Ende die meisten Striche / Hüpfer hat.

Varianten / Tipps

- Eigene Begriffe finden, die gehüpft werden sollen: Assoziationen oder Oberbegriffe (z.B. alles, was man in den Ferien machen kann oder lauter Möbel).

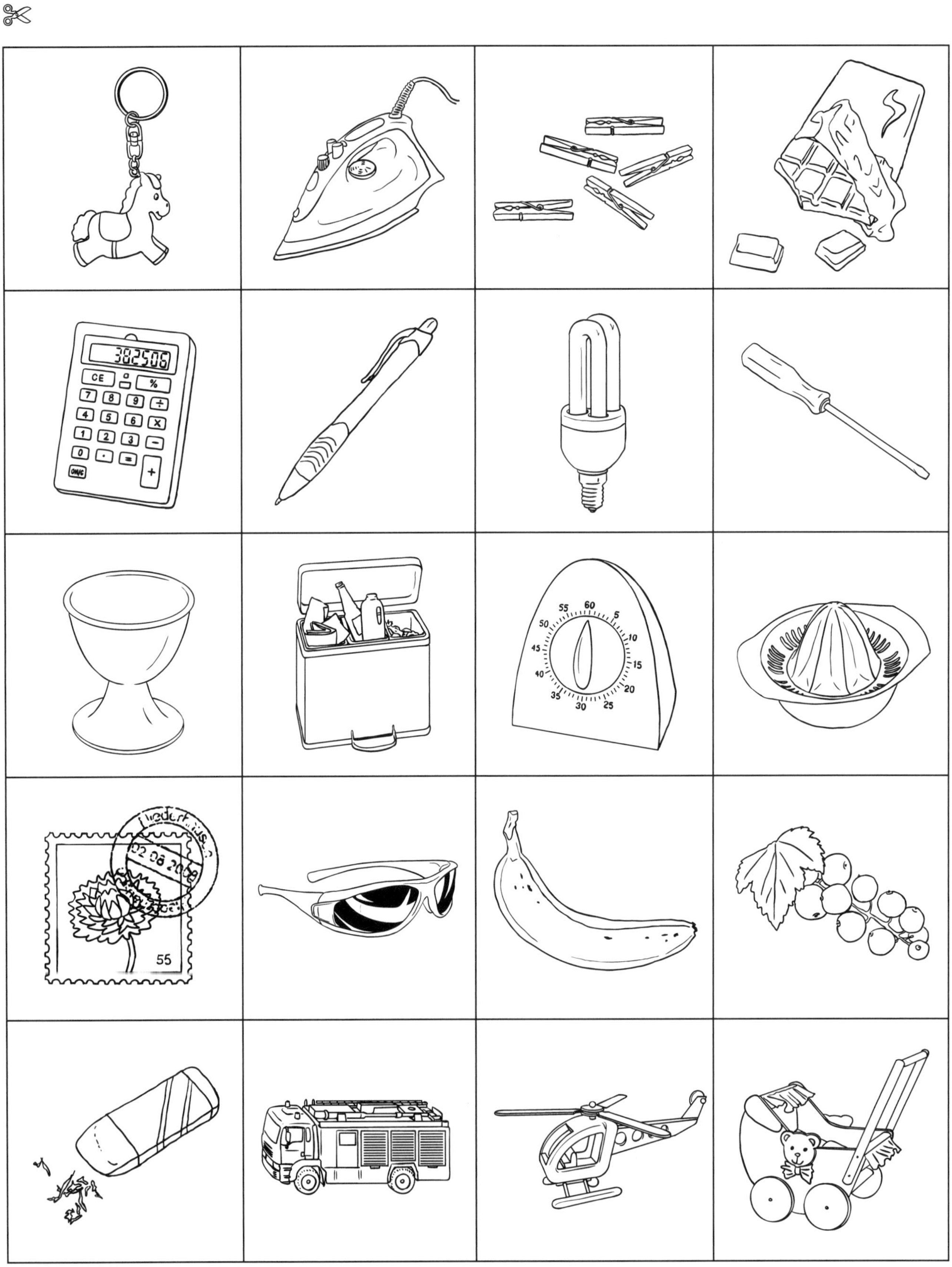

4.4 Sprechzeichnen (2 – 4 Spieler)

Ziele

Das Kind koppelt Sprache mit Bewegung. Der Bewegungsablauf wirkt sich günstig auf Sprechtempo, Sprechrhythmus und Sprechdeutlichkeit aus.

Altersempfehlung:	5 – 9
Zeitbedarf:	15 Minuten
Material:	› Vorlage (Sprechzeichenfiguren) › 1 Blatt Papier (A4) › Stift (ideal ist Wachsmalkreide) › Spruch nach Wahl siehe Vorlage (Sprüche) › Klebeband

Vorbereitung

Das Papier wird mit dem Klebeband auf dem Tisch befestigt. Eine der Sprechzeichenfiguren wird auf dem Blatt Papier vorgezeichnet.

Spielbeschreibung

Zuerst wird mit dem Kind die Bewegung eingeübt, indem die Figur mit dem Stift nachgefahren wird. Sobald die Bewegung flüssig erscheint, wird die Bewegung mit dem ausgewählten Spruch gekoppelt.

Start des Spruches ist immer beim extra gekennzeichneten Startpunkt (dieser Startpunkt ist eine Koordinationshilfe für die Sprechsysteme Atmung, Phonation und Artikulation).

Für die Auswahl der Sprechzeichenfigur sollte folgendes beachtet werden: runde, große Zeichenfiguren unterstützen eine verlangsamte, gemütliche Sprechweise. Eckige Zeichenfiguren betonen eine rhythmische, silbische Sprechweise.
In der Regel reichen zweizeilige Sprüche, da nicht ein Auswendiglernen, sondern die Sprechweise im Vordergrund steht.

Beispiele:
Der Fuchs, der hat die Gans gestohlen,
jetzt will er sich noch Pommes holen.

Oh, wie die Giraffe lacht,
wenn der Affe Kaffee macht.

Varianten / Tipps

- Das Papier mit der Figur an die Wand kleben und im Stehen sprechzeichnen.
- Unterschiedliche Farben verwenden.
- Mit unterschiedlichen Größen der Zeichenfigur experimentieren.
- Selber einen Spruch entwickeln (orientiert an den Interessen des Kindes).

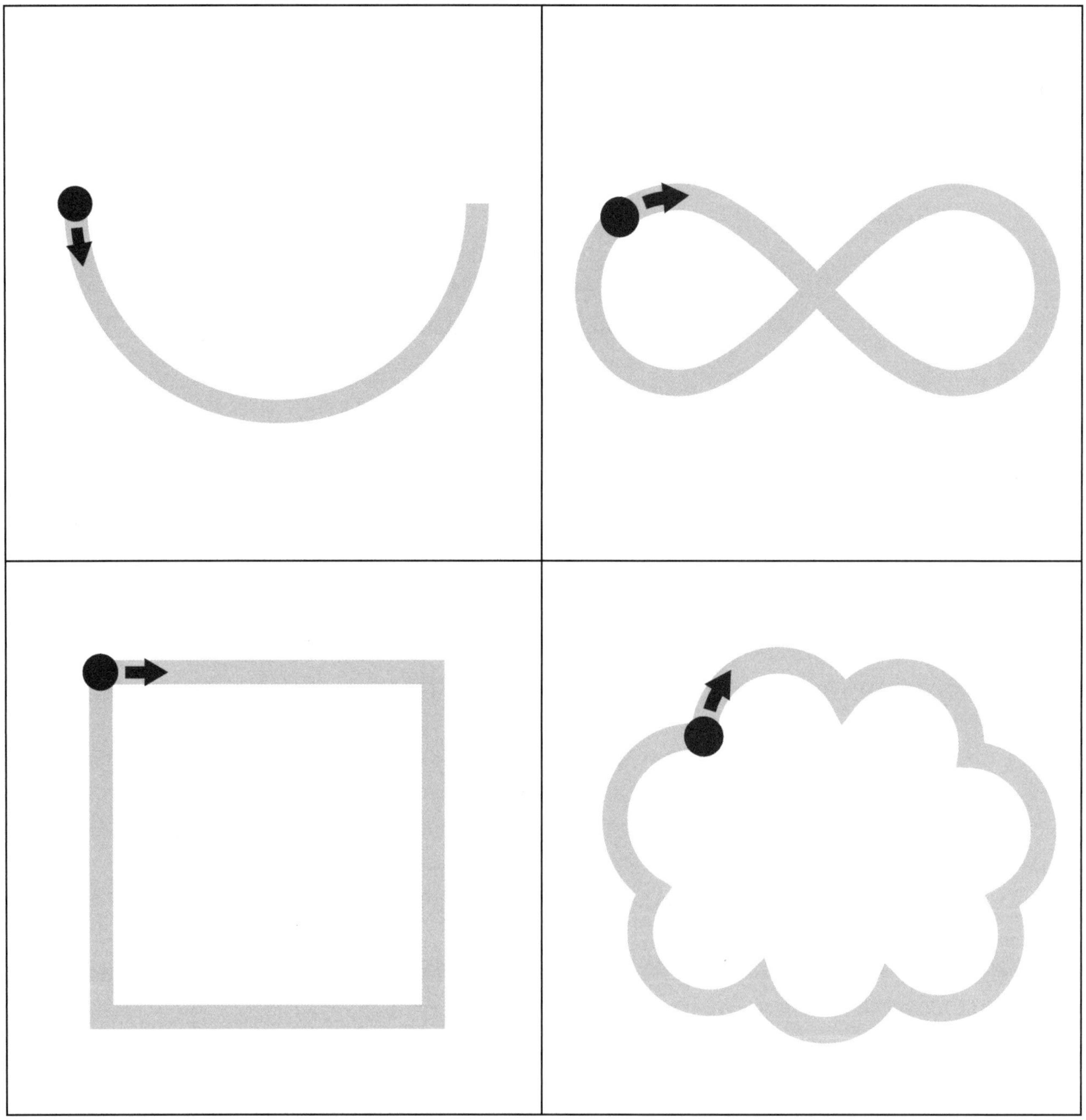

Tiere

- Der Fuchs, der hat die Gans gestohlen,
  jetzt will er sich noch Pommes holen.
- Der große dicke Elefant
  stampft durchs dichte Dschungelland.
- Freche Ferkel ohne Sitten
  fressen nur noch fette Fritten.
- Nie kriegen Kraken ihre Socken,
  Mützen, Schals und Kappen trocken.
- Wenn Zebras übers Pflaster gehen,
  bleiben alle Laster steh'n.
- Fritz, der kleine Igel,
  frisst einen Schokoriegel.
- Der große dicke Elefant,
  der spielt so gern im warmen Sand.
- Sonne, Igel, Stachelschwein,
  gib gut acht, setz Dich nicht rein.
- Oh wie die Giraffe lacht,
  wenn der Affe Kaffee macht.
- Muh, muh, muh,
  so ruft im Stall die Kuh.
  Sie gibt uns Milch und Butter,
  wir geben ihr das Futter.

Jahreszeiten / Feste

- Schwimmen baden Sonnenschein,
  lass' es immer Sommer sein.
- Frühling Frühling du bist da,
  alle Kinder schrei'n hurra.
- Der Sommer ist heiß,
  drum ess' ich ein Eis.
- Sommer, Sonne, Sand und Meer,
  Ferien müssen ganz schnell her.
- Sommer, Sonne, Sonnenschein,
  keiner bleibt da gerne allein.
- Sonne, Sonne, geh nicht unter,
  denn ich bin so gerne munter.
- Sonnenschein, Sonnenschein,
  lach mir in mein Herz hinein.
- Sommer, Sonne und noch mehr,
  Ferien wir freu'n uns sehr.
- Ach wie ist das Leben schön,
  ohne in die Schul' zu gehen.
- Alle Vögel kommen heim,
  das kann nur der Frühling sein.
- Mein Geburtstag ist bald,
  Dann bin ich ... Jahre alt.
- Sonne komm aus dem Versteck,
  schmelz' den Schnee doch endlich weg.

Schule / Kindergarten

- Rechnen lesen und auch schreiben,
  da müssen wir noch länger bleiben.
- Kindergarten ist ein echter Hit,
  drum mach' ich dort auch immer mit.

Weihnachten

- Weihnachtsstern,
  ich hab Dich gern.
- Kerzen leuchten strahlend hell,
  Weihnachten kommt jetzt ganz schnell.
- Lieber guter Nikolaus,
  hol doch die Geschenke raus.
- Wenn's zur Weihnacht stürmt und schneit,
  ist Silvester nicht mehr weit.

5.1 Lautbilder angeln (2 – 4 Spieler)

Ziele

Durch die bewusste Produktion von isolierten Einzellauten wird das Kind für das taktil-kinästhetisches Feedback sensibilisiert und das Verständnis für artikulatorische Abläufe wird verbessert. Insgesamt wird die Wahrnehmung und Durchführung komplexer Artikulationsbewegungen unterstützt. Ferner entwickelt das Kind einen Begriff sowie eine gemeinsame Begrifflichkeit von Artikulationsort, - modus und -art.

Altersempfehlung: 5 – 9
Zeitbedarf: 15 Minuten
Material:
- **Fremde oder selbst hergestellte Mundbilder einzelner Laute nach Wahl**
- **ggf. Smartphone oder andere Kamera (zur Erstellung eigener Mundbilder)**
- **Magnetische Angel**
- **Kleine Schüssel, blaues Tuch, Schachtel o. ä. (als fiktiver See)**
- **Büroklammern**

Vorbereitung

Wenn die Mundbilder selbst mit der eigenen Kamera vom Kind gemacht werden, gewünschte Mundbilder fotografieren (z.B. wie es den Laut /a:/ produziert) und ausdrucken. Ansonsten die gewünschten Mundbilder aus einem zur Verfügung stehendenden Material heraussuchen.
Die Auswahl der Lautkarten im besten Fall individuell an das Kind anpassen. Insbesondere diejenigen Laute auswählen, die am häufigsten betroffen sind, also diejenigen phonetisch-phonologischen Auffälligkeiten, die vom Kind am häufigsten gepoltert werden.

Spielbeschreibung

Die Lautkarten werden kurz besprochen, jeweils mit einer Büroklammer versehen und in den See (Schachtel) gelegt. Abwechselnd werden die Mundbilder mit den Lauten geangelt. Die geangelten Laute werden jeweils vom Kind und der Therapeutin artikuliert. Das Kind soll die Artikulationsbewegungen wahrnehmen und den Mundraum und die Artikulationsorgane dabei lernen zu spüren. Die Therapeutin dient bei der Bildung der Laute als Modell und bietet zusätzliche Hilfe an.
Wurden alle Mundbilder geangelt, denken sich das Kind und die Therapeutin in einem zweiten Schritt Begriffe zu den Mundbildern aus, die mit dem entsprechenden Laut beginnen (Anlaut) und sprechen sie abwechselnd. Das Foto zeigt z.B., wie das Kind ein /m/ macht. Nun beginnt das Kind und sagt z.B. das Wort ‚Mama', dann die Therapeutin, das Wort ‚Milch' usw. Auch beim ‚Sammeln' der Wörter, sollte auf eine deutliche Artikulation geachtet werden.

Varianten / Tipps

- Die Lautbilder so in eine Reihe legen, dass sie ein Wort ergeben. Dann das Wort übertrieben deutlich aussprechen (mit gleichzeitigem Fingerzeig, welcher Laut gerade gesprochen wird).
  Beispiel: Vor dem Kind liegen die Lautbilder zu b, a, u und m. Die Therapeutin zeigt mit dem Finger zuerst auf das B, das Kind spricht /b/, gleich direkt zeigt sie auf das A, dann auf das U und am Schluss auf das M – das Kind spricht parallel zur Fingerbewegung und so bildet das Kind das Wort BAUM.

5.2 Astronaut Tom auf Entdeckungsreise (2 – 4 Spieler)

Ziele

Die Aufmerksamkeit des Kindes ist während des Sprechens auf artikulatorische Bewegungsabfolgen gerichtet. Das Kind überwacht durch eine erhöhte Bewegungswahrnehmung sein Sprechen und kann die Laute präziser formen.

Altersempfehlung: 5 – 9
Zeitbedarf: 15 Minuten
Material: › Bildtafel ‚Planeten-Wimmelbild'

Vorbereitung

– keine –

Spielbeschreibung

Tom ist Astronaut und unterwegs im All. Er muss verschiedene Missionen erfüllen.

Mission 1 – Zeitlupensprechen

Das Kind und die Therapeutin schlüpfen in die Rolle schwebender Astronauten, welche auf Entdeckungsreise im Weltall sind. Die Astronauten gelangen zu einem Planeten. Es ist ihnen im Weltall und auf diesem Planeten nur möglich, sich in Zeitlupe zu bewegen und in Zeitlupe zu sprechen. Die Therapeutin und das Kind erzählen sich gegenseitig, was auf dem Planeten-Wimmelbild zu sehen ist. Es kann auf Wortebene bis hin zur Satzebene geübt werden.

Damit sich die Astronauten trotz ihrer Raumanzüge gegenseitig gut verstehen können, sprechen das Kind und die Therapeutin etwas lauter als gewöhnlich und achten darauf, dass alle Artikulationsbewegungen (inkl. Artikulationsübergänge) sehr langsam und in möglichst gleichbleibender Geschwindigkeit durchgeführt werden. Die Artikulation sollte deutlich, aber nicht übertrieben sein. Die Aufmerksamkeit wird auf die artikulatorischen Bewegungsabfolgen gerichtet.

Varianten / Tipps

Mission 2 – Überwachtes Sprechen

Gelingt das Zeitlupensprechen von Mission 1 erfolgreich, entscheidet die Therapeutin, ob die Mission 2 gestartet werden kann. Das Zeitlupensprechen, insbesondere die Aufmerksamkeitslenkung auf die Artikulationsbewegungen während des Sprechens, ist Voraussetzung für das überwachte Sprechen in Mission 2.
Auch hier sind Kind und Therapeutin in der Rolle von Astronauten, welche diesmal in einem Raumschiff sitzen und auf den Planeten blicken. Da sie nun nicht mehr auf dem Planeten sind, ist ihre Sprechweise wieder normal. Kind und Therapeutin beschreiben das Planeten-Wimmelbild und sprechen in einer altersgerechten Sprechgeschwindigkeit. Sobald gepolterte Abschnitte mit phonetisch-phonologischen Auffälligkeiten auftreten, wird in ein überwachtes Sprechen gewechselt. Das bedeutet, dass die gepolterten Abschnitte korrigiert und dabei mit intensiver Bewegungswahrnehmung artikuliert werden. Dies gleicht dem Zeitlupensprechen aus Mission 1.

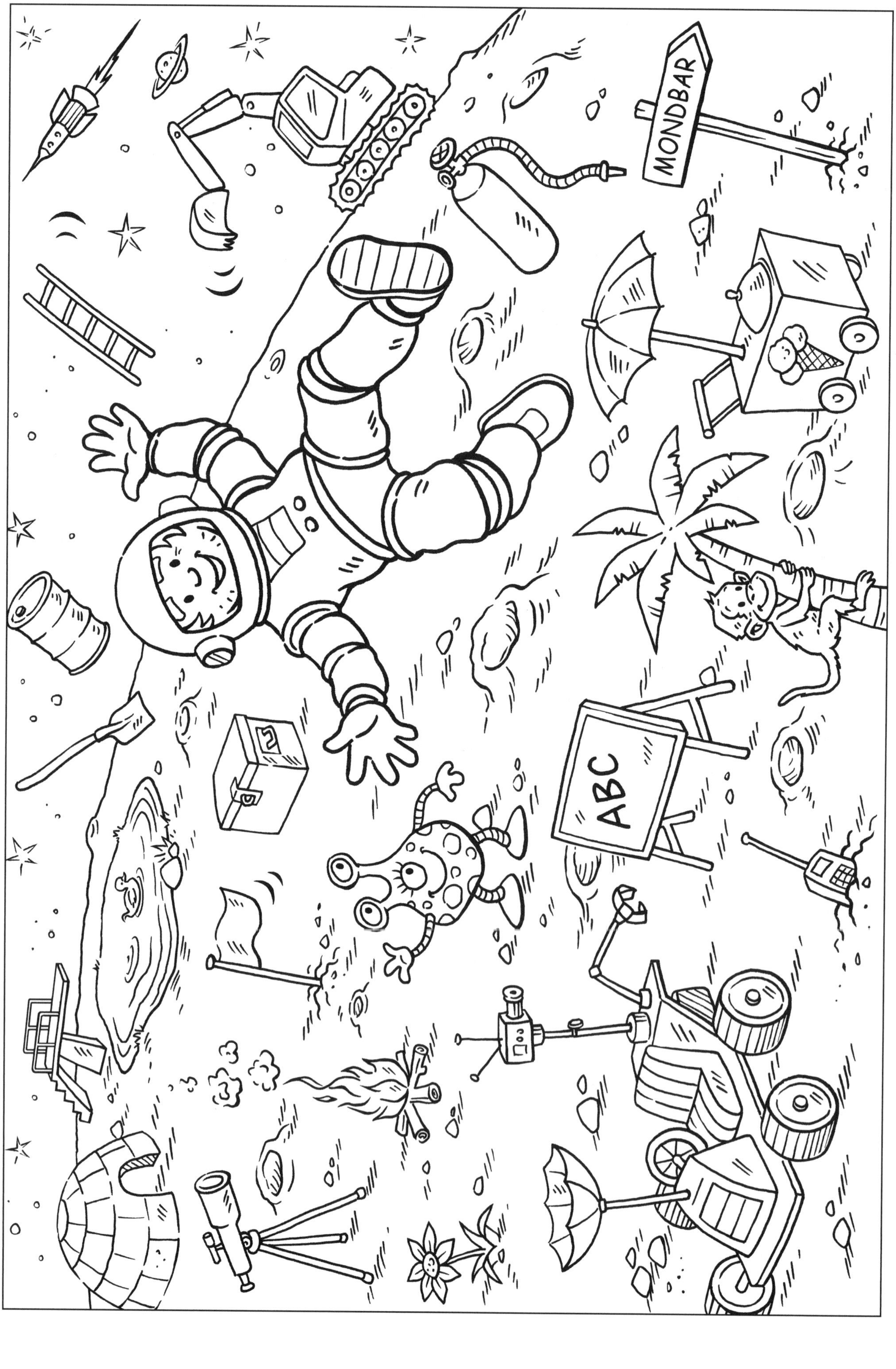
MONDBAR
ABC

5.3 Hunger ! (2 – 4 Spieler)

Ziele

Das Kind kann trotz eines Widerstandes (Daumen zwischen den Zähnen) verständlich artikulieren.

Altersempfehlung:	5 – 9
Zeitbedarf:	10 Minuten
Material:	› 20 Bildkarten ‚Lebensmittel'

Vorbereitung

Astronaut Tom und die Bildkarten mit den Lebensmittel werden ausgeschnitten.

Spielbeschreibung

Die Bildkarten liegen verdeckt in einem Stapel auf dem Tisch. Astronaut Tom, mit Daumen im Mund, liegt vor dem Kind.

Es wird folgende Geschichte erzählt:
Tom, der Astronaut, lebt schon lange im Weltraum und ihm ist das Essen ausgegangen. Er hat großen Hunger. Der Hunger ist so groß, dass er schon den Daumen zwischen die Zähne nimmt. So hat er wenigstens etwas zwischen den Zähnen. Er träumt davon, was er alles essen wird, wenn er wieder auf die Erde zurückkommt.

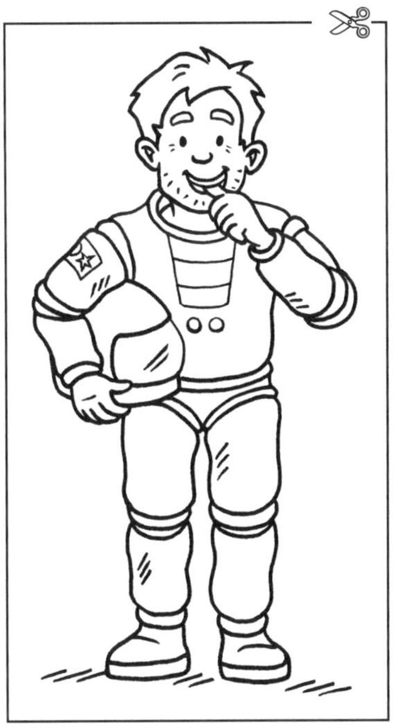

Das Kind und die Therapeutin machen es Tom nun nach und legen, wie auf der Abbildung von Tom zu sehen ist, den Daumen zwischen die Zähne. Nun wird nach den Regeln des Spiels ‚Kofferpacken' gespielt. Abwechselnd wird nacheinander eine Bildkarte mit Lebensmitteln umgedreht und ein Satz gebildet und Wort für Wort verlängert.

Beispiel: *„Ich habe großen Hunger und esse bald Bananen."*
„Ich habe großen Hunger und esse bald Bananen und Brot …"
„Ich habe großen Hunger und esse bald Bananen, Brot und Nudeln …"

Die ganze Übung über wird mit dem Daumen zwischen den Zähnen möglichst deutlich gesprochen.

Nachdem ein Wort an den Satz ‚angehängt' wurde, wird die entsprechende Bildkarte verdeckt auf einen zweiten Stapel abgelegt.

Varianten / Tipps

- Alternative: Die Bilder werden verdeckt in eine Reihe gelegt. Ist ein Spieler sich unsicher und hat das Wort vergessen, darf er einmal pro Durchgang das Motiv nochmals anschauen.
- Statt des Daumens einen kleinen Korken zwischen die Zähne nehmen.

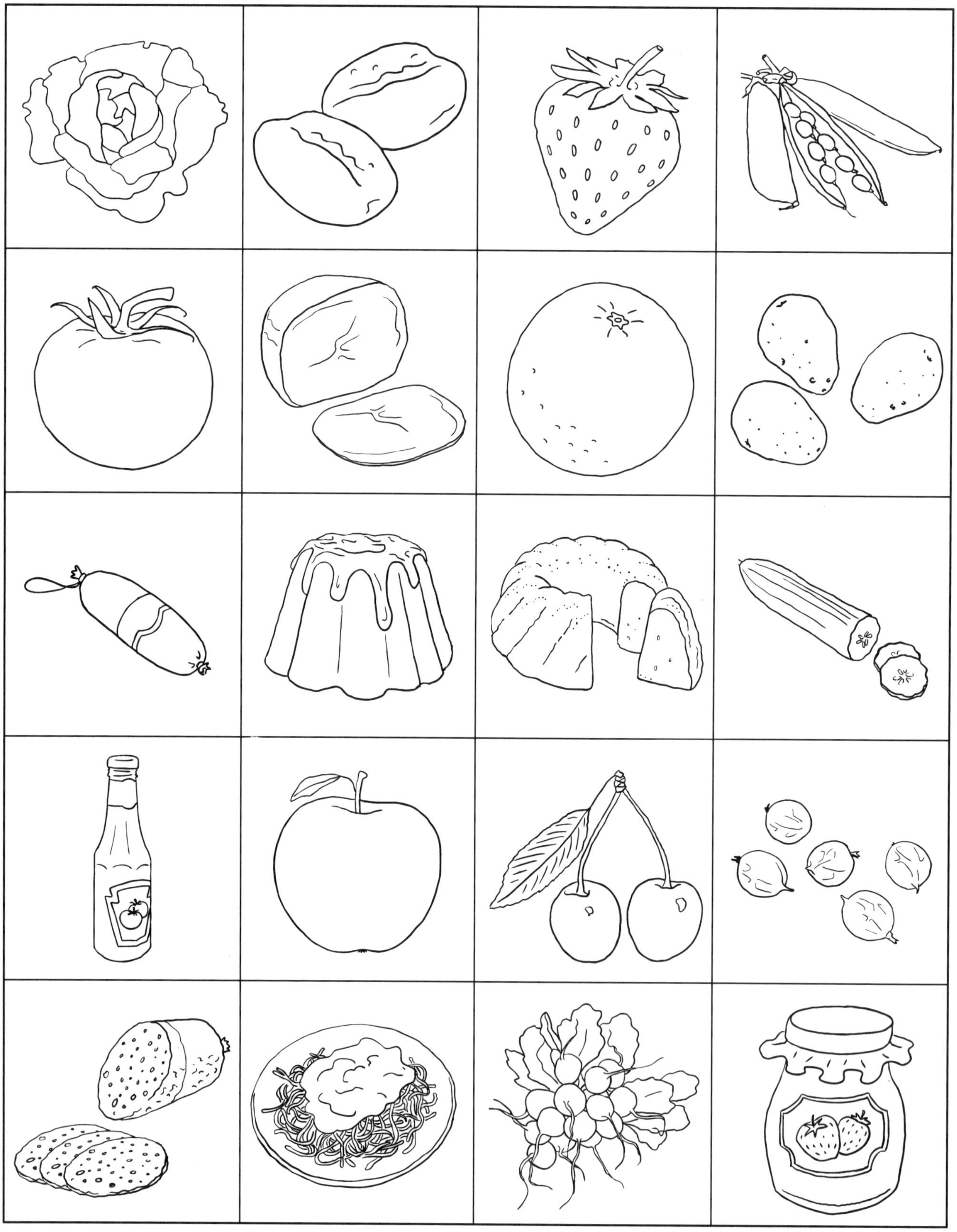

5.4 Tom kauft in China ein (2 – 4 Spieler)

Ziele

Das Kind verbessert seine artikulatorischen Fähigkeiten. Fakultativ fördert das Spiel den prosodischen Ausdruck, die kommunikativ-pragmatischen Fähigkeiten sowie das auditive Gedächtnis.

Altersempfehlung:	5 – 9
Zeitbedarf:	10 Minuten
Material:	› Bildtafel ‚Einkaufsladen'

Vorbereitung

– keine –

Spielbeschreibung

Die Bildtafel mit dem Einkaufsladen wird auf den Tisch gelegt.

In Vorbereitung auf ein Rollenspiel wird folgende Geschichte erzählt:
Tom, der Astronaut, ist nun gelandet. Er möchte endlich etwas einkaufen gehen und seinen Hunger stillen. Er merkt aber, dass er nicht in Europa, sondern in China gelandet ist. Zum Glück kann er ein bisschen Chinesisch.

Rollenspiel:
Das Rollenspiel findet in China statt. Die Rollen der Verkäuferin und des Käufers werden verteilt und eine Fantasiesprache wird eingeführt. Bei mehrmaliger Durchführung können die Rollen auch getauscht werden. Die gewählte Fantasiesprache wird während des ganzen Spiels gesprochen. Sie ist entweder auf bestimmte Vokale / Laute fokussiert oder kann völlig frei gewählt werden. Wenn bestimmte Vokale / Laute gewählt werden, eignen sich besonders solche, die als phonetisch-phonologische Auffälligkeiten bei gepolterten Abschnitten beim Sprechen des Kindes vorkommen.

Phase 1: Zuerst werden die Produkte im Verkaufsladen eingekauft. Es wird in der eingeführten Fantasiesprache gesprochen. Hier eignen sich besonders Dialoge wie Frage und Antwort oder Kaufempfehlungen. Auch sollten die Mitspieler die Fantasiesprachäußerungen unbedingt gegenseitig imitieren, denn dies fördert die artikulatorischen Fähigkeiten.

Phase 2: Tom hat sich nun sattgegessen und merkt, dass er noch Essensreste im Mund hat. Der Mundraum und die Zähne werden mit der Zunge abgetastet. Dabei können das Kind und die Therapeutin abwechselnd etwas nennen, was noch zwischen ihren Zähnen steckt (z. B. ein Stück Käse, eine Gurkenscheibe etc.). Der Fokus soll gleichzeitig aber auch auf der Wahrnehmung des Mundraumes und der Artikulationsorgane gelegt werden. Um dies zu ermöglichen, kann die Therapeutin als Modell für das Kind zu den Essensresten zwischen den Zähnen zusätzlich den Mundraum benennen und das Kind mit Fragen zur Wahrnehmung desselben einbeziehen *(z. B. „Spürst du am Zahndamm, schau hier vorne oben, auch eine Gurkenscheibe?")*

Varianten / Tipps

- Das Spiel real am Kaufmannsladen im Therapiezimmer durchführen. Es kann dazu auch eine Einkaufsliste erstellt werden, damit klar wird, was eingekauft werden soll.

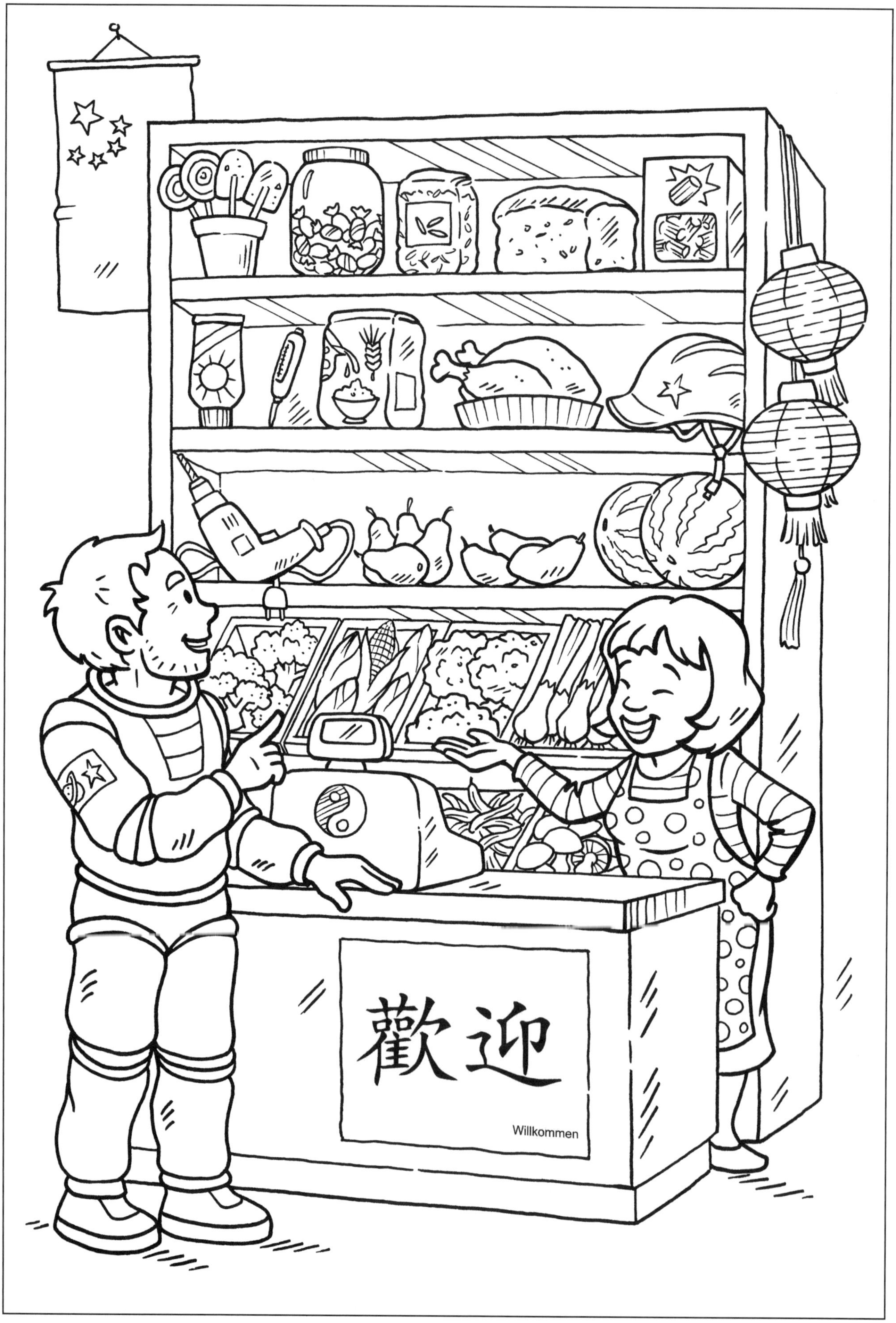
歡迎
Willkommen

5.5 Autorennen (2 – 4 Spieler)

Ziele

Das Kind spricht Laute an den richtigen Artikulationsorten im Wechsel deutlich aus.

Altersempfehlung: 5 – 9

Zeitbedarf: 10 Minuten

Material:
- 2 Buntstifte (verschiedene Farben)
- Klebeband

Vorbereitung

Den Spielplan mit der Rennstrecke für das Autorennen einmal kopieren und mit Klebeband auf dem Tisch fixieren. (Bei mehreren Spielern, die Rennstrecke zweimal kopieren).

Spielbeschreibung

Jeder Spieler erhält einen Buntstift. Die Fahrer fahren abwechselnd mit ‚ihrem Auto' die Rennstrecke entlang. Die Länge eines Spielzuges (= Fahrstrecke) kann nach dem Start variieren. Die Spieler bestimmen selber, ob der nächste Spielzug ein Kästchen länger oder kürzer ist. Sie dürfen dabei aber nicht von der Bahn abkommen. Verlässt ein Spieler die Fahrbahn, muss er einmal aussetzen.

Gestartet wird mit einem Strich in einem Kästchen an der Startlinie. Der erste Spielzug jedes Spielers entspricht also einer Fahrstrecke von einem Strich. Man fährt pro Spielzug immer in eine Richtung (geradeaus oder schräg). In den Folgespielzügen dürfen die Spieler die Länge der Fahrstrecke je um ein Kästchen plus oder minus variieren, die Richtung aber nicht wechseln. Die Geschwindigkeit pro Zug darf man demnach immer nur um eins erhöhen oder verringern.

Pro Strich jedes Spielzuges wird gleichzeitig ein Laut gesprochen. Das Sprachmaterial besteht aus **k – t – p** (unterschiedliche Artikulationsorte).

Beispiel:
Das Kind ist mit dem nächsten Spielzug an der Reihe und will zwei Kästchen / zwei Striche weiter. Es spricht entsprechend **k – t** und zieht parallel zum Sprechen mit dem Stift zwei Striche auf dem Spielplan weiter.

Varianten / Tipps

- Anstatt Laute werden Silben mit wechselnden Konsonanten und gleichbleibenden Vokalen, z. B. ka-ta-pa oder ki-ti-pi-ki oder mit wechselnden Konsonanten und wechselnden Vokalen gesprochen, z. B. ku-ti , ka-te-po.
- Andere Konsonanten wählen, als auf der Vorlage vorgegeben, z. B. G / B / D.

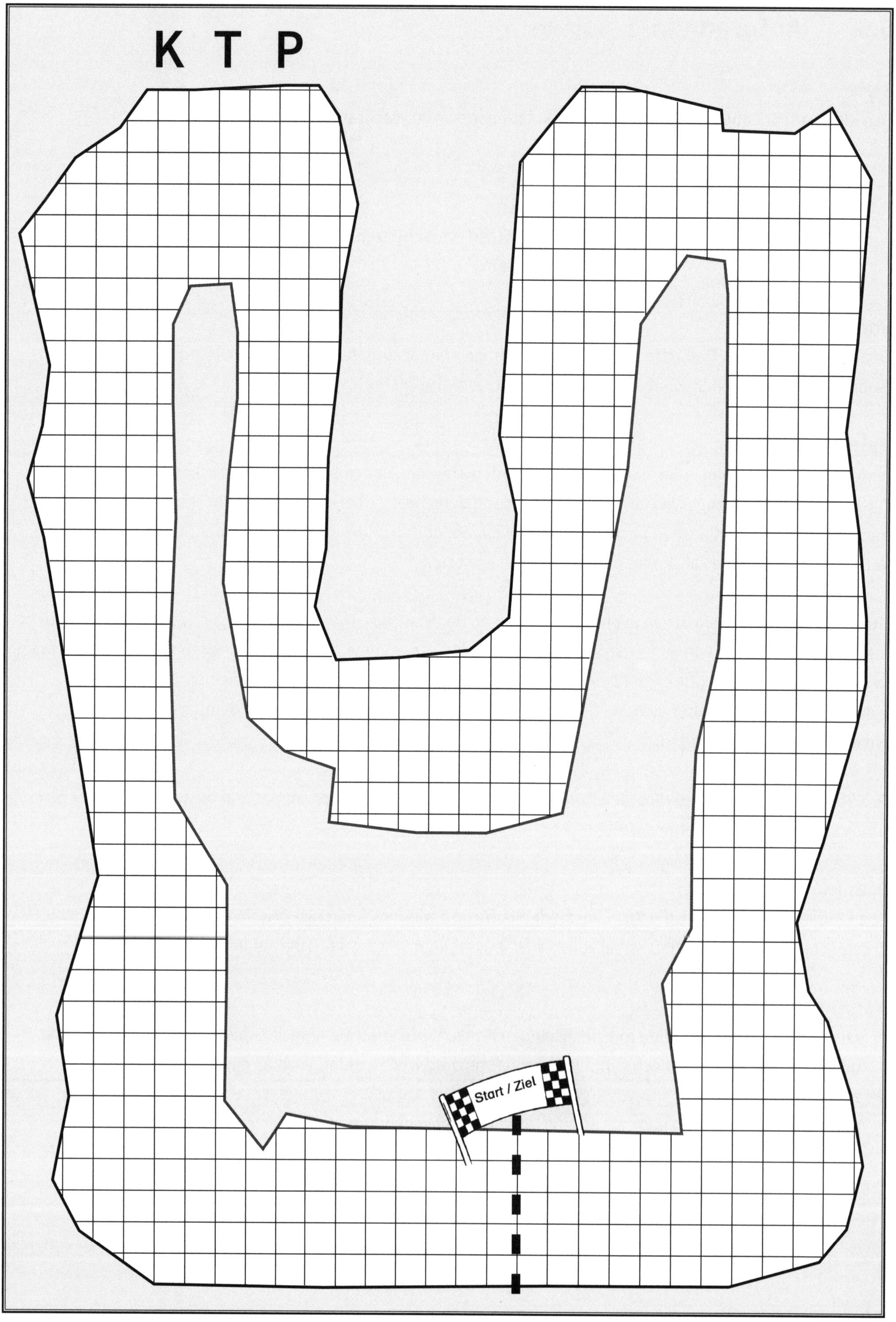
K T P
Start / Ziel

5.6 Gedankenlesen mit Lippenlesen (2 – 4 Spieler)

Ziele

Das Kind wird sich der unterschiedlichen Mundstellungen bei der Artikulation bewusst. Es kann von den verschiedenen Mundstellungen auf die Phoneme rückschließen.

Altersempfehlung:	5 – 9
Zeitbedarf:	10 Minuten
Material:	› Zauberbasiskarte › 4 Zauberkarten

Vorbereitung

Die Zauberbasiskarte und die vier Zauberkarten werden ausgeschnitten.

Spielbeschreibung

Die Therapeutin demonstriert dem Kind vorab den Trick ‚Gedankenlesen mit Lippenlesen' und weiht das Kind in das Trickgeheimnis ein (Schritt 4 und 5 in der Trickanleitung). Dann wird der Trick mit dem Kartenmaterial geübt. Die eigentliche Vorführung vor Publikum kann später zuhause vor Eltern oder Freunden stattfinden.

A. Trickvorführung:

Der Zauberer (Kind) zeigt dem Publikum eine Basiskarte mit 9 Bildern. Er erzählt, dass er heiser ist und seine Stimme schonen muss. Der Zauberer zeigt auf jedes Motiv und spricht das Wort dazu stumm aus (er macht nur die Mundbewegungen dazu). Ein Zuschauer (Therapeutin oder ein Elternteil) sucht sich ein Motiv auf Karte aus, ohne es dem Zauberer zu nennen, und merkt sich den Begriff dazu. Der Zauberer zeigt dem Zuschauer daraufhin nacheinander vier kleine Zauberkarten und fragt ihn jedes Mal: *„Ist dein Bild auf dieser Karte?"* Der Zuschauer, der sich ein Motiv ausgesucht hat, nickt oder schüttelt den Kopf. Anschließend überlegt der Zauberer kurz, tippt mit dem Finger auf das vom Zuschauer gewählte Motiv auf der Basiskarte und nennt dann das Wort dazu.

B. Trickanleitung:

1. Das Kind zeigt dem Publikum (Therapeutin, Elternteil) die Basiskarte mit den von 1 – 9 nummerierten Bildern.
2. Das Kind spricht die Wörter stumm (nur Lippenbewegung), formt dabei die Laute übertrieben aus.
3. Der Zuschauer sucht sich ein Motiv auf der Basiskarte aus. Bei mehr als 2 Personen im Publikum flüstert der Zuschauer den Begriff den anderen ins Ohr, ohne das der Zauberer es hört.
4. Nun behauptet das Kind, Gedanken lesen zu können. Nacheinander zeigt es dem Publikum die vier kleineren Zauberkarten. Es hält die Zauberkarten mit seinen Fingern so, dass die Zuschauer die kleinen Punkte unten links, mit denen diese markiert sind, nicht sehen. Bei jeder Zauberkarte fragt es dem Zuschauer, der sich das Bild ausgesucht hat: *„Ist dein Wort auf dieser Karte?"*
5. Das Kind merkt sich die Anzahl der Punkte am unteren Kartenrand der Zauberkarten, bei denen der Zuschauer ‚Ja' gesagt hat und addiert deren Punkte (z.B. 8 Punkte).
6. Dann sucht es auf der Basiskarte die richtige Zahl dazu (Nummer 8 = Stiefel). Jetzt weiß es, dass das ausgewählte Bild der Stiefel ist.

Varianten / Tipps

- Andere Zaubertricks einsetzen. Gut in der Poltertherapie einsetzbare Zaubertricks bietet das Praxisbuch ‚Zaubern in Sprachtherapie und Sprachförderung' (Braun et al. 2016) des Schubi Lernmedien Verlages.

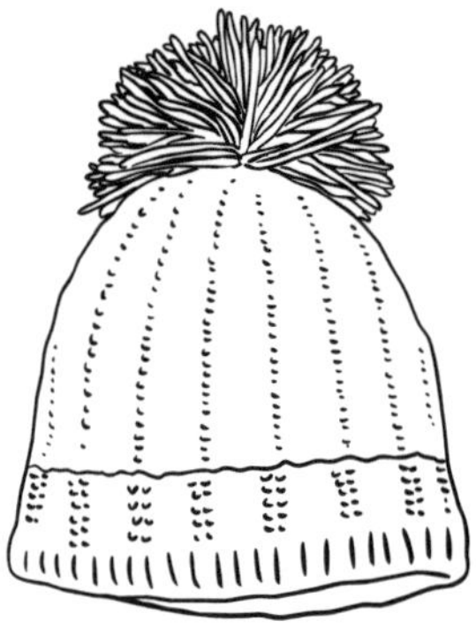

1

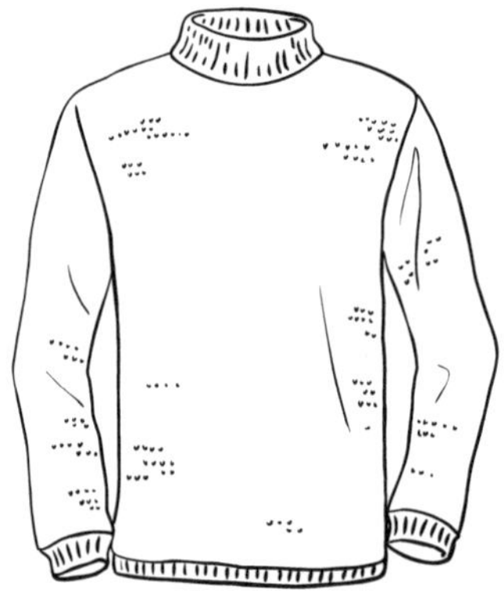

2

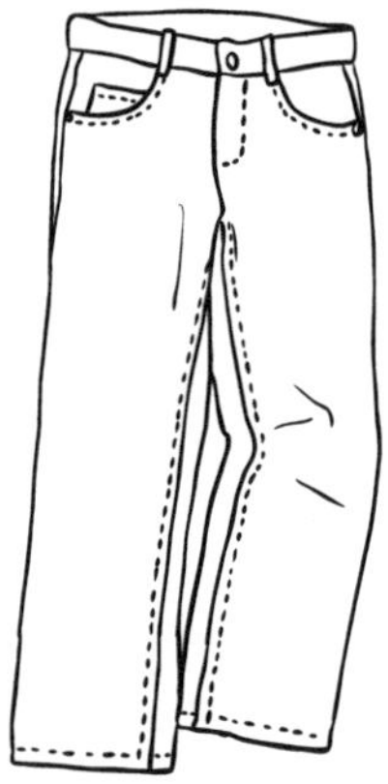

3

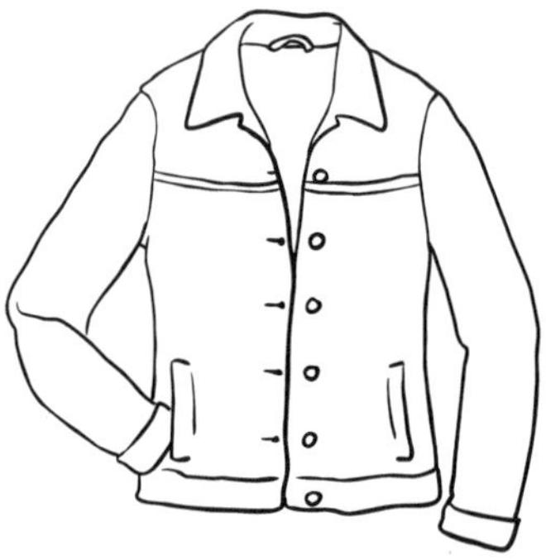

4

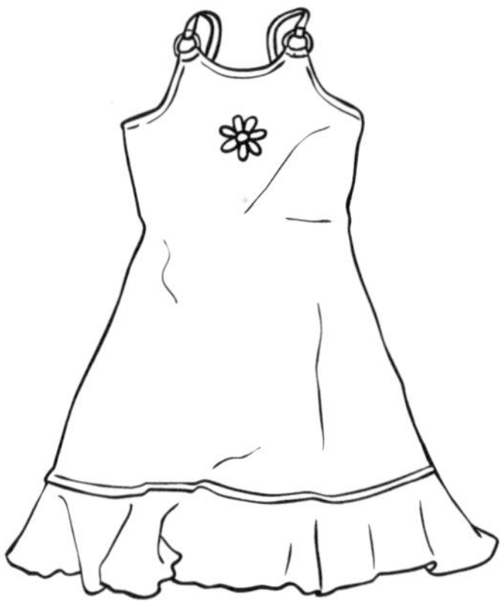

5

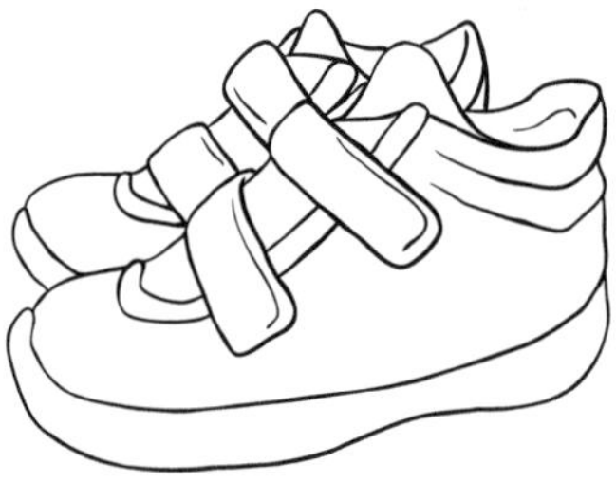

6

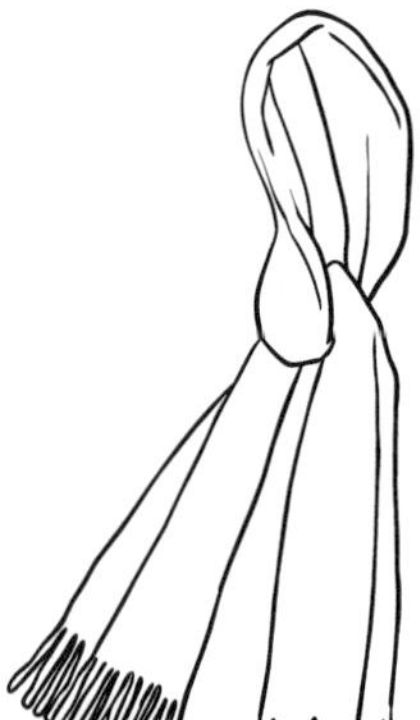

7

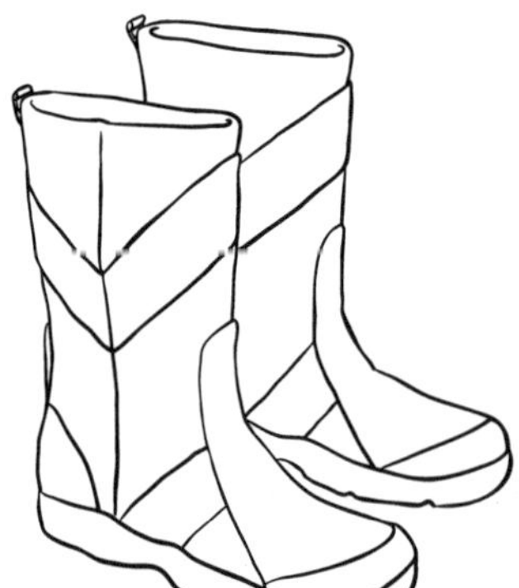

8

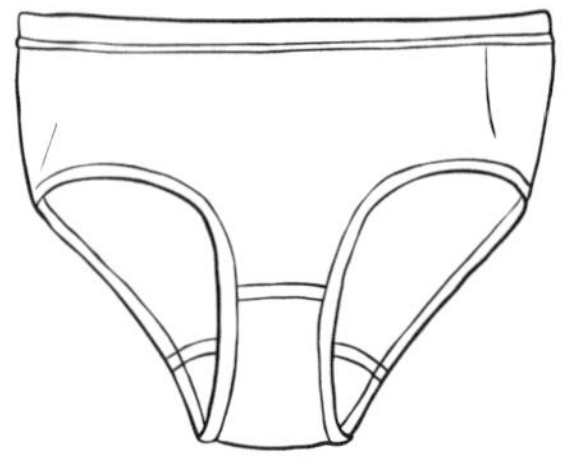

9

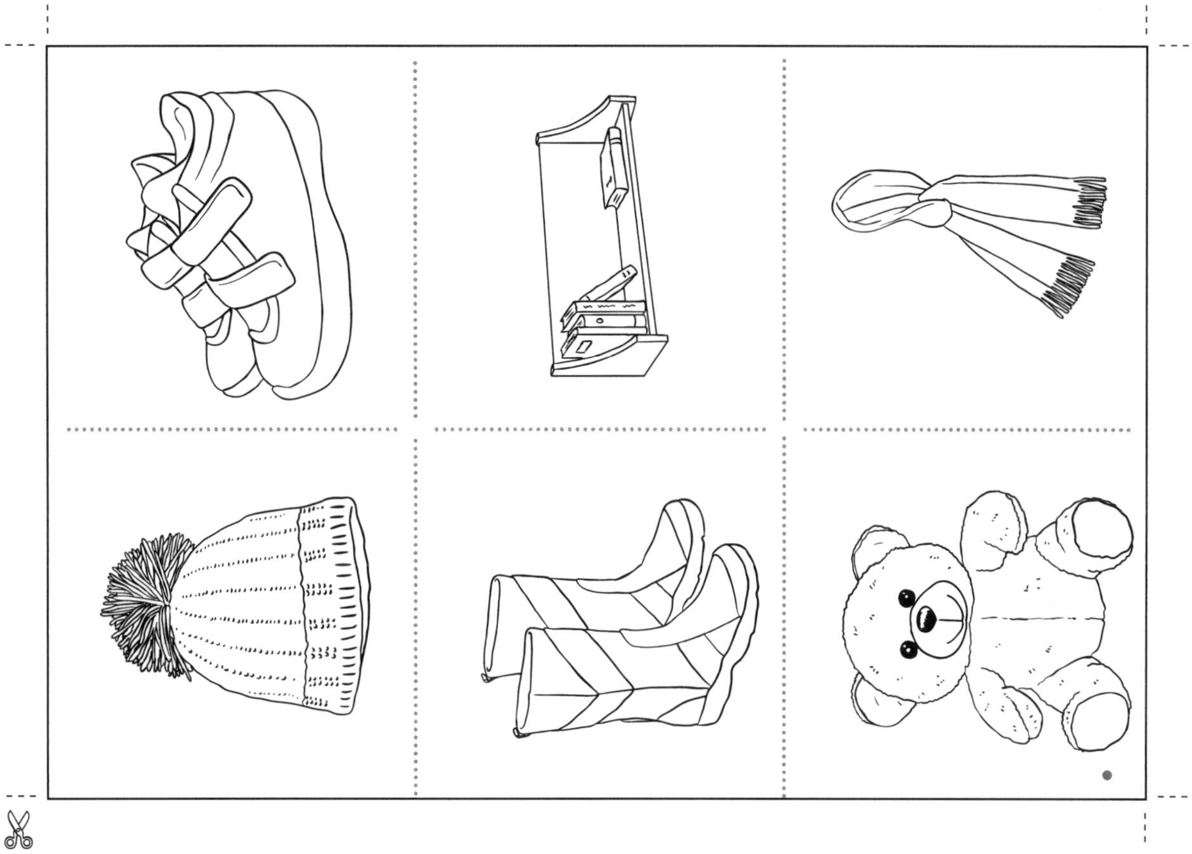

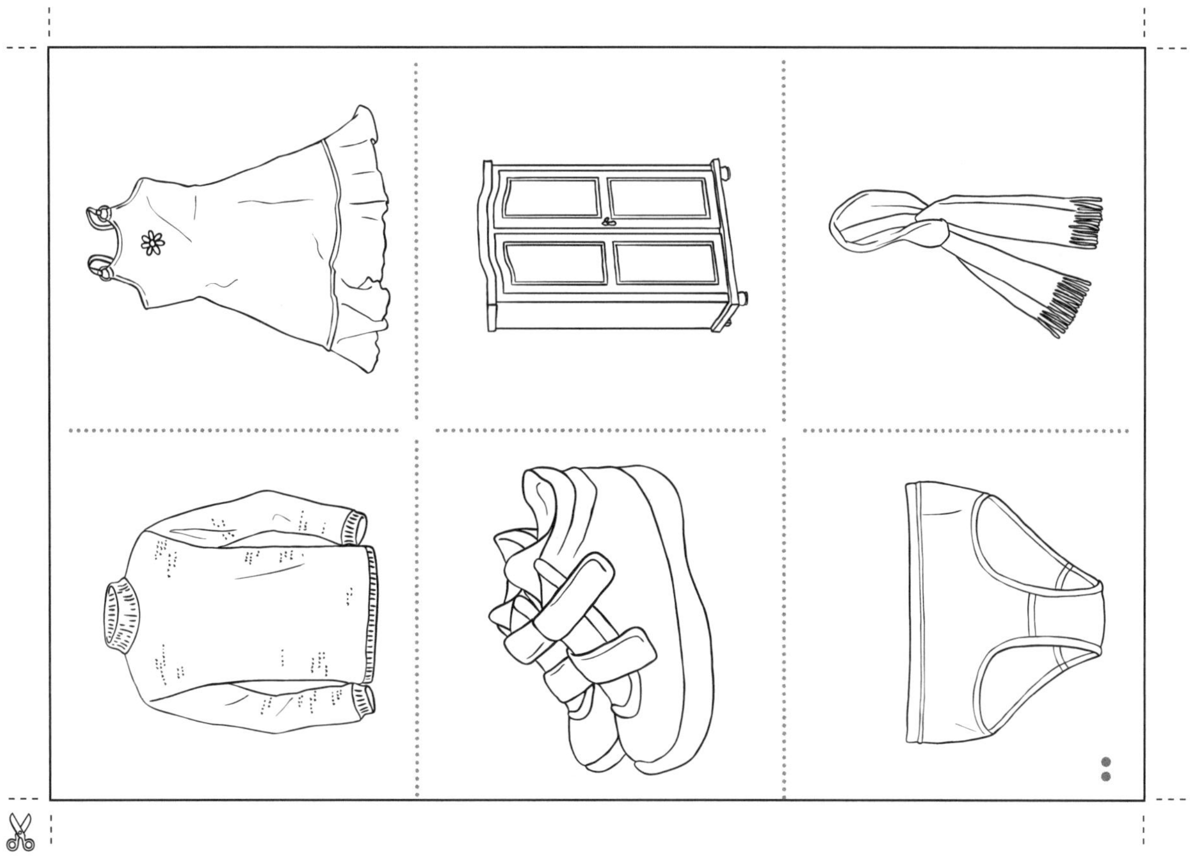

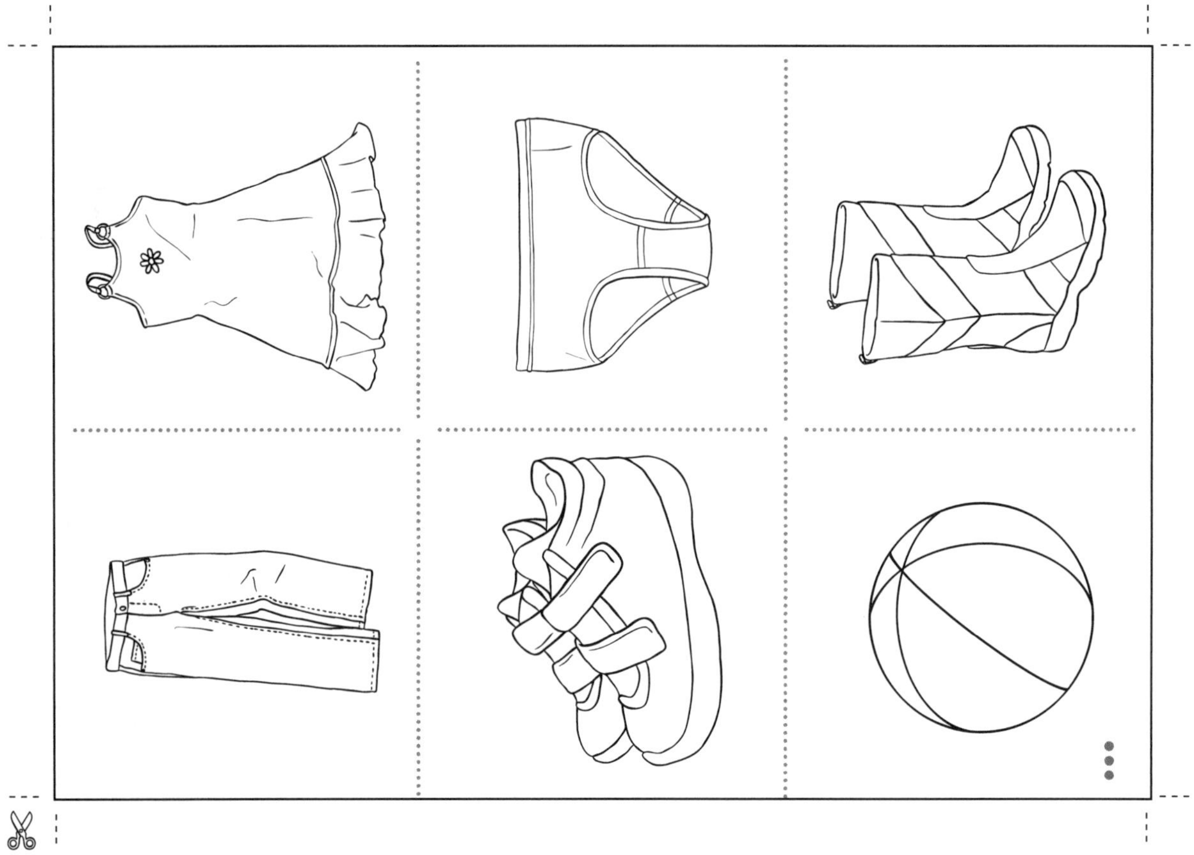

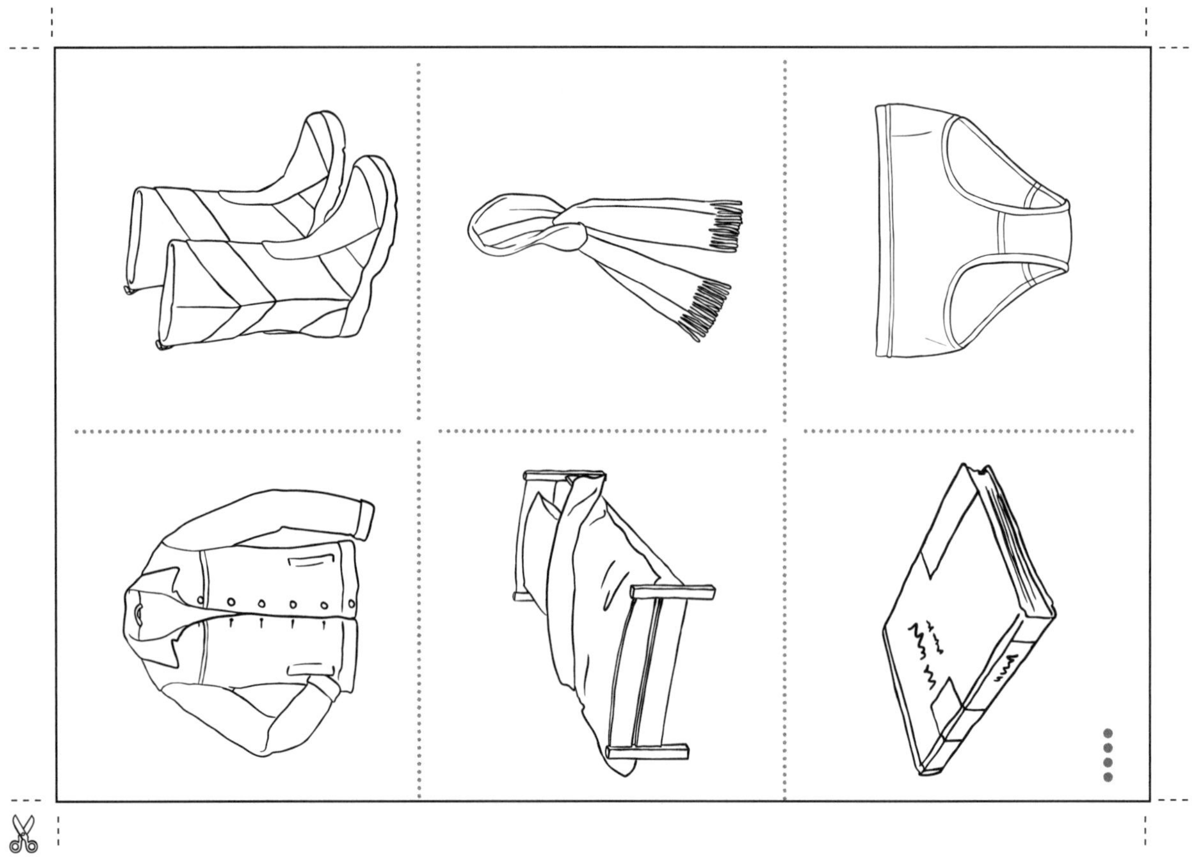

5.7 Die kaugummikauende Kuhfamilie Klopp (2 – 4 Spieler)

Ziele

Das Kind lockert den Kiefer und wird sich der Kieferöffnungsweite bewusst. Dies hat einen positiven Einfluss auf die Sprechverständlichkeit.

Altersempfehlung:	**5 – 9**
Zeitbedarf:	**15 Minuten**
Material:	**› Je Spieler 1 Kaugummi**

Vorbereitung

Kaugummis für das Spiel vorab einkaufen.

Spielbeschreibung

Das Kind bekommt einen Kaugummi. Die Therapeutin hat auch einen Kaugummi im Mund.
Dem Kind wird folgende Geschichte erzählt und gleichzeitig werden die Bewegungen mitgemacht.

Geschichte:

Kuhfamilie Klopp hat es langsam satt! Jeden Tag von morgens bis abends Gras zu kauen, das wird langsam echt langweilig. Zum Frühstück, zu Mittag und zum Abendessen: Es gibt nichts als Gras.

Eines Morgens fällt dem Bauern beim Melken eine Packung mit Kaugummis aus der Tasche. Kaum ist der Bauer weg, stürzen sich die Kühe auf die Kaugummis und verteilen sie untereinander. Endlich einmal ein anderer Geschmack, denken sich die Kühe und sind begeistert.

Doch schon nach kurzer Zeit merken sie, dass die Kaugummis eben nicht zerkaut werden können und im Maul kleben bleiben und dass sie vom Kaugummikauen auch nicht satt werden. Die Kühe haben Hunger und vermissen das saftige Gras, doch wie wird man diese klebenden Kaugummis wieder los? Um die Kaugummis wieder wegzubekommen, versuchen sie es mit verschiedenen Bewegungen:

- ***Seitliche Verschiebung des Unterkiefers***
- *Verschiebung nach **vorne** und **hinten***
- *Maul **weit öffnen** und wieder **schließen***

Als der Bauer am Abend wieder in den Stall kommt, sieht er seine kaugummikauenden Kühe, wie sie versuchen sich der Kaugummis zu entledigen. Natürlich hilft er ihnen, die Kaugummis zu entfernen. Dazu müssen die Kühe ihr Maul ganz weit öffnen und der Bauer entfernt den Kaugummi (Kind / Therapeutin nimmt den Kaugummi heraus).

Varianten / Tipps

- Die Geschichte abwechselnd möglichst deutlich mit dem Kaugummi im Mund nacherzählen.

5.8 Knack den Tresor-Code (2 – 4 Spieler)

Ziele

Das Kind spricht mehrere Silben mit kontrastreichen Artikulationsbewegungen deutlich aus. Es kann sich diese Silbenfolgen auch ohne Schriftbild merken und trotz der Speicherleistung deutlich aussprechen.

Altersempfehlung: 5 – 9

Zeitbedarf: 20 Minuten

Material:

- **Spielplan „Knack den Tresor-Code"**
- **Alle Silbenkärtchen**
- **3er Augen-Würfel**
- **Je Spieler eine Spielfigur**

Vorbereitung

Die Silbenkärtchen werden ausgeschnitten.

Spielbeschreibung

Jeder Spieler erhält eine Spielfigur. Die Silbenkärtchen werden verdeckt auf einen Stapel neben den Spielplan gelegt. Neben den leeren Spielfeldern auf dem Spielplan gibt es auch noch Felder mit einem Tresor. Es wird abwechselnd gewürfelt.

Kommt ein Spieler auf ein leeres Spielfeld, darf er ein Silbenkärtchen vom Stapel nehmen und offen neben sich legen. Landet er auf einem Feld mit einem Tresor, muss er die bisher gesammelten Silben als fehlerfreie Silbenreihe sprechen (ohne phonetisch-phonologische Fehler). Dies ist der Code für den Tresor.

Zuerst liest der Spieler den Silben-Code ab, dann deckt er die Kärtchen mit seiner Hand zu und muss ihn aus der Erinnerung heraus wiederholen (und auch dabei wieder deutlich sprechen). Bei einem Fehler beim Aufsagen des Codes aus der Erinnerung muss der Spieler zwei Felder zurück. Ansonsten darf er stehenbleiben.

Die gesprochenen Silbenkarten werden weggelegt und neue Silbenkarten werden wieder bis zum nächsten Tresor gesammelt. Gewonnen hat, wer als Erster im Wald angekommen ist.

Varianten / Tipps

- Regelvariante: Wer eine ‚Eins' würfelt muss alle seine Silbenkärtchen vorlesen.
  Wer eine Drei würfelt darf nochmals würfeln, muss aber vorher drei Silbenkärtchen des Gegners laut vorlesen.
  Gewonnen hat auch hier, wer die meisten Silbenkärtchen gesammelt hat.

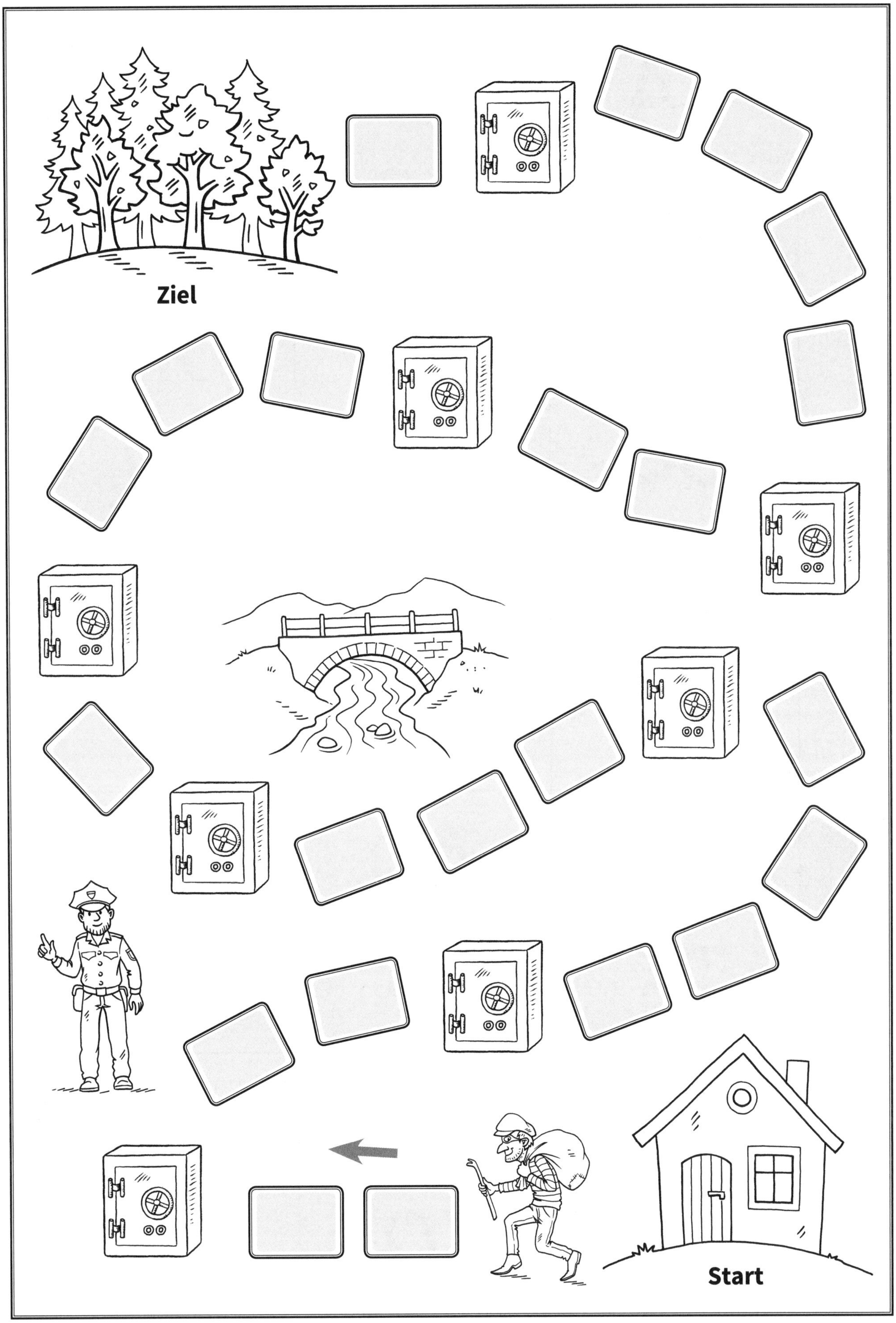
Ziel
Start

✂

KA PO	TI KO	PU KA
LA GO	WO LA	DI BU
SU KU	DI MU	FU KA
PE TA	GU LA	ZI FA
TU LE	BI LO	WA SI

PE SI	LI BO	MI KO
KI PA	TU SA	FI LO
FA FU	MA FI	WO KA
SU KI	ME FA	KI SO
NO SI	PU NI	LE SU

5.9 König, wie viele Schritte darf ich machen? (2 – 4 Spieler)

Ziele
Das Kind spricht deutlich Silbe für Silbe aus. Es entwickelt ein Bewusstsein für Wortlängen, insbesondere für Wortenden.

Altersempfehlung:	5 – 9
Zeitbedarf:	15 Minuten
Material:	› Spielplan ‚König, wie viele Schritte …‘ › 1 Spielfigur je Spieler › 8 ‚Oberbegriffkarten‘

Vorbereitung
Die acht Bildkarten mit den Motiven / Unterbegriffen zu je einem Oberbegriff werden ausgeschnitten.

Spielbeschreibung
Die ‚Oberbegriffkarten‘ mit der Bildseite nach unten als Stapel neben dem Spielplan legen. Die beiden Spielfiguren auf das Startfeld stellen.

Das Kind fragt: „König, wie viele Schritte darf ich machen?“ Die Therapeutin zieht daraufhin eine ‚Oberbegriffkarte‘ (z.B. die mit den Lebensmitteln) und das Kind muss nun ein Wort mit dem Begriff zum gezogenen semantischen Feld ‚Lebensmittel“ nennen (z.B. Bananenmilch); dieses Wort spricht es deutlich und Silbe für Silbe aus.

Für jede gesprochene Silbe rückt es seine Figur ein Feld weiter, für Ba – na – nen – milch also vier Schritte und gelangt so allmählich zum Schloss. Es ist klar, je länger die Wörter sind, die man bildet, desto weiter darf man mit seiner Figur gehen. Die gezogene ‚Oberbegriffkarte‘ wird unter den Stapel gelegt.

Dann ist die Therapeutin an der Reihe und fragt: „König, wie viele Schritte darf ich machen?“ Danach zieht das Kind eine Karte vom Stapel und die Therapeutin muss ein Wort zum semantischen Feld bilden um weiterzurücken usw.

Varianten / Tipps
- Die gesprochenen Wörter klatschen und die andere Person zählt.
- Regelvariante: Wenn absehbar ist, dass das Kind bereits zu Spielbeginn sehr lange Wörter bildet und die Spielrunde dadurch sehr kurz wird, kann vereinbart werden, dass das Spiel erst beendet ist, wenn der Spieler wieder zurückgegangen ist und auf dem Startfeld angekommen ist.
- **Treppenspiel:** Therapeutin und Kind stehen vor einer echten Treppe. Es wird eine ‚Oberbegriffkarte‘ gezogen. Der Spieler, der an der Reihe ist, darf sich einen der abgebildeten Unterbegriffe aussuchen und pro Silbe eine Stufe auf der Treppe höhergehen – wer ist als Erster oben?

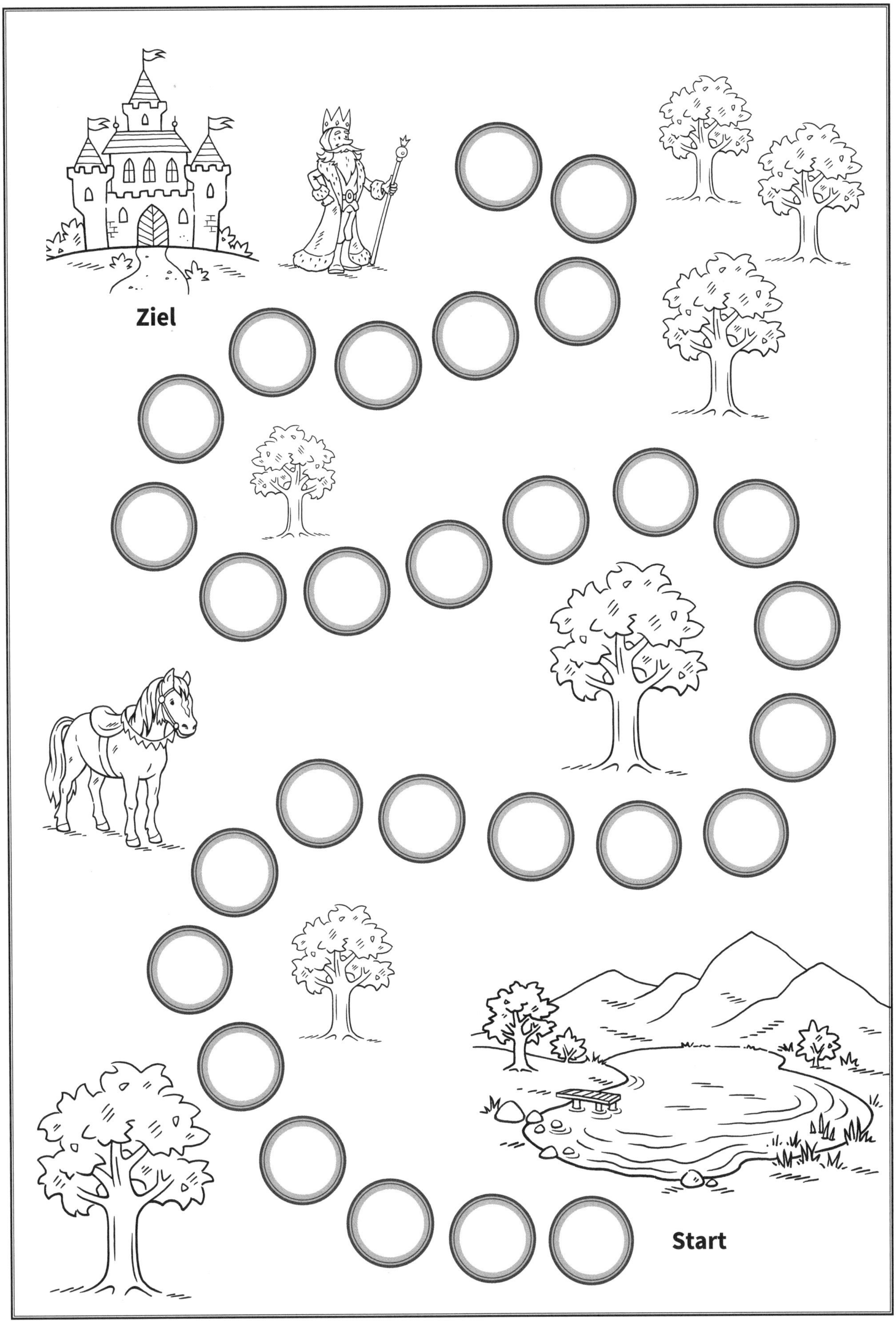
Ziel
Start

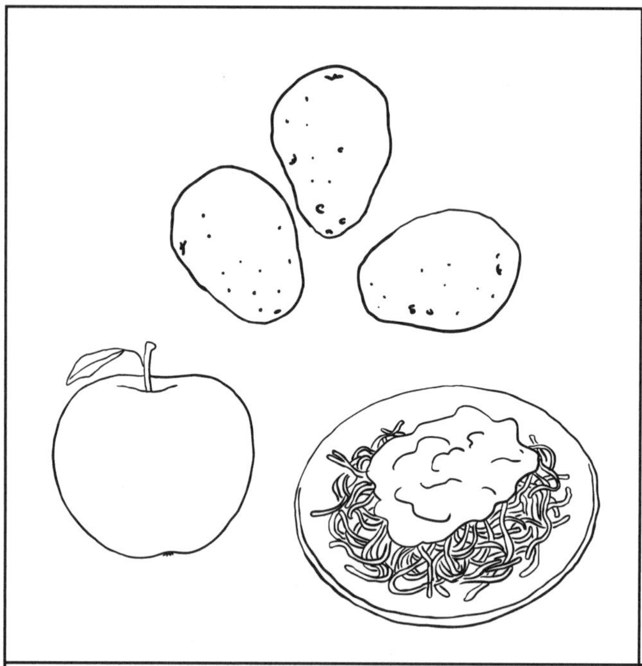

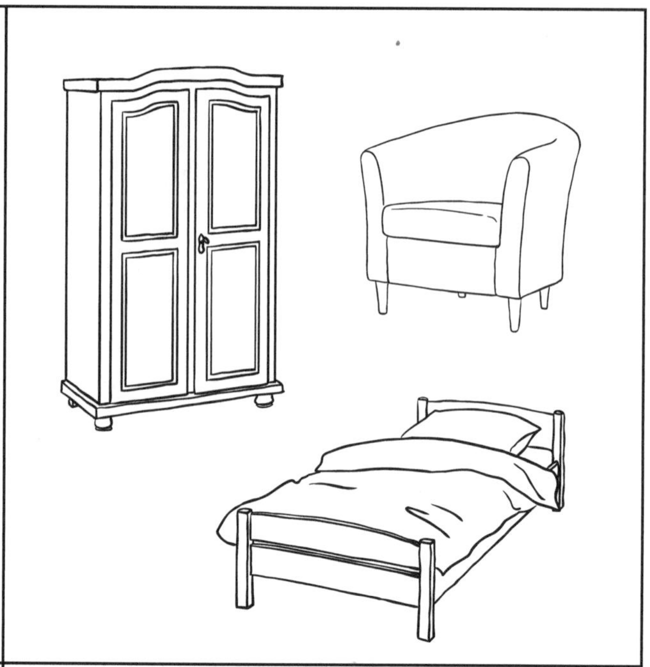

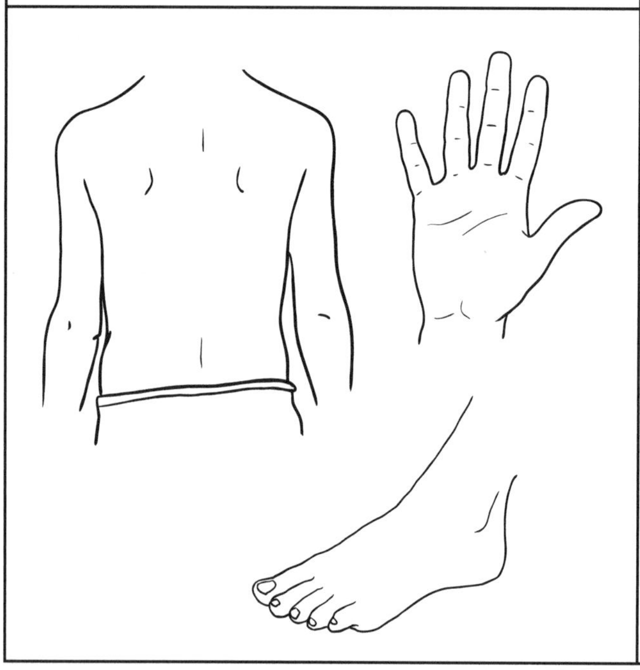

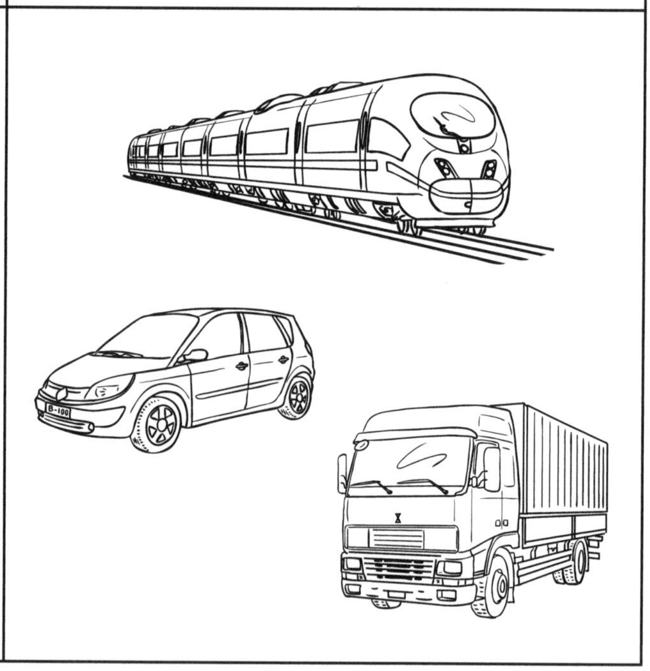

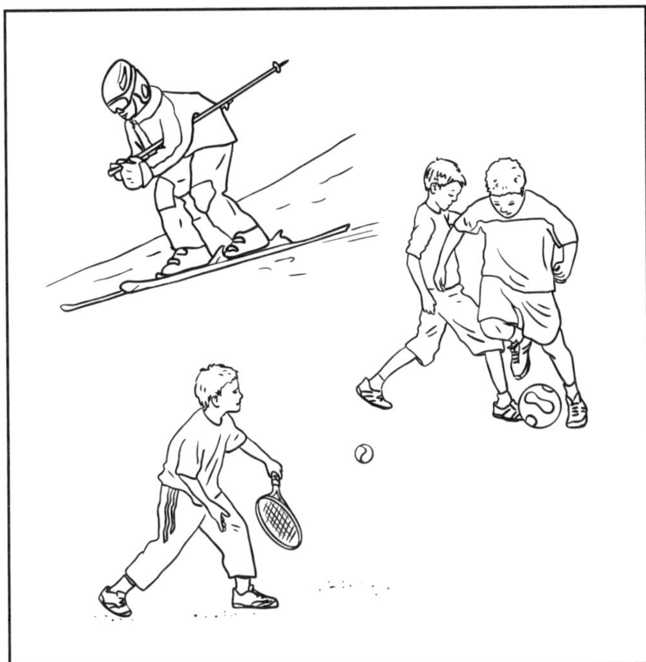

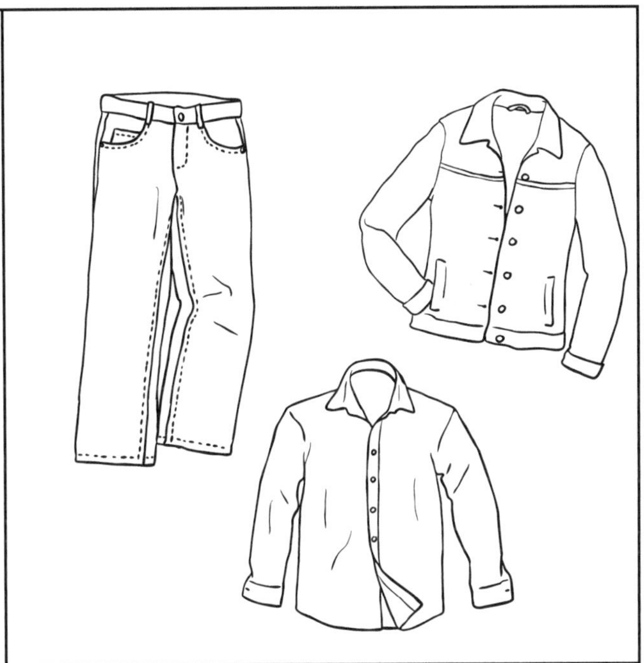

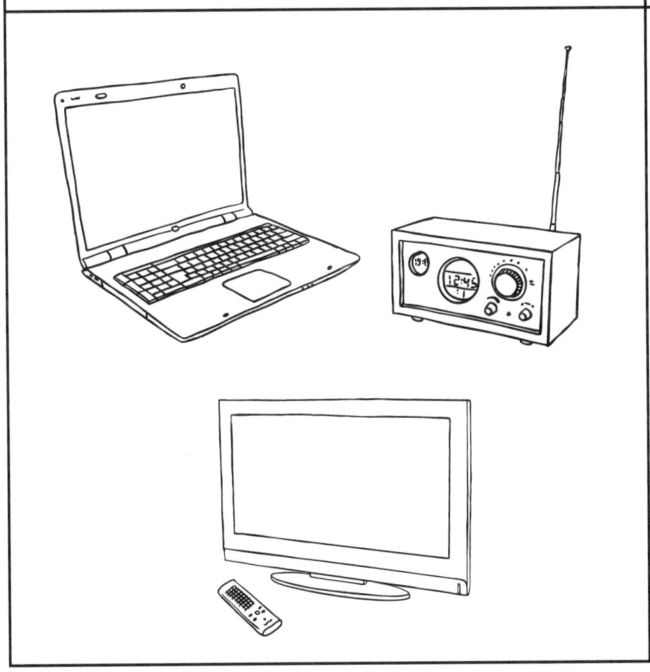

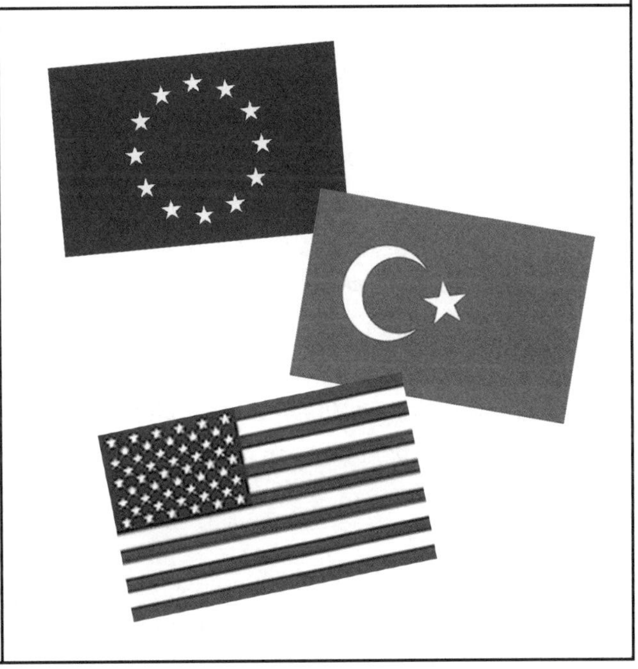

5.10 Lippenlesen (2 – 4 Spieler)

Ziele
Das Kind wird sich der verschiedenen Mundstellungen bei der Artikulation bewusst. Es kann von den verschiedenen Mundstellungen auf die Phoneme zurückschließen.

Altersempfehlung: 5 – 12
Zeitbedarf: 10 Minuten
Material:
- 21 Bildkarten
- Schere

Vorbereitung
Die Kopiervorlage mit den 21 Bildkarten wird mit dem Kind besprochen und die Begriffe zu den Abbildungen geklärt. Sobald das Kind die Begriffe kennt, werden die Bildkarten ausgeschnitten.

Spielbeschreibung

Variante 1:
Dem Kind werden drei Bildkarten vorgelegt und eines der Bilder wird von der Therapeutin deutlich und lautlos artikuliert. Das Kind hört also das Wort nicht, muss aber aufgrund der Mundbewegungen rückschließen, welches der drei Wörter ‚gesprochen' wurde.

Tipp: Zu Beginn eher kontrastreichere Begriffe auswählen (Baum, Apfel, Auto), im weiteren Verlauf ähnlichere Wörter wählen (Haus, Maus, Fuß).

Variante 2:
Die Therapeutin oder ein Mitspieler hält alle Karten in der Hand – nimmt eine Karte und artikuliert diese Karte lautlos. Das Gegenüber muss von den Lippen ablesen, welcher Begriff gerade artikuliert wurde.

Varianten / Tipps
- Dieses Spiel kann mit jeglichem Sprachmaterial, welches gerade für das Kind aktuell ist (Sport, Hobby, Themen aus Kindergarten / Schule) mit und ohne Bildkarten durchgeführt werden.

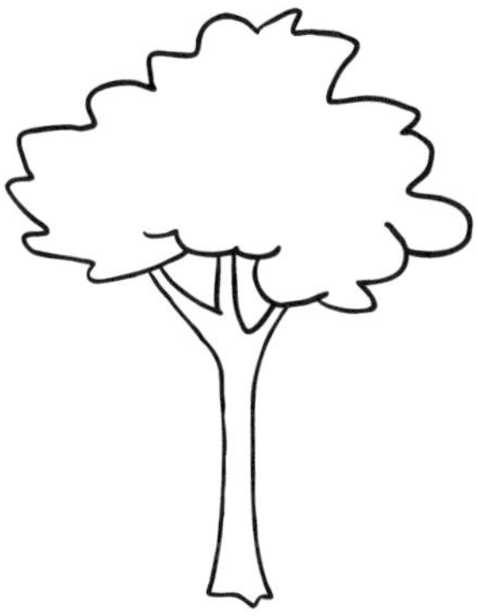

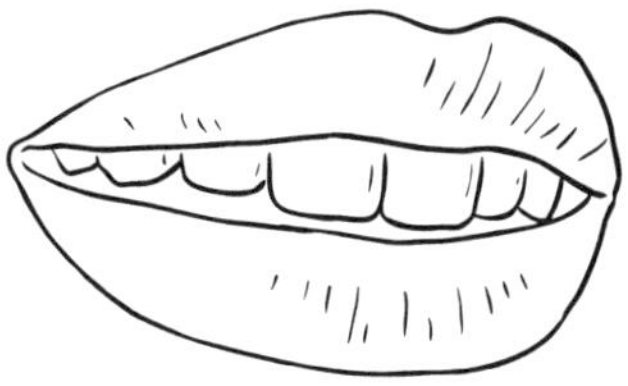

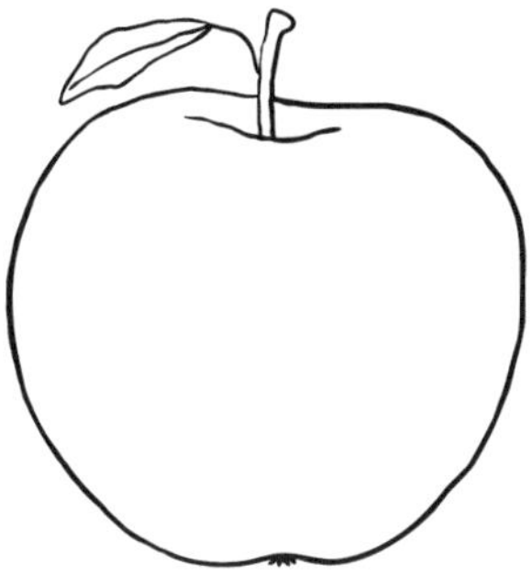

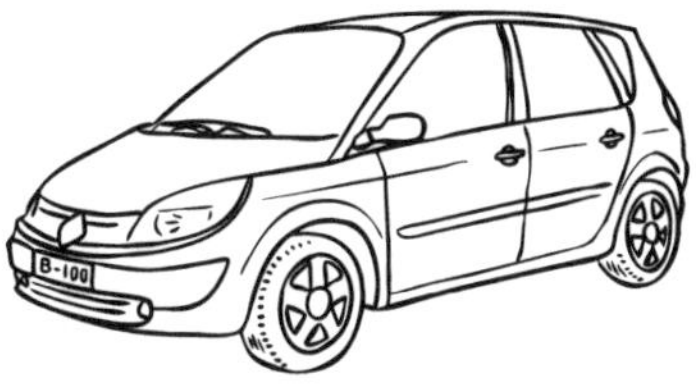
B-100

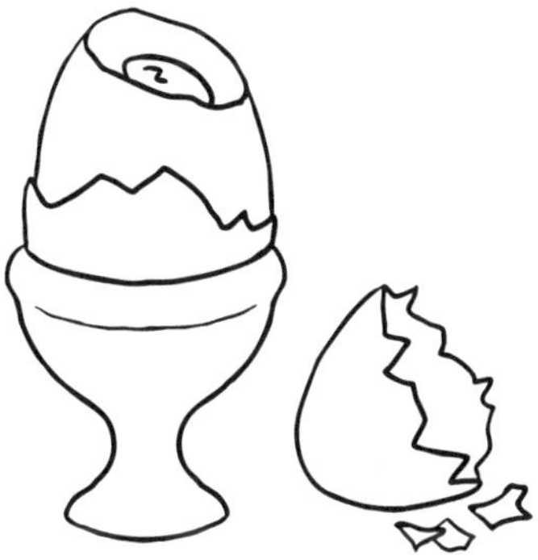

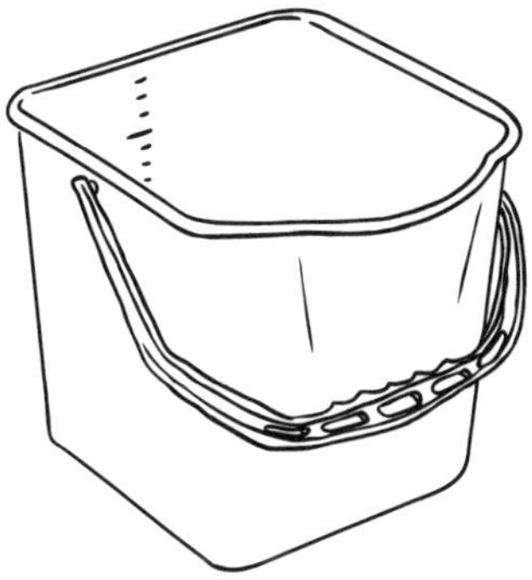

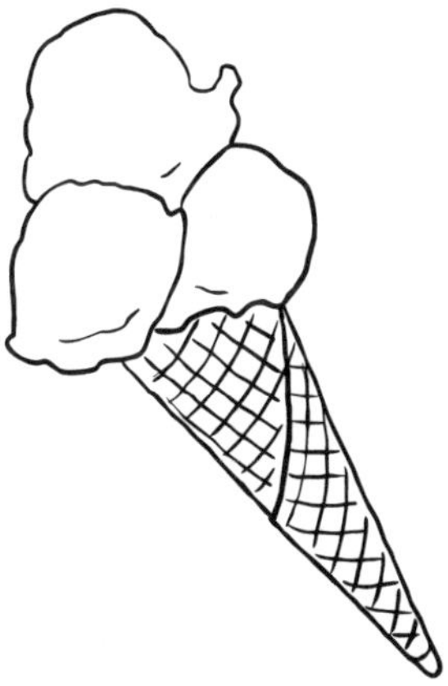

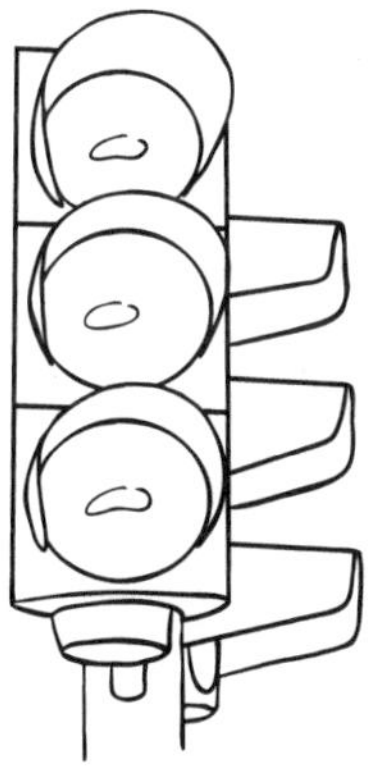

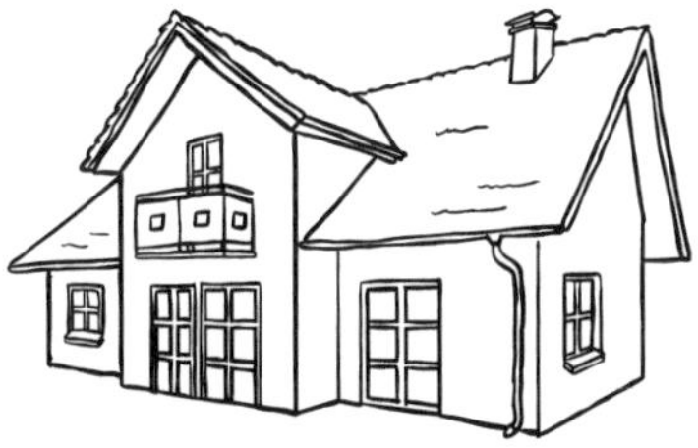

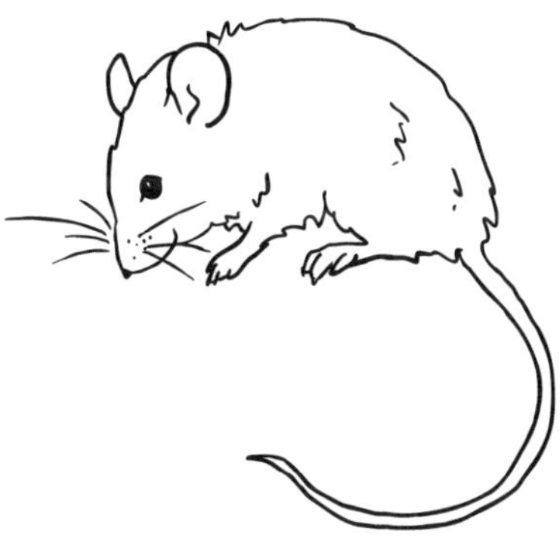

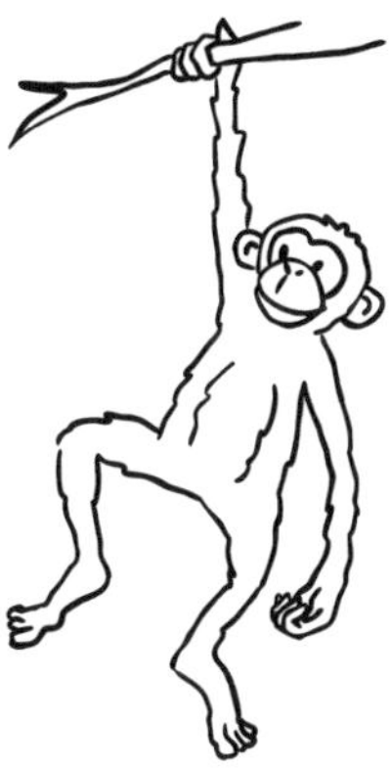

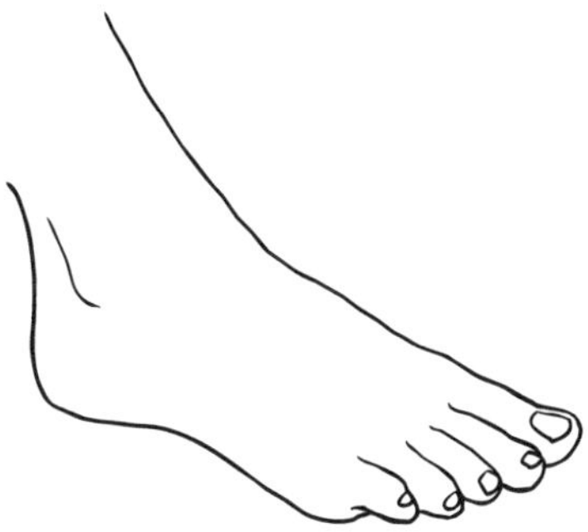

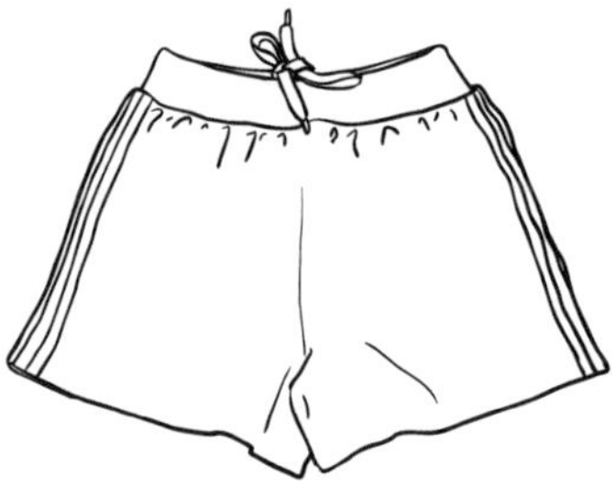
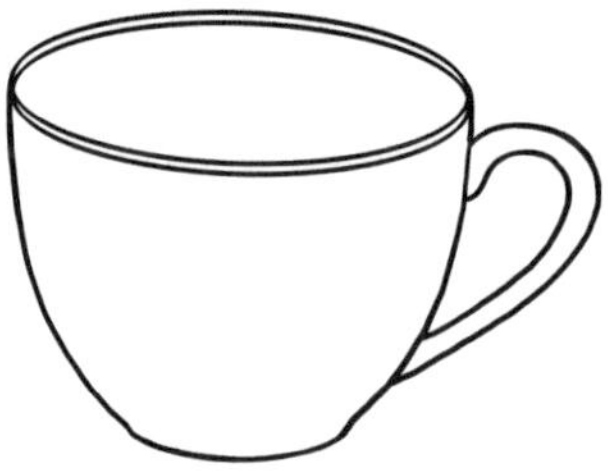
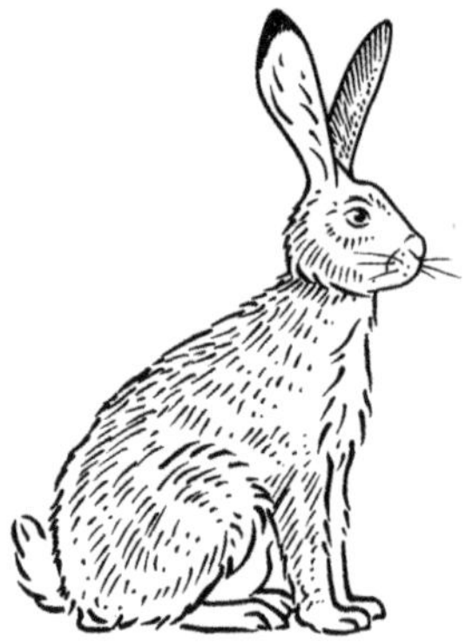
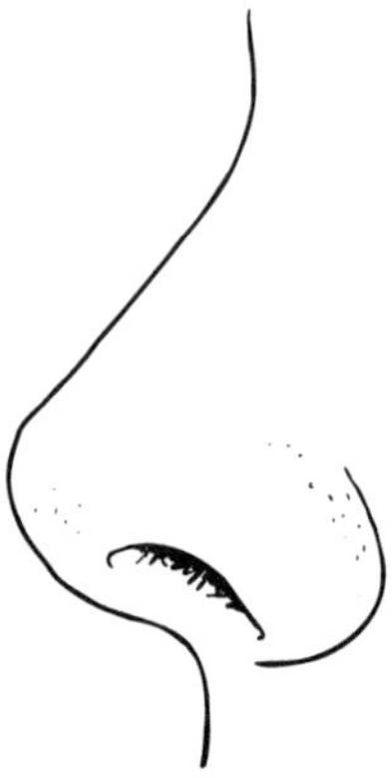
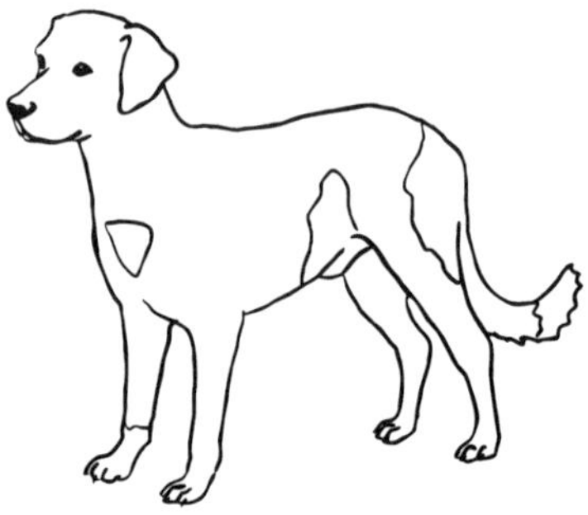
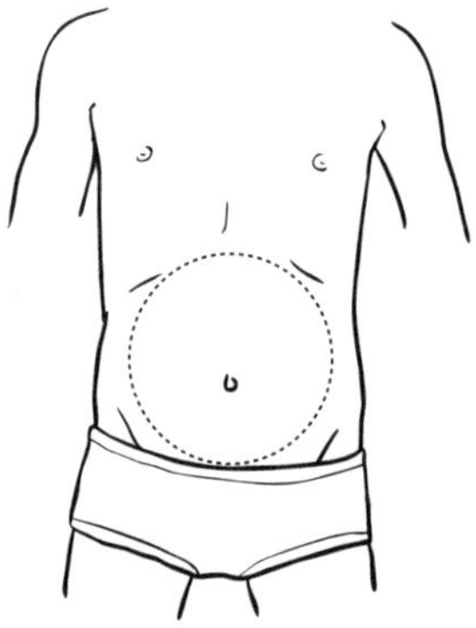
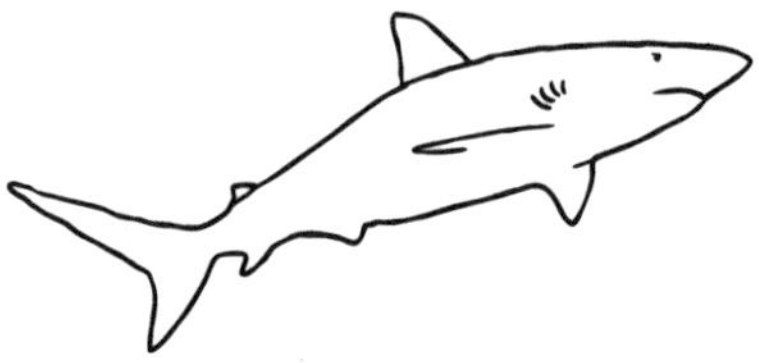
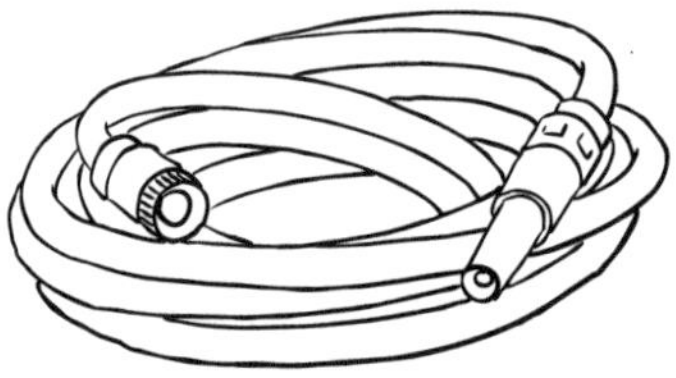
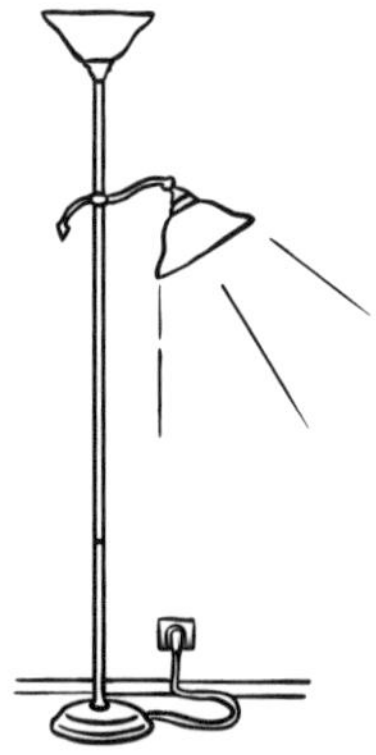

5.11 Salzfass (2 – 4 Spieler)

Ziele

Das Kind liest mit großer Bewusstheit und deutlicher Artikulation die Bastelanleitung. Im Spiel selber artikuliert das Kind die verschiedenen Artikulationsorte deutlich und bewusst.

Altersempfehlung: 5 – 9
Zeitbedarf: 20 Minuten
Material:

- 1 Salzfass-Vorlage nach Wahl
- Bastelanleitung
- Schere
- Bleistift

Vorbereitung

Eine Salzfass-Vorlage aussuchen (z.B. die mit den Silben) kopieren, ausschneiden und basteln. Wird das Blankosalzfass ausgesucht, werden vor dem Basteln die für das Kind zu übenden Lautfolgen in die schattierten Flächen eingetragen.

Herstellung des Spieles

Das Kind liest zusammen mit der Therapeutin die komplette Anleitung Satz für Satz durch. Schwierige Passagen werden mit einem Bleistift markiert.

Danach wird das Salzfass für das Spiel (auch bekannt als Schnipp-Schnapp-Spiel) gebastelt. Das Kind liest erneut Anleitungsschritt für Anleitungsschritt und faltet entsprechend der Anweisungen.

Spielbeschreibung

Ein Spieler hat das geschlossene Salzfass in der Hand und fragt sein Gegenüber:
„Nenne eine Zahl zwischen 1 und 10."
Er bewegt das Salzfass der genannten Zahl entsprechend nach beiden Seiten hin und her und öffnet und schließt es auf diese Weise. Die auf den geöffneten Feldern sichtbaren Silben muss das Gegenüber so deutlich wie möglich artikulieren. Danach wird gewechselt.

Variante mit Salzfass-Vorlage 2: Der Spielpartner sucht eines der vier sichtbaren Icons aus und dies wird vom Mitspieler, der das Salzfass in der Hand hält, erfüllt. Danach Wechsel.

Varianten / Tipps

- Auf dem Blanko-Salzfass individuelle Förderinhalte (z.B. andere Silben oder Lautverbindungen, schwierige Wörter) vorab markieren und dadurch die Aufgabeninhalte beliebig variieren.

Schritt 1

Lege die Salzfass-Vorlage vor dir auf den Tisch (die Silbe PO steht links, Silbe TE rechts) (**1a**) und falte sie an einer der gestrichelten Linien. (**1b**) Klappe das Blatt wieder auf.
Falte das Blatt erneut an der zweiten gestrichelten Linie und entfalte es wieder.

Wende die Vorlage nun von rechts nach links um (die Buchstaben sind nun verdeckt) (**1c**). Falte die Vorlage nochmals an den zuvor entstandenen Falzlinien und klappe sie wieder auf:

1a

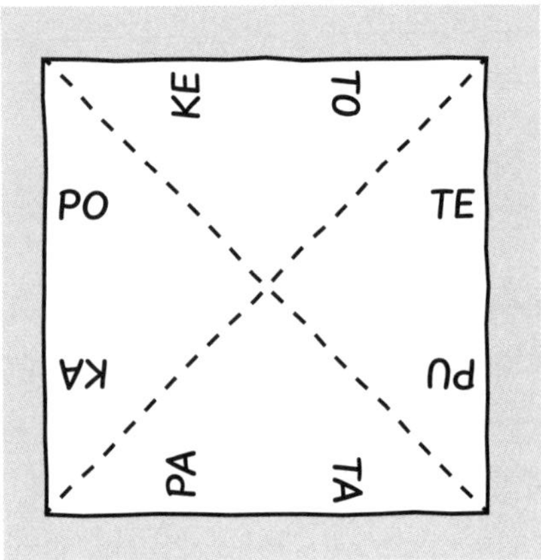

1a + 1b

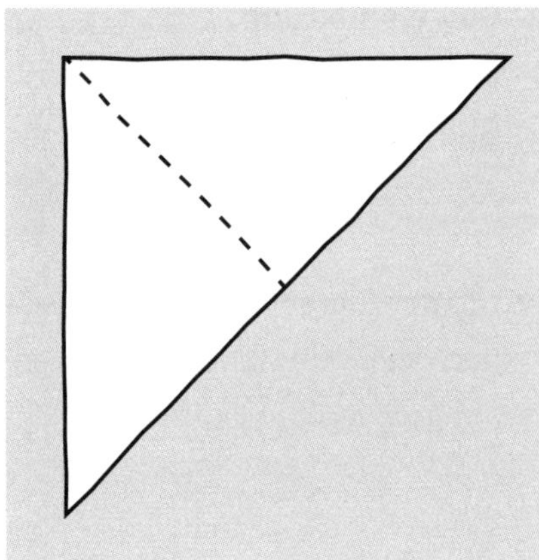

1c

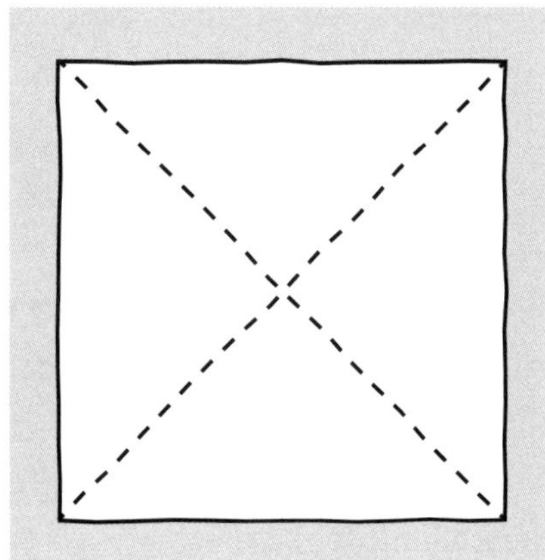

Schritt 2

Falte die 4 Ecken nach innen, dass sie in der Mitte des Quadrates zusammentreffen. Orientiere dich dabei an den Falzlinien. Die Buchstaben sind wieder sichtbar (**2a + 2b**). Es entsteht ein Quadrat, das auf der Spitze steht.

2a

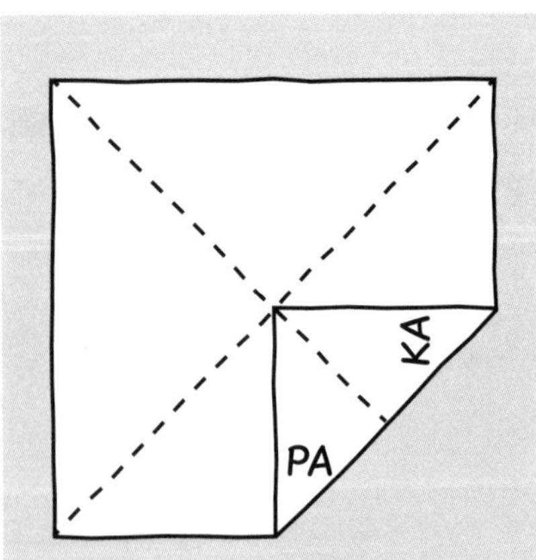

2b

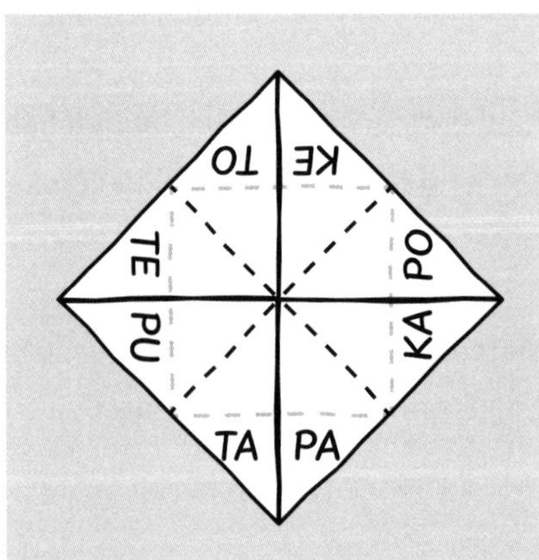

Schritt 3

Wende das Quadrat nun um (**3a**) und falte wieder die 4 Ecken in die Mitte. Die Falzlinien helfen dir wieder. (**3b**)

Es entsteht ein halb so großes Quadrat mit vier großen (acht kleinen) Dreiecken, die sich in der Mitte treffen (**3c**).

3a

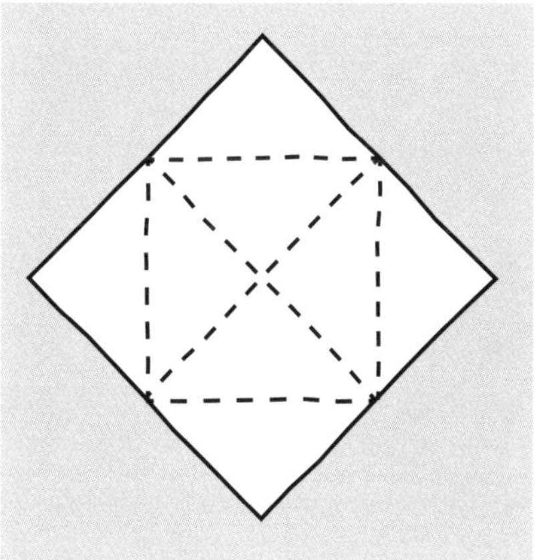

3b

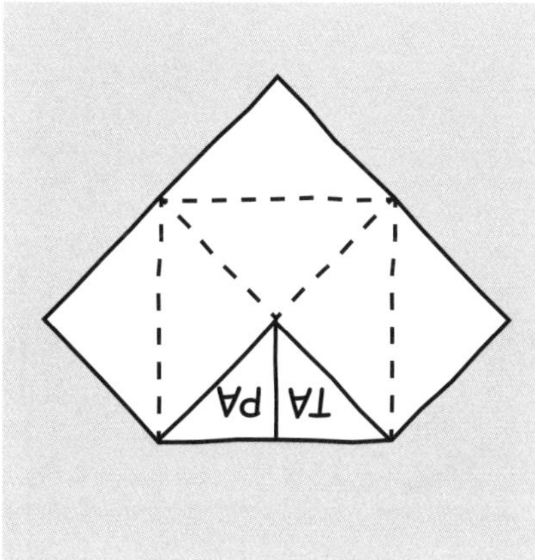

3c

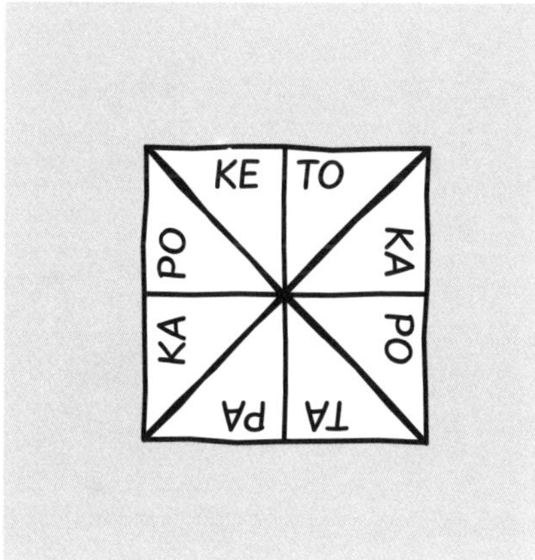

Schritt 4

Falte das Quadrat nun mehrmals von unten nach oben (ein Rechteck entsteht) (**4a**) und wieder zurück.

Drehe das Quadrat nun im Uhrzeigersinn um 90 Grad (**4b** >...), sodass die vorher rechte Kante nun unten quer vor dir liegt.

Falte das Quadrat wieder mehrmals von unten nach oben und wieder zurück und behalte diesmal die Faltung (Rechteck) bei (...> **4c**).

4a

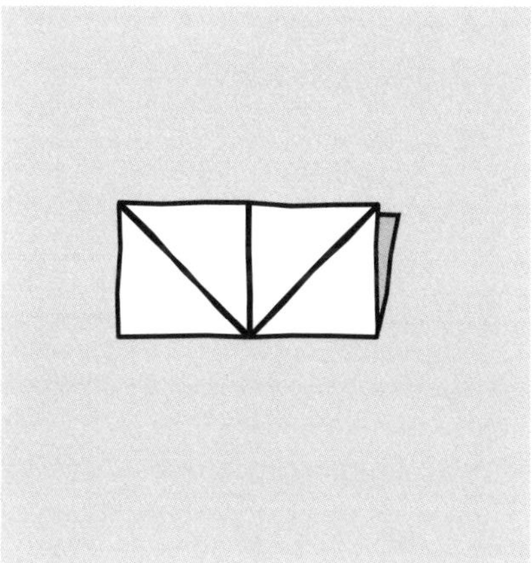

4b

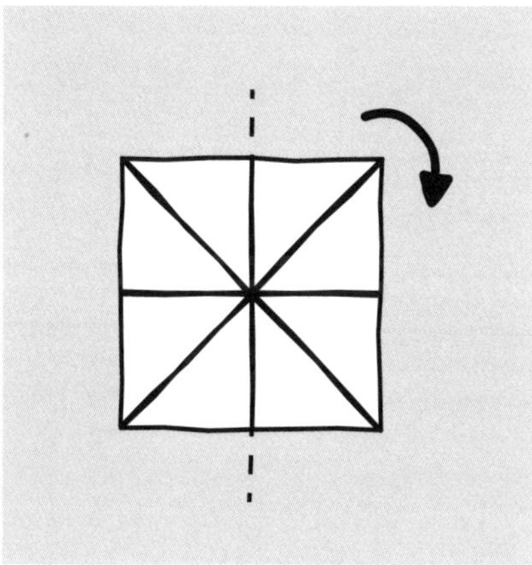

4c

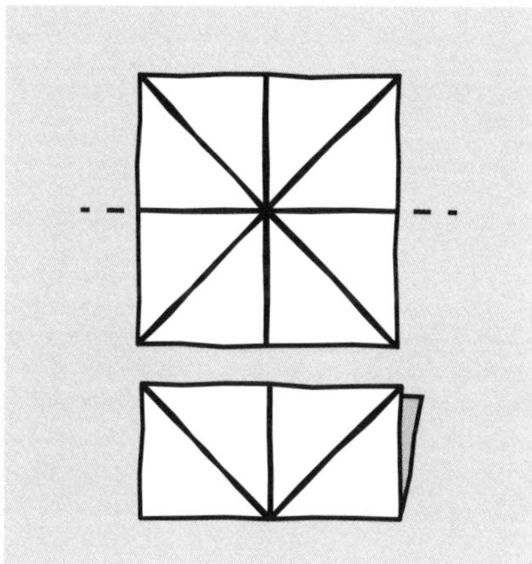

Schritt 5

Fasse nun die unteren Ecken des Papiers mit Daumen und Zeigefinger und drücke die Ecken in Pfeilrichtung zusammen (**5a** + **5b**).

Wenn du jetzt zusätzlich die vier quadratischen Einzelblätter unten von den Spitzen her nach außen klappst (**5 c** + **5d**), ist dein Salzfass fertig.

Mit vier Fingern kannst du das Salzfass öffnen und schließen und die Silben lesen.

5a

5b

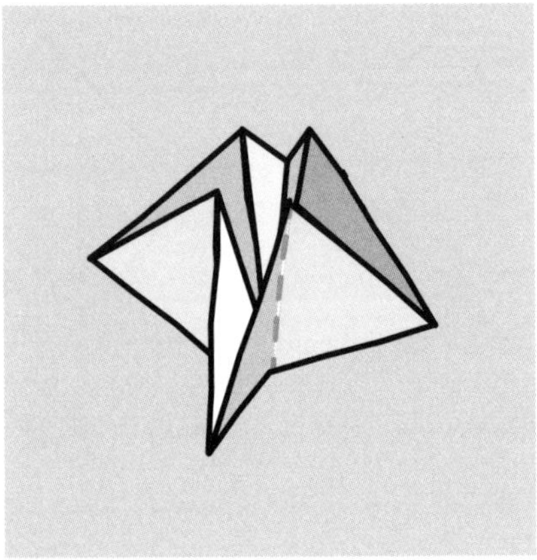

5c

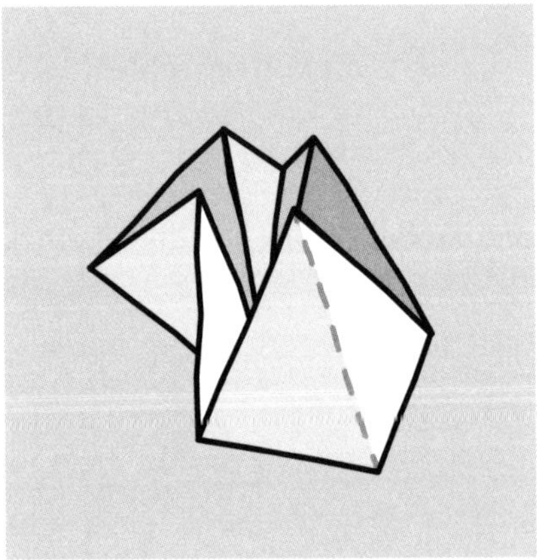

5d

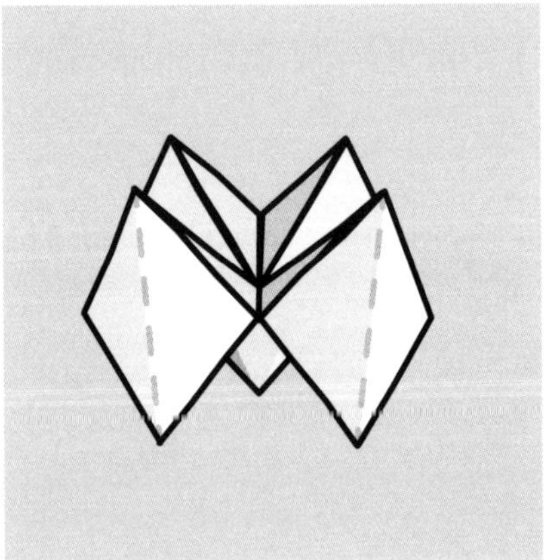

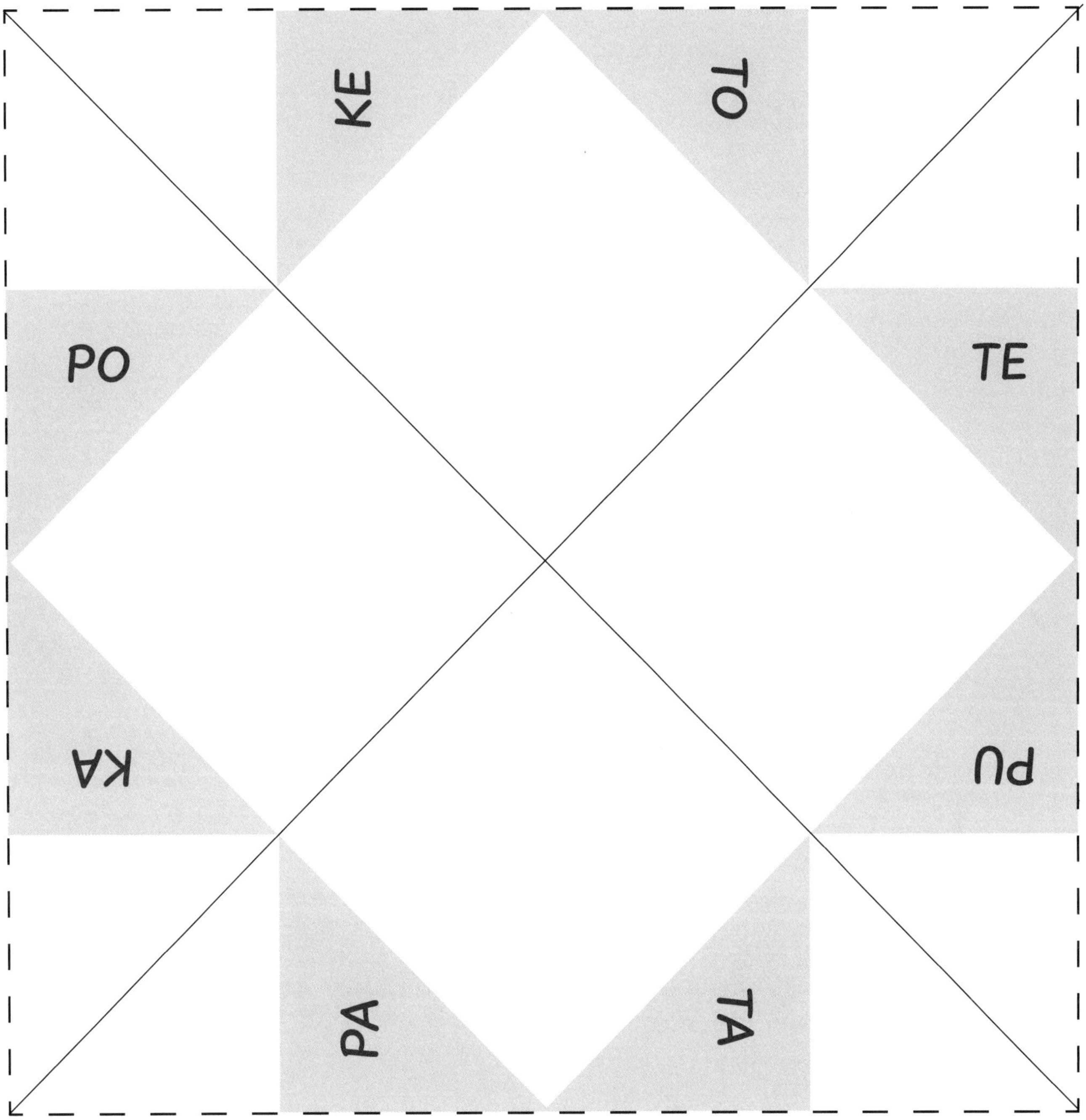
KE
TO
PO
TE
KA
PU
PA
TA

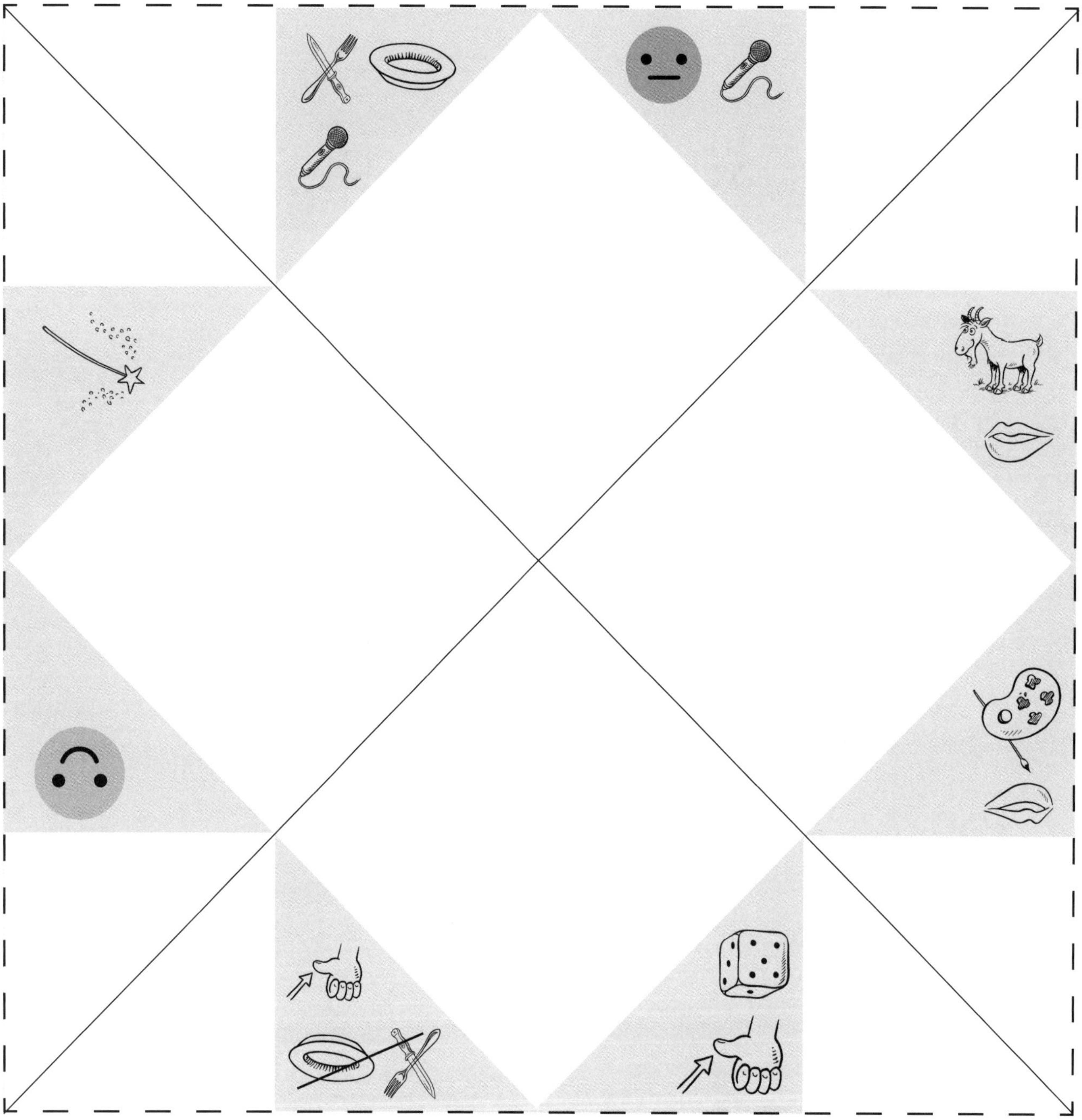

Legende:

- Deutlich sprechen: Lieblingsessen (**Symbole:**Mikrofon, Teller und Besteck)
- Deutlich sprechen: das mache/habe ich nicht gerne (**Symbole:** Mikro, Smiley)
- Lippenlesen: Lieblingstier (**Symbole:** Lippen, Tier)
- Lippenlesen: Lieblingsfarbe (**Symbole:**Lippen, Farben = Pinsel mit Palette)
- Den Daumen zwischen die Zähne legen, nicht drauf beissen: Lieblingsspiel (**Symbole:** Daumen, Würfel)
- Den Daumen zwischen die Zähne legen, nicht drauf beissen: Das esse ich nicht gerne (**Symbole:** Daumen, Teller und Besteck durchgestrichen)
- Normales Sprechen mit dem Ziel deutlich zu artikulieren: das mache/habe ich gerne (**Symbole:** Smiley)
- Normales Sprechen mit dem Ziel deutlich zu artikulieren: mein Wunsch, wenn ich zaubern könnte (**Symbole:** Zauberstab)

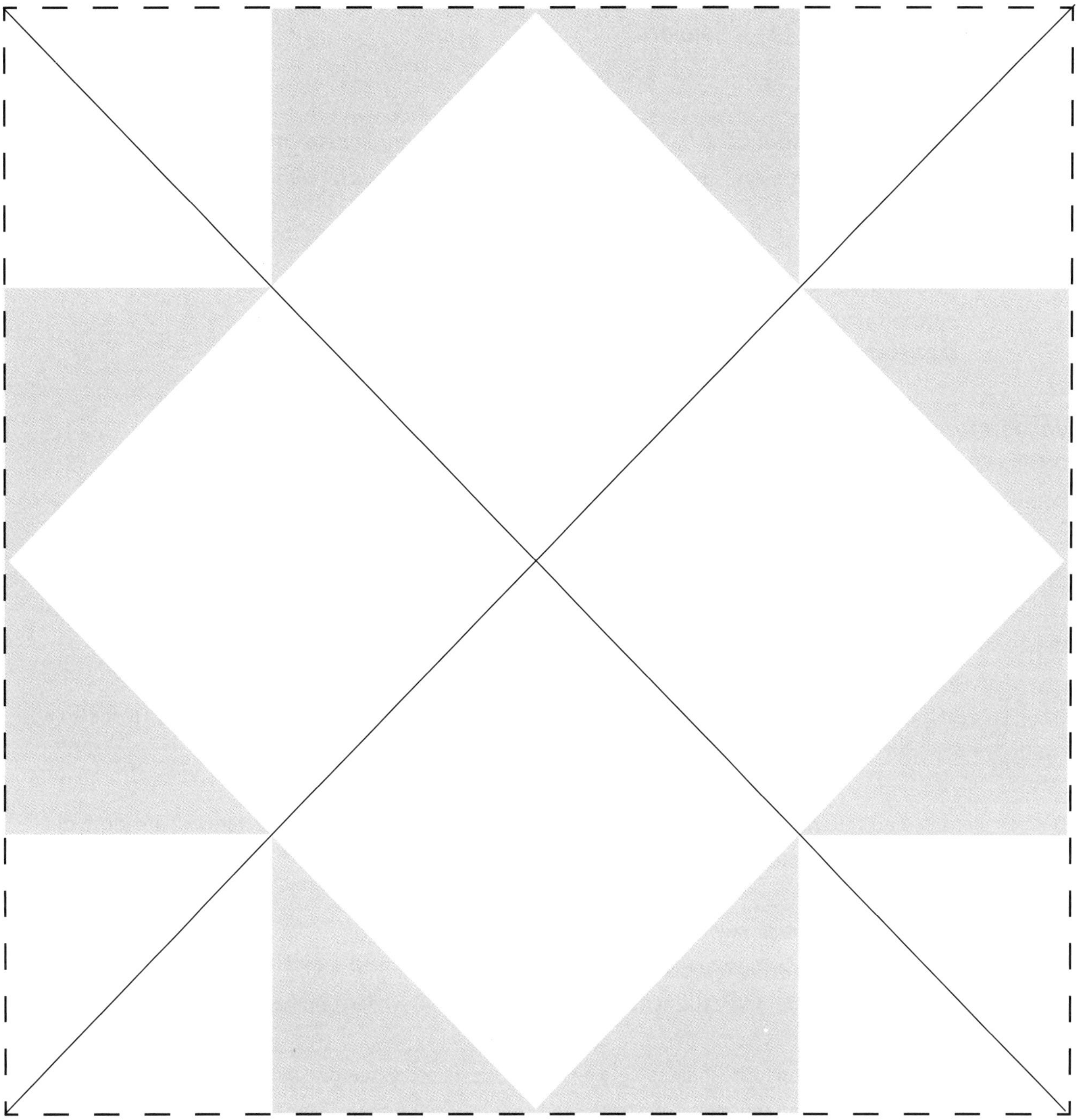

5.12 Vokalsalat (2 – 4 Spieler)

Ziele

Das Kind spricht mit großer Bewusstheit und deutlicher Artikulation verfremdete Komposita. Durch die Einschätzung des Schweregrades beim Aussprechen der verfremdeten Komposita wird zusätzlich auch das Monitoring angeregt.

Altersempfehlung: 5 – 9
Zeitbedarf: 10 Minuten
Material: › Tabellen für Komposita

Vorbereitung

Die Tabellen werden kopiert. Die Beispieltabelle ‚Sonnenschirm' und eine Blanko-Zwölfer-Tabelle für eigene Komposita-Variationen werden ausgeschnitten.

Spielbeschreibung

Die Beispieltabelle ‚Sonnenschirm' wird mit dem Kind besprochen. Die Veränderung von Wörtern durch Vokaltausch wird dem Kind z. B. anhand seines Namens verdeutlicht.

Das Kind liest dann die Wörter in der Tabelle von oben nach unten laut vor und merkt dabei wie sich das Kompositum ‚Sonnenschirm' durch das Tauschen und Verändern von Vokalen verändert.

Danach werden die Zahlenwerte in der Tabelle erklärt. Die Nummer 1 ist hier das schwerste lesbare Wort, das zweitschwerste hat die Nummer 2 usw.

Dann wird das laute Lesen wiederholt, wobei das Kind mit Nummer 12. beginnt, dann die Nummer 11 liest usw. Auf diese Weise steigert sich der Schwierigkeitsgrad Schritt für Schritt und das Kind ist zusätzlich gezwungen, mit dem Fokus seiner Augen auf der Liste aufmerksam zwischen den Wörtern hin und her zu springen.

Danach bestimmen die Therapeutin und das Kind ein neues Wort, und es werden mögliche Vokalvertauschungen besprochen und die so entstandenen Wörter in die leere Tabelle geschrieben. Dann folgen das Lesen und die Bewertung des Schwierigkeitsgrades, der am Ende ebenfalls in die Tabelle eingetragen werden kann. Das Kind kann auch hier anschließend die Wortvarianten wieder vom leichtesten bis zum schwersten Wort lesen.

Varianten / Tipps

- Audioaufnahme des lauten Lesens machen. Die Artikulation mit Hilfe des verzögerten Feedbacks durch die Audioaufnahme einschätzen.

SONNENSCHIRM	12
SINNENSCHORM	6
SUNNENSCHERM	2
SANNENSCHIRM	9
SONNENSCHARM	11
SANNENSCHARM	8
SINNENSCHIRM	10
SENNENSCHORM	7
SENNUNSCHERM	1
SANNINSCHARM	4
SUNNUNSCHURM	5
SUNNANSCHURM	3

BANANENMILCH	

6.1 Schulsachen (2 – 4 Spieler)

Ziele
Das Kind wendet seine individuellen Strategien gegen das Poltern (Sprechtemporeduktion, Pausensetzung, bewusst deutliches Sprechen BDS, strukturiertes Erzählen) konsequent und erfolgreich auf Satzebene an.

Altersempfehlung:	5 – 9
Zeitbedarf:	10 Minuten
Material:	› Arbeitsblatt ‚Schulsachen'

Vorbereitung
– keine –

Spielbeschreibung
Die Therapeutin und das Kind betrachten das Arbeitsblatt. Die Therapeutin erzählt, dass das Mädchen seine Schulsachen packen möchte und dass es überlegt, was es alles in die Schule mitnehmen muss.

Die Therapeutin beginnt:
„In die Schule nehme ich das Buch mit." Dann folgt das Kind mit dem ersten Reihensatz: *„In die Schule nehme ich, das Buch und die Wasserfarben mit."* usw.

Das Mädchen packt aber auch ein paar unsinnige Sachen ein. Diese Dinge werden am Ende benannt und auch kurz erklärt, warum man diese Dinge nicht in die Schule mitnimmt.

Steigerung: freiere Satzbildung
„Das Bügeleisen nehme ich nicht mit, das braucht Papa zu Hause für das Bügeln seiner Hemden".

Varianten / Tipps
- Äußerungen aufnehmen und gemeinsam anhören.
- Das Kind erzählt, was es wirklich alles in seiner Schultasche resp. Kindergartentasche hat.

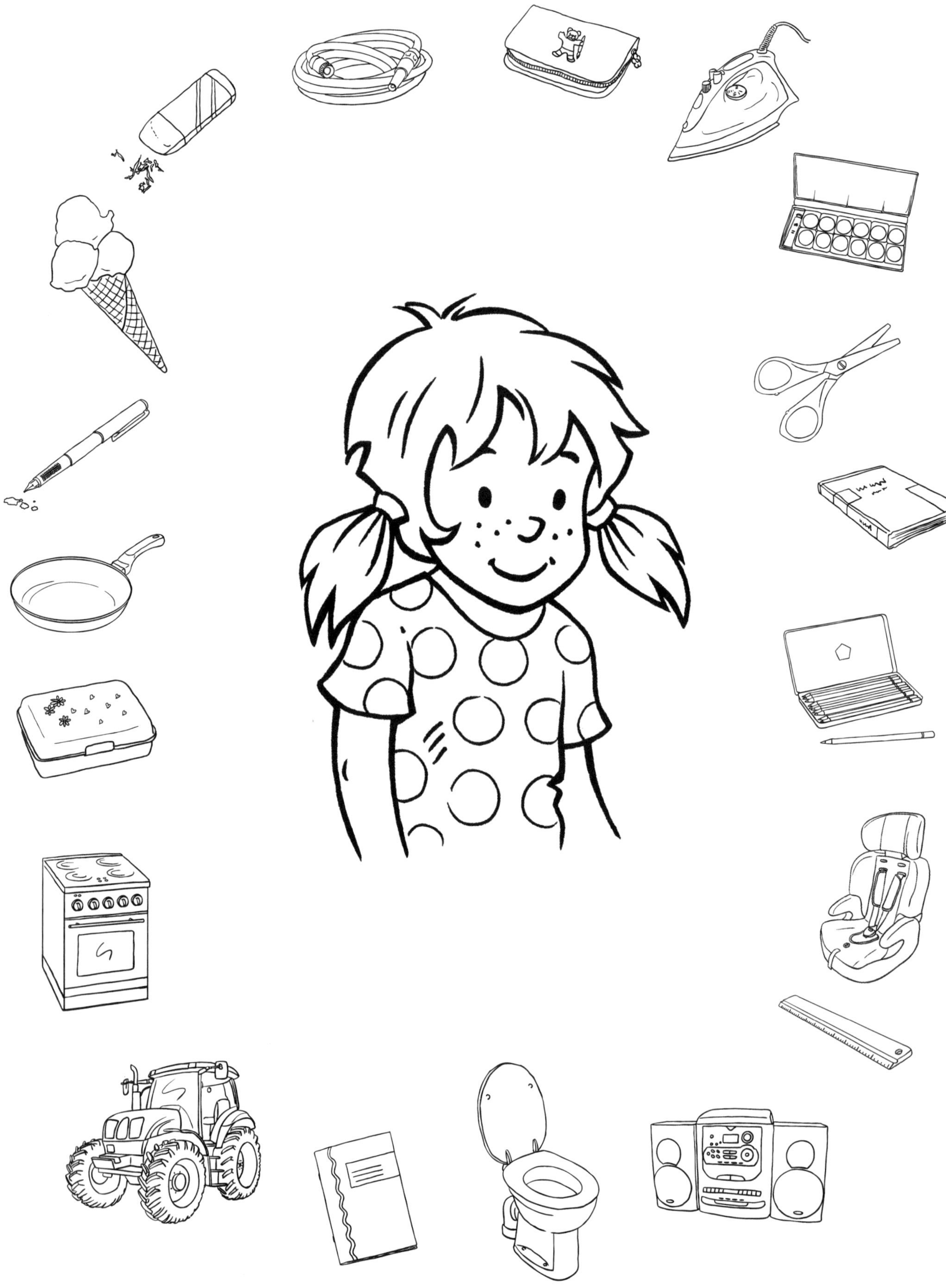

6.2 Fledermäuse im Ritterschloss (2 – 4 Spieler)

Ziele

Das Kind wendet seine individuellen Strategien gegen das Poltern (Sprechtemporeduktion, Pausensetzung, bewusst deutliches Sprechen BDS, strukturiertes Erzählen) konsequent auf Satzebene an.

Altersempfehlung: 5 – 9
Zeitbedarf: 10 Minuten
Material: › Bildtafel ‚Fledermäuse im Ritterschloss'

Vorbereitung

– keine –

Spielbeschreibung

Die Therapeutin und das Kind betrachten die Situation auf der Bildtafel.

Im Ritterschloss haben sich viele Fledermäuse versteckt.

Die Therapeutin beginnt

Sie sucht eine Fledermaus und formuliert einen Satz:
„Die Fledermaus fliegt über den Tisch."

Dann sucht das Kind eine andere Fledermaus und sagt z.B. den Satz: *„Die Fledermaus hängt an der Decke"*.
Darufhin ist wieder die Therapeutin mit dem nächsten Satz an der Reihe. usw.

Varianten / Tipps

- Äußerungen z.B. mit dem Smartphone aufnehmen und gemeinsam anhören.
- Kind und Therapeutin erzählen sich gegenseitig, wie sie sich das Leben zu Zeiten der Ritter vorstellen.

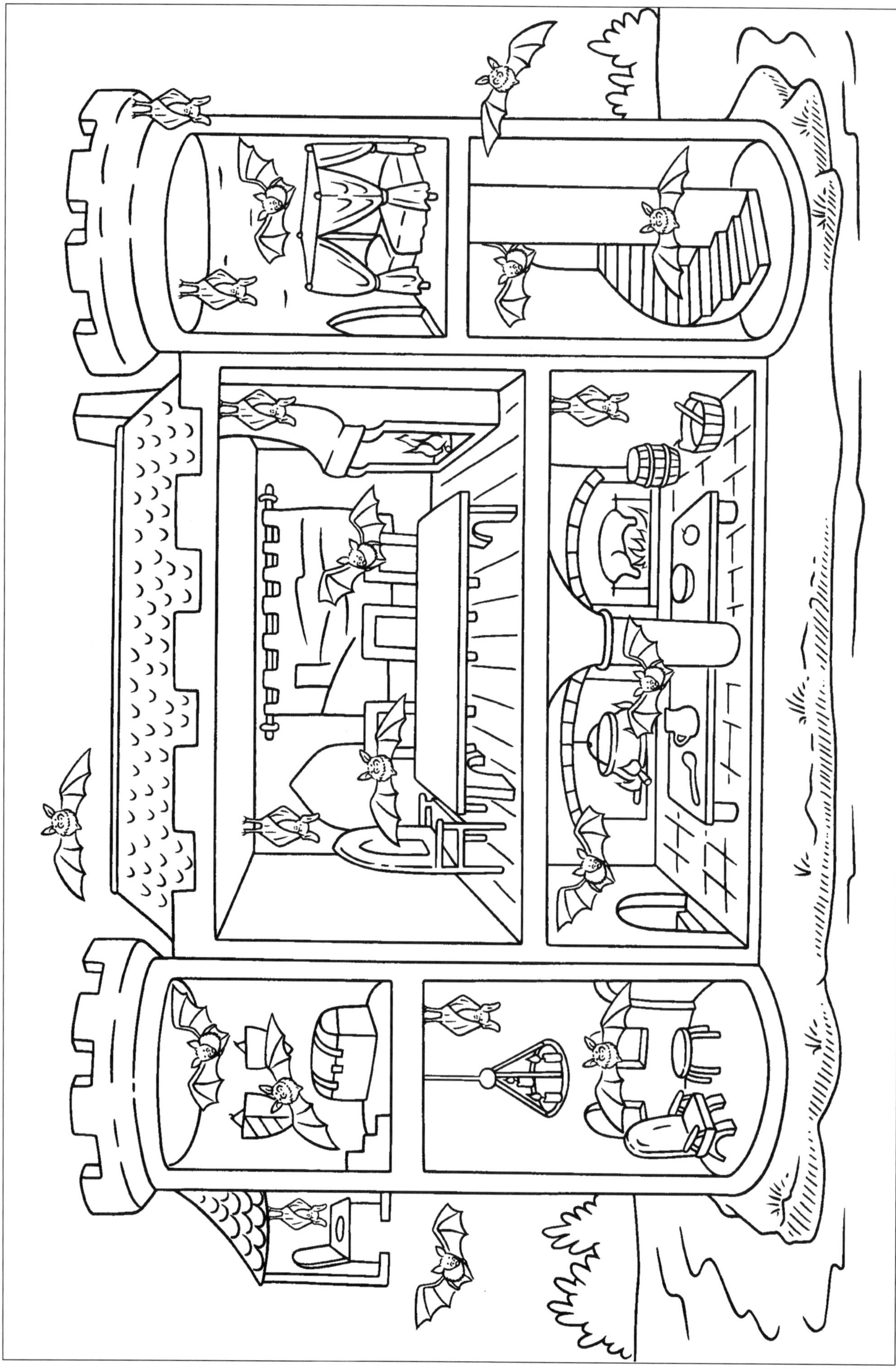

6.3 Mit der Taschenlampe auf Geschichtenjagd (2 – 4 Spieler)

Ziele

Das Kind wendet seine individuellen Strategien gegen das Poltern (Sprechtemporeduktion, Pausensetzung, bewusst deutliches Sprechen BDS, strukturiertes Erzählen) beim Erzählen einer Geschichte an.

Altersempfehlung: 5 – 9
Zeitbedarf: 10 Minuten
Material:
- Taschenlampe
- großes Bilderbuch mit Wimmelbildern

Vorbereitung

Wenn möglich den Therapieraum mit Rolladen o. Ä. abdunkeln.

Spielbeschreibung

Der Therapieraum ist leicht abgedunkelt und das Kind hat eine Taschenlampe in der Hand.

Nacheinander leuchtet es auf drei bis vier Details des Wimmelbildes. Die Therapeutin merkt sich die Details und erzählt mit diesen Begriffen eine Geschichte. Die Therapeutin dient dem Kind als Modell. Sie wendet beim Erzählen die individuellen Strategien des Kindes gegen das Poltern an.

Danach wird gewechselt. Die Therapeutin nimmt die Taschenlampe und leuchtet auf andere Details des Wimmelbildes und das Kind erzählt eine Geschichte dazu in der angestrebten Sprechweise.

Varianten / Tipps

- Äußerungen aufnehmen und gemeinsam anhören.
- Mit der Taschenlampe im Raum Gegenstände für die Geschichte beleuchten.
- Die Anzahl der beleuchteten Gegenstände erhöhen oder reduzieren.

6.4 Räuberjagd (2 – 4 Spieler)

Ziele

Das Kind wendet seine individuellen Strategien gegen das Poltern (Sprechtemporeduktion, Pausensetzung, bewusst deutliches Sprechen BDS, strukturiertes Erzählen) auf Satzebene an.

Altersempfehlung: 5 – 9

Zeitbedarf: 10 Minuten

Material:

- **Spielplan ‚Stadtplan'**
- **2 Spielfiguren (rot = Räuber, blau = Polizist)**
- **6er Augen-Würfel**
- **Sichtschutz (z.B. eine kleine Stellwand, ein Ordner, ein Schachteldeckel)**

Vorbereitung

Der Stadtplan wird zweimal kopiert. Ein Sichtschutz wird aufgestellt, damit die Therapeutin nicht sieht, an welche Stelle das Kind den Räuber stellt.

Spielbeschreibung

Das Kind stellt den Räuber (rote Spielfigur) an eine Stelle auf seinem Stadtplan. Die Therapeutin darf nicht sehen, wo sich der Räuber gerade befindet.

Die Therapeutin ist die Polizistin. Sie stellt die Polizistin (blaue Spielfigur) an einen beliebigen Ort auf ihrem eigenen Stadtplan. Diese Position darf das Kind sehen. Das Kind muss der Polizistin Tipps zum Weg geben, damit sie den Räuber finden kann.

Die Therapeutin würfelt: Würfelt sie eine gerade Zahl (2, 4, oder 6), muss das Kind einen Tipp, zum Weg geben, der wahr ist.

Beispiel: Wenn das Kind den Räuber z.B. auf den Eisenbahnweg gestellt hat und die Therapeutin (die Polizistin) in der Bahnhofstraße steht, kann das Kind den Tipp zum Weg wie folgt geben: *„Du musst die Bahnhofstraße hin unter bis zur Industriestraße laufen."*

Würfelt die Therapeutin eine ungerade Zahl (1, 3 oder 5) darf das Kind einen falschen Tipp geben. Das Kind kann auf seinen Plan immer sehen, wo es den Räuber positioniert hat (die Therapeutin hingegen darf den Plan des Kindes nie sehen!).

Das Spiel ist beendet, sobald der Polizist in der richtigen Straße angekommen ist und den Räuber gefangen hat.

Varianten / Tipps

- Bei geraden Würfelzahlen gibt das Kind wahre Tipps, bei ungerade Zahlen darf das Kind den Räuber eine Strasse weiter von der Polizistin wegrücken.

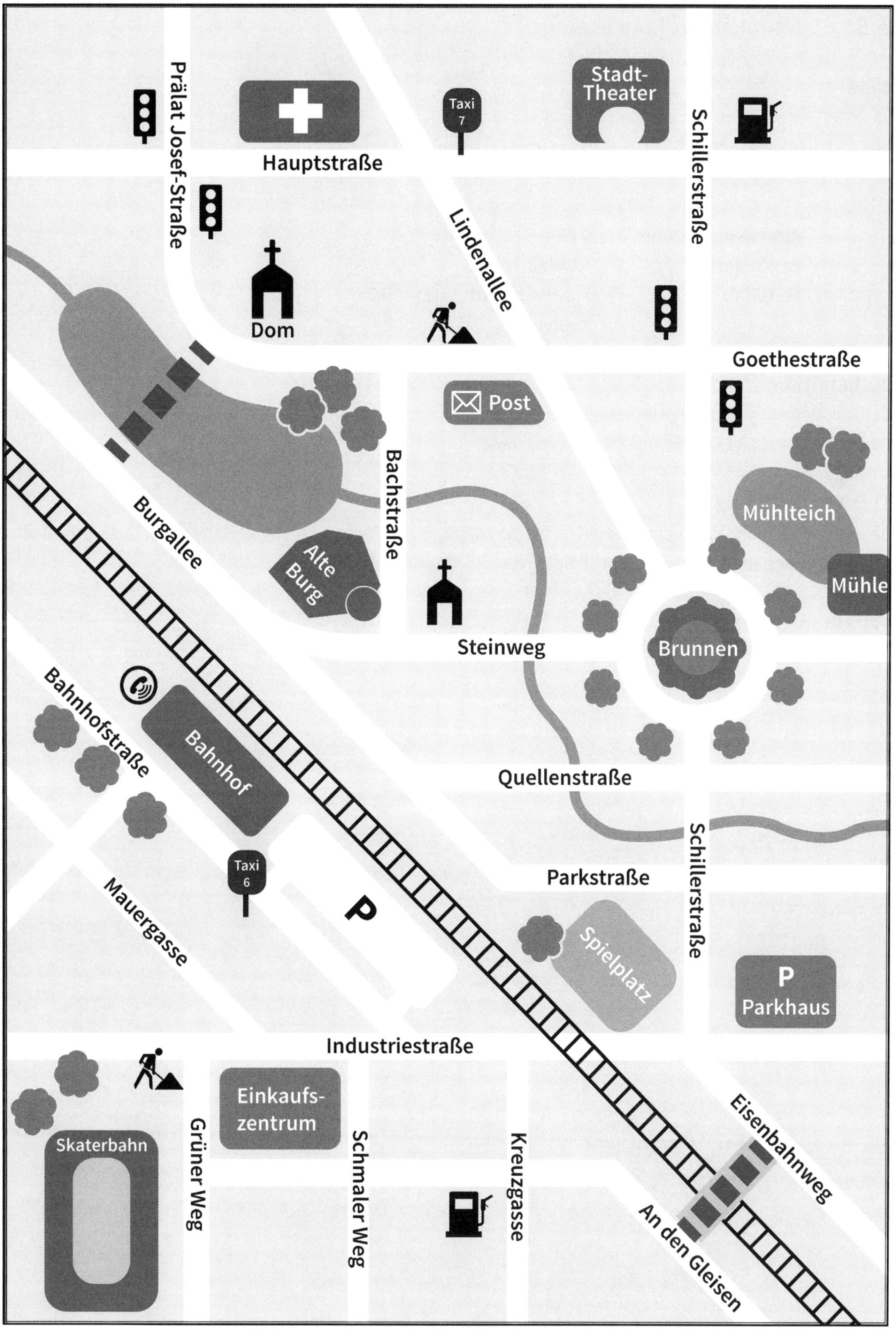
Stadt-
Theater
Taxi
7
Prälat Josef-Straße
Hauptstraße
Schillerstraße
Lindenallee
Dom
Goethestraße
Post
Bachstraße
Mühlteich
Burgallee
Alte
Burg
Mühle
Steinweg
Brunnen
Bahnhofstraße
Bahnhof
Quellenstraße
Schillerstraße
Taxi
6
Parkstraße
Mauergasse
P
Spielplatz
P
Parkhaus
Industriestraße
Einkaufs-
zentrum
Skaterbahn
Grüner Weg
Schmaler Weg
Kreuzgasse
Eisenbahnweg
An den Gleisen

6.5 Steckbrief (2 – 4 Spieler)

Ziele

Das Kind wendet seine individuellen Strategien gegen das Poltern (Sprechtemporeduktion, Pausensetzung, bewusst deutliches Sprechen BDS, strukturiertes Erzählen) auf Satzebene an. Es strukturiert seine Erzählweise durch Stichpunkte.

Altersempfehlung: 5 – 9
Zeitbedarf: 15 Minuten
Material:
- **Arbeitsblatt ‚Steckbrief'**
- **Bleistift**

Vorbereitung

Das Icon der anzuwendenden individuellen Sprechstrategie (z.B. Icon ‚Hängematte' für Pausensetzung) wird bei Bedarf vor dem Spiel auf das Arbeitsblatt gezeichnet.

Spielbeschreibung

Das Kind soll anhand der Stichworte auf dem Arbeitsblatt seinen Tagesablauf beschreiben. Die Stichworte sind Strukturierungshilfen. Das Kind streicht die verwendeten Stichworte mit dem Bleistift durch.

Varianten / Tipps

- Der erzählte Tagesablauf wird mit dem Smartphone o.Ä. aufgenommen und danach gemeinsam angehört und bewertet.

Adresse

Lieblingsessen | **Geschwister**

Größe/Grösse (CH) | **Besonderheiten**

Stärken | **Alter**

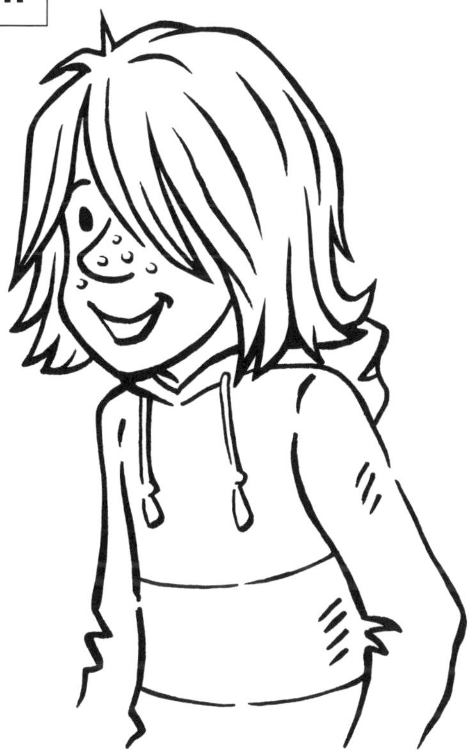

Lieblingsfächer | **Haustiere**

Wünsche | **Geburtstag**

Sport | **Hobbys**

Freunde | **Sternzeichen**

Charaktereigenschaften

6.6 Lauter Nebensätze (2 – 4 Spieler)

Ziele

Das Kind wendet seine individuellen Strategien gegen das Poltern (Sprechtemporeduktion, Pausensetzung, bewusst deutliches Sprechen BDS, strukturiertes Erzählen) auf einer vorstrukturierten und begrenzten (Reihen-) Satzebene an.

Altersempfehlung: 5 – 9
Zeitbedarf: 10 Minuten
Material:
- **Lesetext mit Hauptsätzen und Konjunktionen**
- **Bleistift**

Vorbereitung

– keine –

Spielbeschreibung

Das Kind und die Therapeutin suchen sich gemeinsam einen Hauptsatz aus, z.B. den Satz „Ich esse gerne Spaghetti." Sie bilden damit abwechselnd variable Nebensätze mit den Konjunktionen, die auf der Liste vorgegeben sind.

Beispiele:
„Ich esse gerne Spaghetti, weil meine Mama eine tolle Sauce dazu macht."
„Ich esse gerne Spaghetti, aber nicht mit Sauce Bolognese, die habe ich nämlich nicht so gerne."
„Ich esse gerne Spaghetti, obwohl zu viel Pasta nicht gesund ist." usw.

Wurde der Satz mit den gewählten Konjunktionen bearbeitet, wird er auf dem Arbeitsblatt mit dem Bleistift als erledigt abgehakt und ein neuer Hauptsatz ausgesucht.

Varianten / Tipps

- Sätze mit Aufnahmegerät aufnehmen und anschließend gemeinsam die Sprechweise reflektieren.
- Ein Geheimzeichen ausmachen, wenn das Kind von seiner Strategie abweicht.

Hauptsätze

Ich esse gerne Spaghetti, ...

Ich mache viel/wenig Sport, ...

Ich bekomme viel zu wenig Taschengeld, ...

Ich finde die Schule doof, ...

Sommerferien sind toll, ...

Justin Biber finde ich blöd, ...

Fußball/Fussball (CH) ist ein toller Sport, ...

Nähen ist nicht nur was für Mädchen, ...

Plastikbecher finde ich unnötig, ...

Gamen finde ich eine tolle Freizeitbeschäftigung, ...

Serien sind spannender als Filme, ...

Vegetarier leben länger, ...

Ich gehe lieber ins Freibad, ...

Bei McDonalds werde ich nie satt, ...

Zugverspätungen nerven echt, ...

Ich gehe gern ins Kino, ...

Ich hätte gern im Mittelalter gelebt, ...

Konjunktionen

weil ...

aber ...

obwohl ...

allerdings ...

außer/ausser (CH) ...

bevor ...

dafür ...

das heißt ...

deshalb ...

doch ...

falls ...

hingegen ...

jedoch ...

nachdem ...

vor allem wenn ...

um

schließlich/ schliesslich (CH) ...

7.1 Ratespiel mit Frageraster (2 – 4 Spieler)

Ziele
Das Kind kann ein Wort auf verschiedene Arten mit Hilfe eines Frageraster beschreiben und strukturiert auf diese Weise seine Äußerungen.

Altersempfehlung: 5 – 9
Zeitbedarf: 15 Minuten
Material:
- **1 Frageraster je Spieler**
- **Alle 30 Bildkarten**

Vorbereitung
Die Bildkarten werden ausgeschnitten und das Frageraster zwei Mal kopiert.

Spielbeschreibung
Die Bildkarten werden verdeckt als Stapel in die Mitte des Tisches gelegt. Das Kind und die Therapeutin haben je ein Frageraster vor sich liegen. Die Fragen des Fragerasters werden mit dem Kind vorab anhand eines Bildkartenbeispiels besprochen.

Abwechselnd ziehen Kind und Logopädin eine Bildkarte. Das Gegenüber darf die gezogene Karte nicht sehen.

Nun versucht der Spieler, der die Karte gezogen hat, dem Mitspieler den Begriff zu erklären, ohne den Begriff selbst zu nennen oder typische Geräusche dazu zu machen. Derjenige, der den Begriff erraten muss, darf max. 6 Fragen stellen.

Errät er den Begriff, darf er die Karte behalten. Wenn nicht, wird die Karte wieder unter den Stapel gelegt. Wer zuerst 10 Karten besitzt, hat gewonnen.

Das Frageraster ist eine Hilfe für das Stellen der Fragen. Bei kleineren Kindern empfiehlt es sich, die bereits gestellten Fragen in den Kästchen zu markieren.

Varianten / Tipps
- Wortschatz vereinfachen, z. B. semantisch eingrenzen oder die Begriffe zu den vorhandenen Bildkarten vorab gemeinsam besprechen.
- Gegenstände aus dem Therapieraum wählen und als Ratebegriff nehmen.

Frage	Icon	
Welche Farbe hat … ?	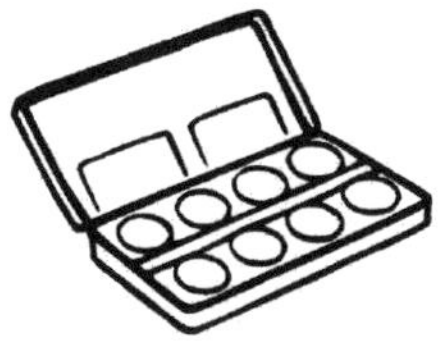	☐
Ist es ein Fahrzeug?	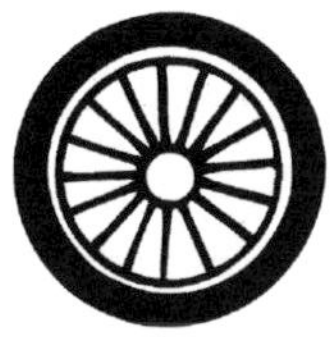	☐
Ist es lebendig?		☐
Aus welchem Material besteht … ?	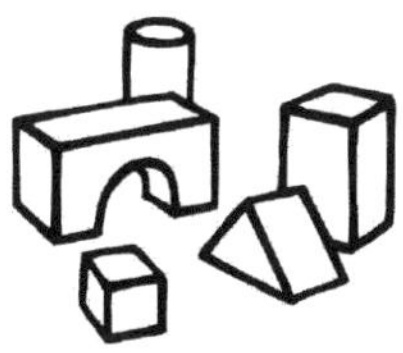	☐
Kann man es essen?		☐
Kann es fliegen?		☐
Was kann man damit tun?	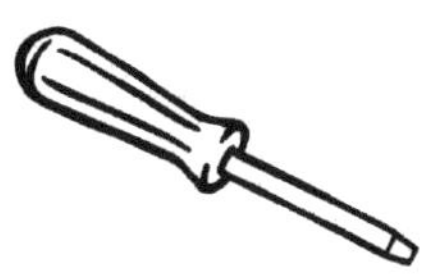	☐
Ist es teuer?	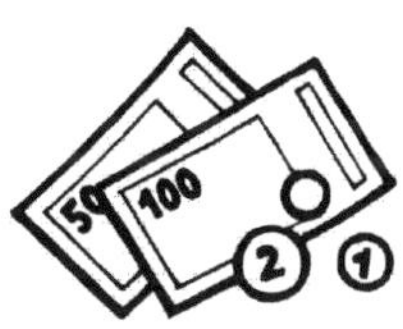	☐
Wo findet man es?	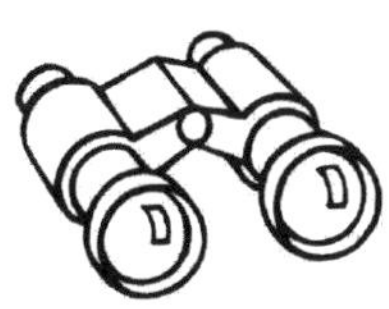	☐

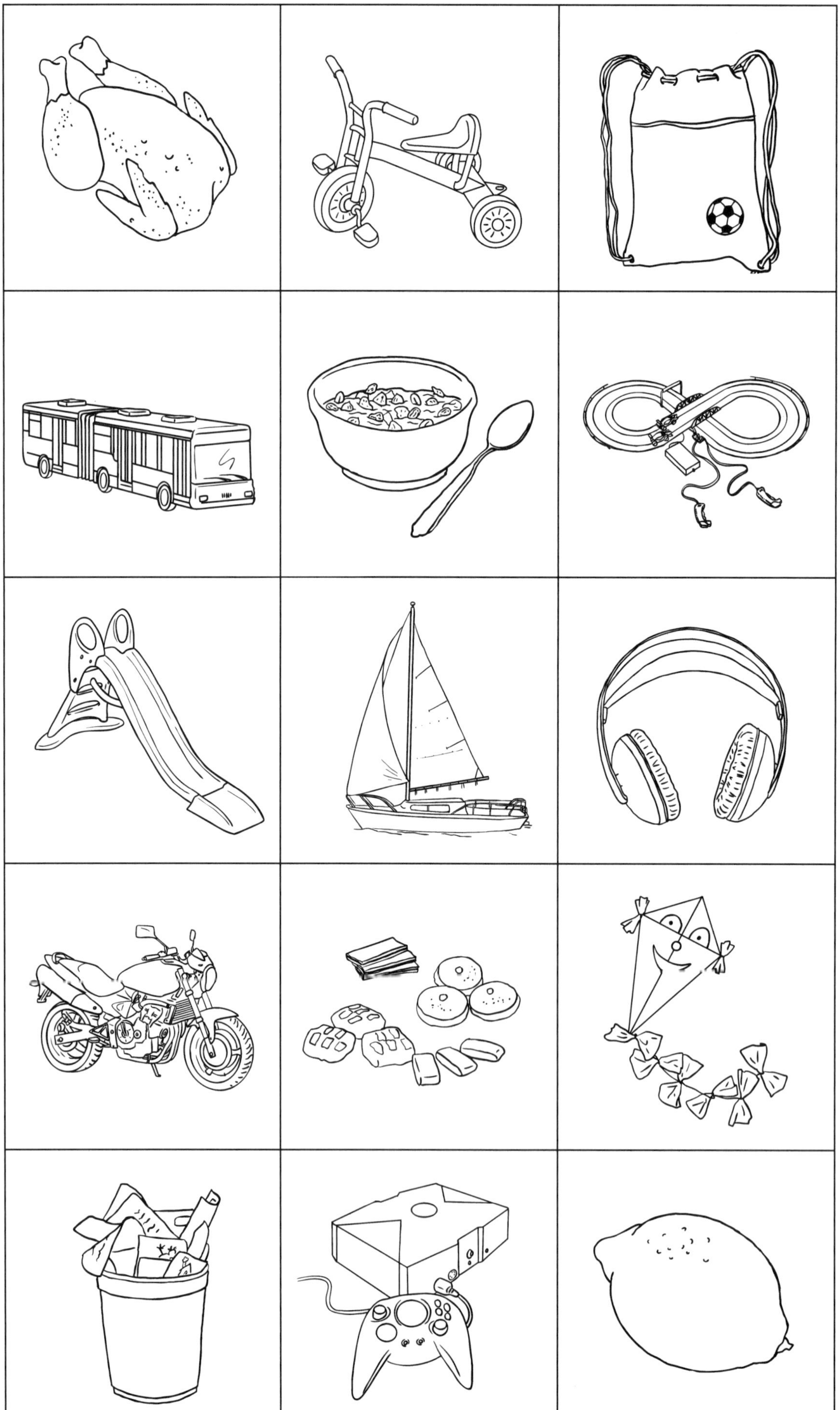

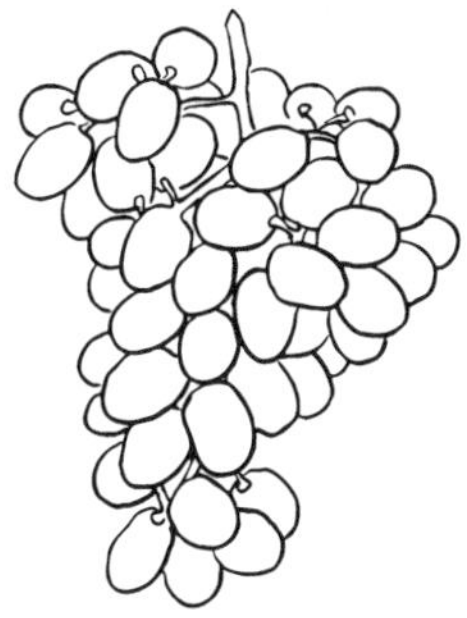
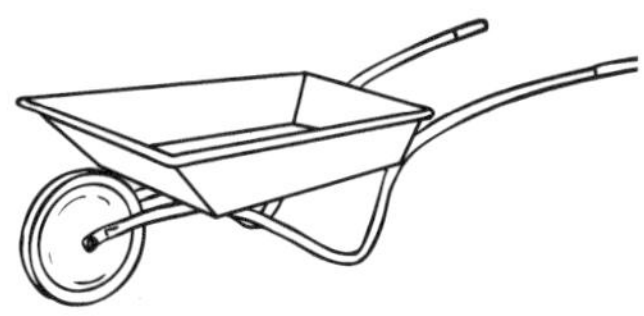
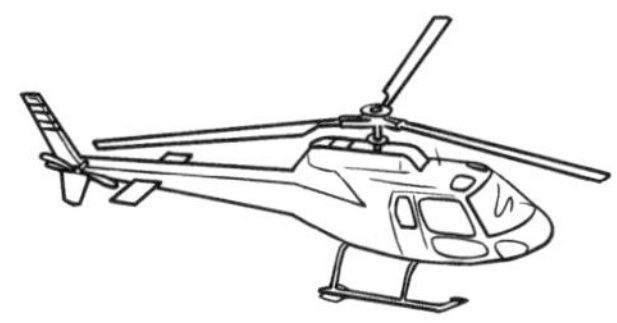
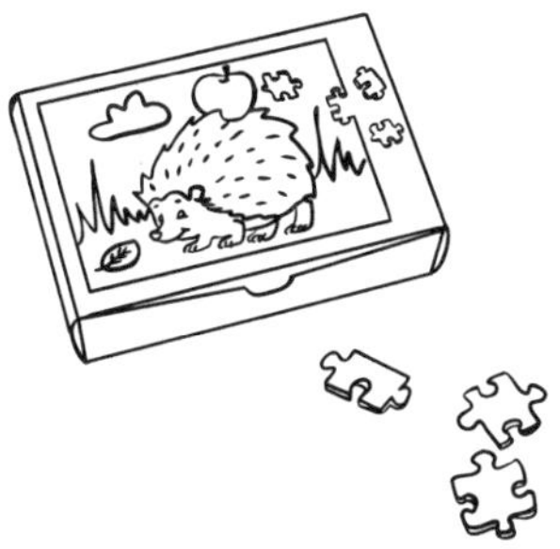
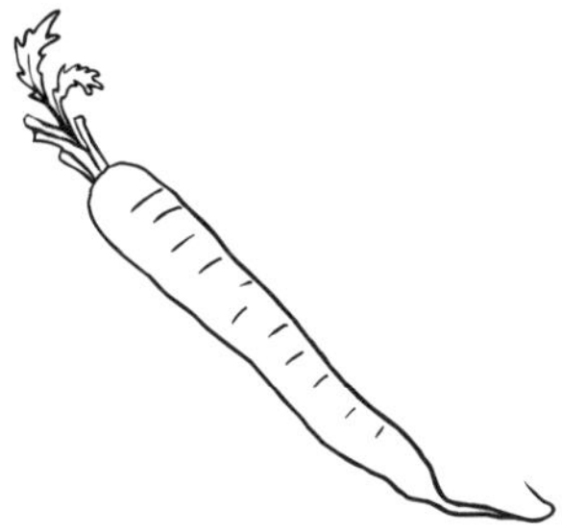
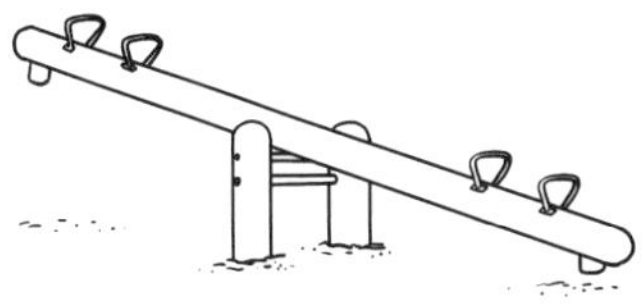
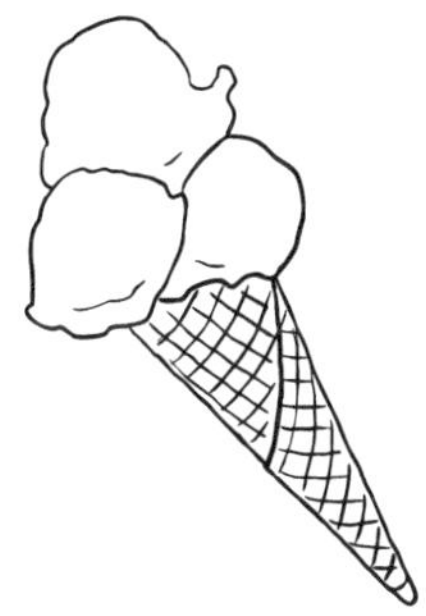
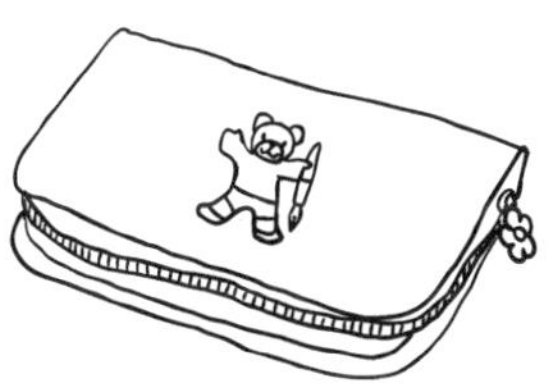
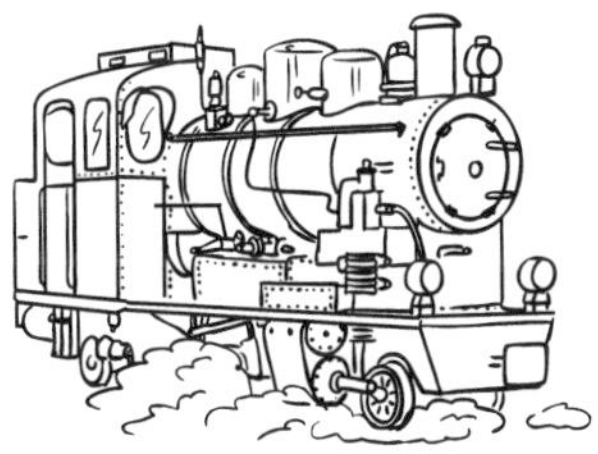
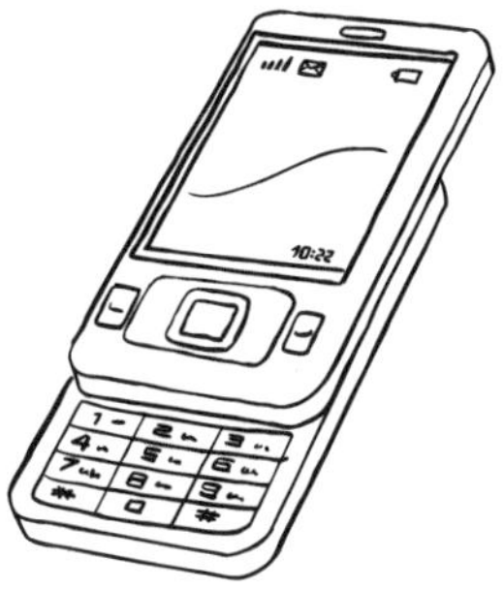
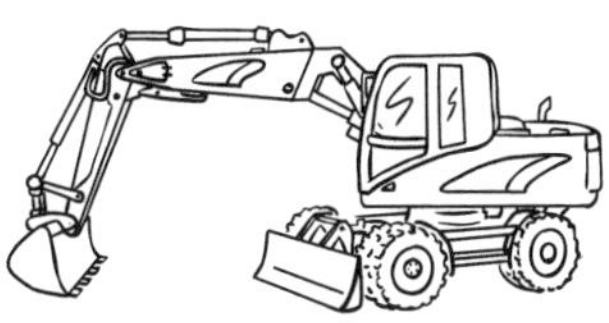
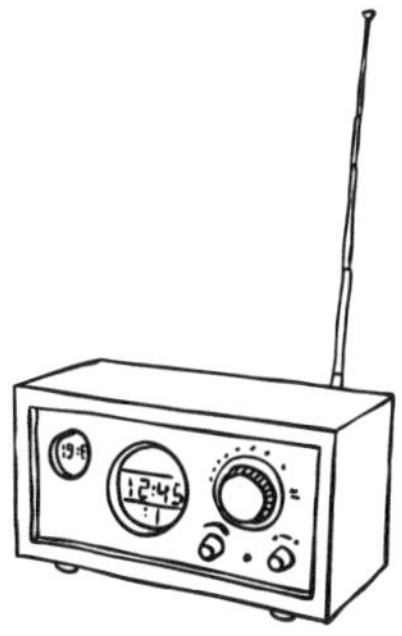
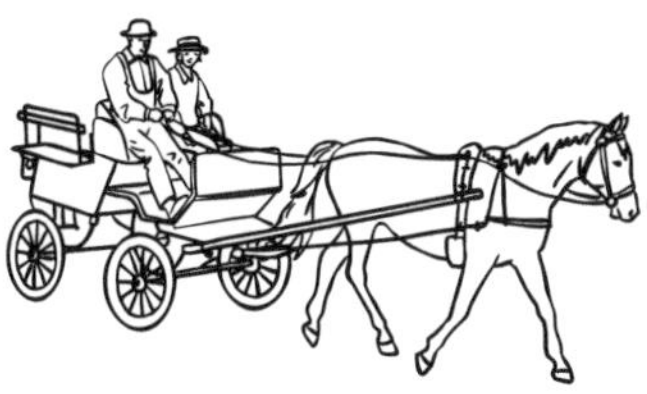
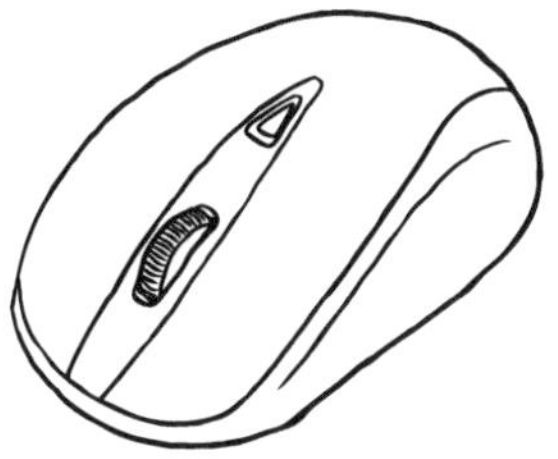
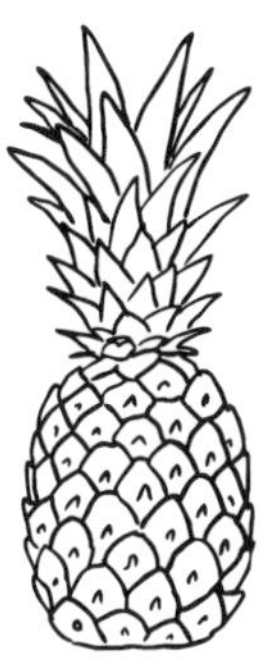

7.2 Schritt für Schritt Handeln und Sprechen (Korken-Pustespiel) (2 – 4 Spieler)

Ziele

Das Kind strukturiert einen Handlungsablauf mit Hilfe eines Handlungsskriptes und kann ihn dadurch auch sprachlich in der richtigen Reihenfolge wiedergeben.

Altersempfehlung: 5 – 9

Zeitbedarf: 10 Minuten

Material:

- 1 Handlungsskript (Bildkarten) als Bastelanleitung für das Kind
- 1 Handlungsskript (Satzkarten) als Bastelanleitung für die Therapeutin
- Karte mit Arbeitsgeräten / Material (bei jüngeren Kindern)

Zum Basteln des Spielgerätes:

- Korken mit einem vorgebohrten Loch 4 mm
- Strohhalm mit Knick
- 10 Stecknadeln
- Alufolie
- Schere
- kleines Messer
- Schneidebrett

Vorbereitung

Das Handlungsskript und die Satzkarten werden je einmal kopiert.

Spielbeschreibung

Zuerst wird gemeinsam mit dem Kind die Bastelanleitung (Handlungsskript mit den Bildkarten) besprochen. Dabei liegt der Fokus auf der Reihenfolge der Handlungsschritte *‚Was muss man zuerst tun? Was dann?‘*
Nach der Besprechung bastelt das Kind das Blasspiel. Jeder Handlungsschritt wird sprachlich von der Therapeutin und / oder dem Kind kommentiert.

Am Ende werden die Bilder des Handlungsskriptes ausgeschnitten, und das Kind muss die einzelnen Handlungsschritte in die richtige Reihenfolge legen und dann nochmals sprachlich repetieren.

Varianten / Tipps

- Bei jüngeren Kindern die Karten zum Material und zu den Arbeitsgeräten unterstützend verwenden.
- Bei älteren Kindern die Sätze des Handlungsskriptes zusätzlich auch als Satzkarten einsetzen. Hierzu ist Lesefähigkeit notwendig.
- Weitere Handlungsskripte finden sich in den Praxisbüchern Sprechen und Handeln in Kindergarten und Therapie (Agazzi & Graemiger 2007, Best.-Nr. 1000 07) und Sprechen und Handeln, Förder- und Therapiematerial für Kinder mit Migrationserfahrung (Braun & Zuber 2013, Best.-Nr. 1000 08), beides Schubi Lernmedienverlag.

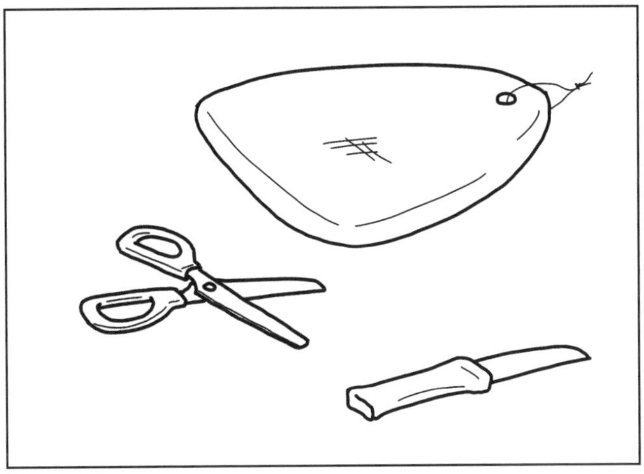

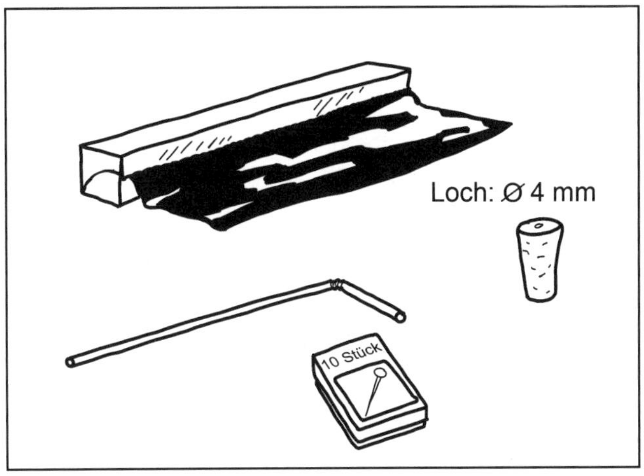
Loch: Ø 4 mm
10 Stück

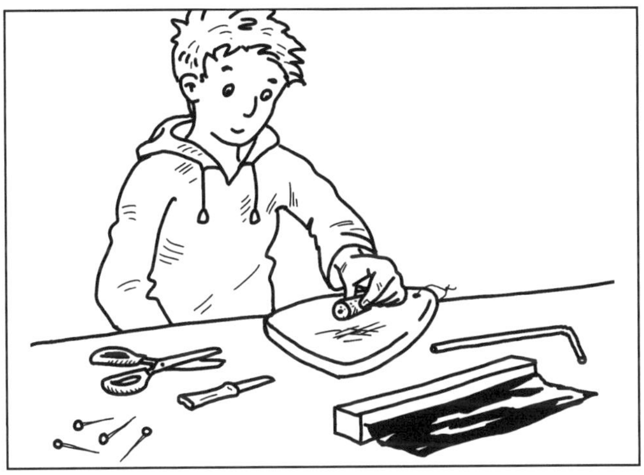

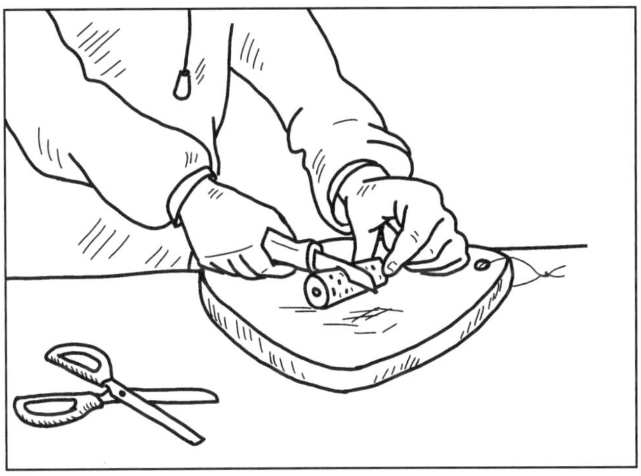

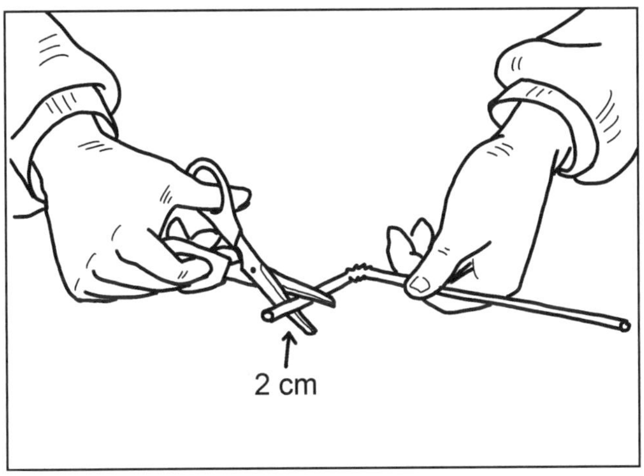
2 cm

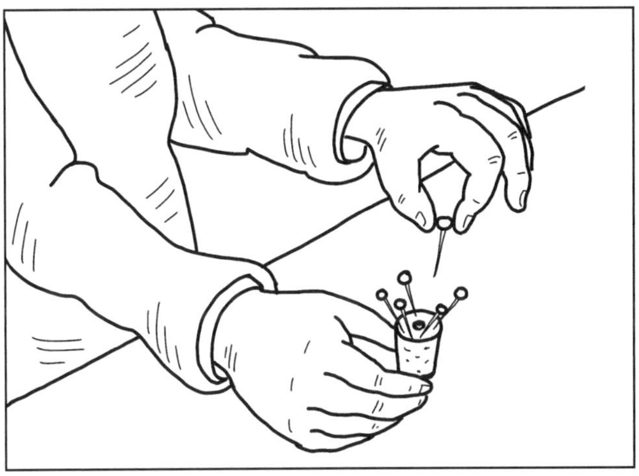

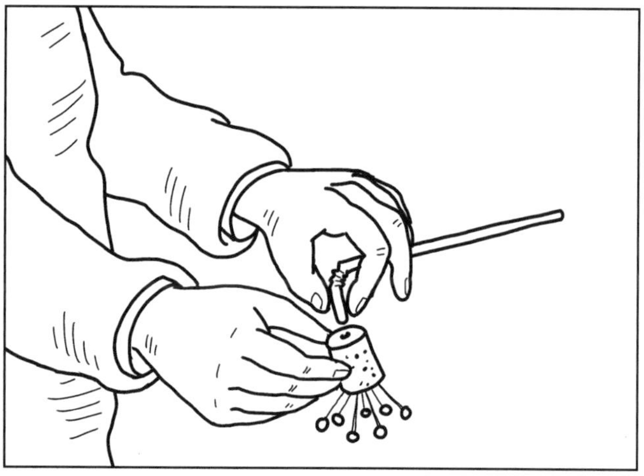

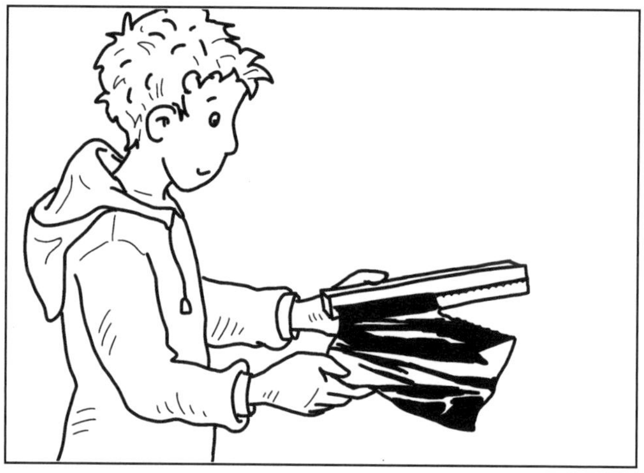

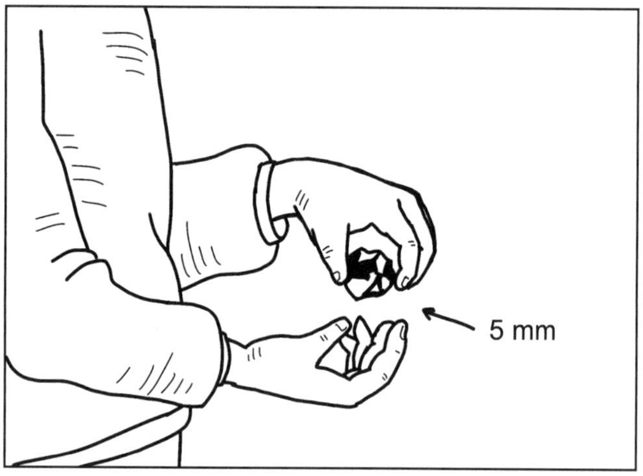
5 mm

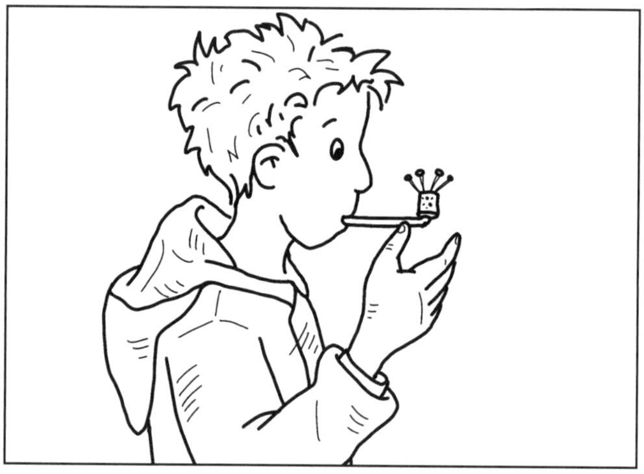

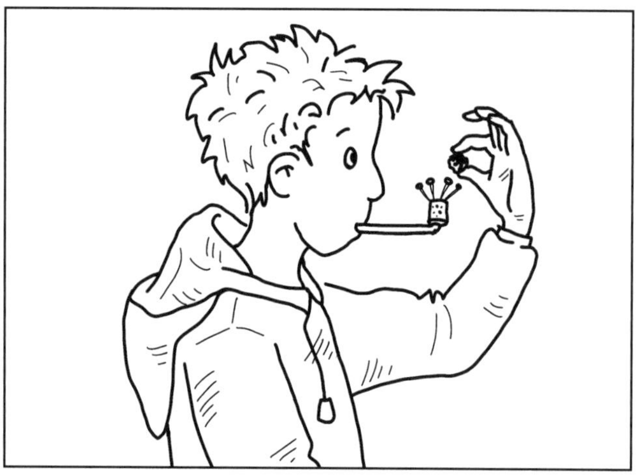

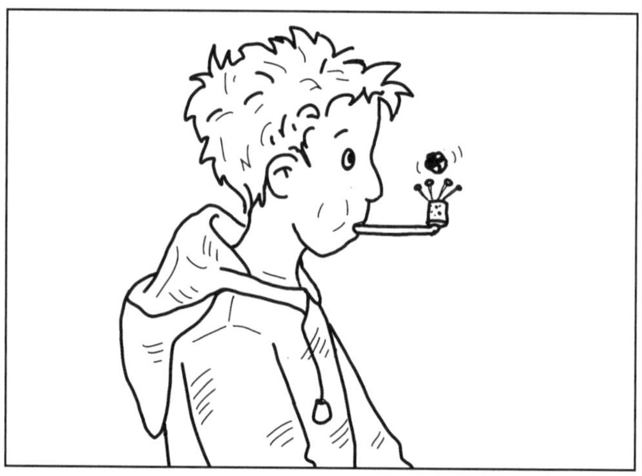

1

Ich lege den Korken auf das Schneidebrett.

2

Ich schneide mit dem Messer den Korken in der Mitte durch.

3

Ich schneide ein kleine Stück vom Strohhalm ab.

4

Ich stecke die Nadeln in den Korken.

5

Ich stecke den Strohhalm in das Loch im Korken.

6

Ich reiße ein Stück Alufolie ab.

7

Ich rolle die Alufolie zu einer Kugel.

8

Ich nehme den Strohhalm in den Mund.

9

Die Kugel lege ich auf den Korken zwischen die Nadeln.

10

Ich blase in den Strohhalm.

6 (CH)

Ich reisse ein Stück Alufolie ab.

7.3 Strukturierte Reflexion der Stunde (2 – 4 Spieler)

Ziele

Das Kind reflektiert und verbalisiert strukturiert den erlebten Therapiestundenverlauf.

Altersempfehlung:	5 – 9
Zeitbedarf:	10 Minuten
Material:	› Dokumentation ‚Stundenverlauf' › ein roter Stift

Vorbereitung

– keine –

Spielbeschreibung

Gemeinsam mit dem Kind werden gegen Ende der Therapiestunde die Teilschritte der Stunde wiederholt. *„Du bist gekommen und dann haben wir als erstes …"*. Jeder Teilschritt wird in der erlebten Reihenfolge in Form eines Icons, eines Symbols, eines Wortes, eines Strichmännchens o. Ä. entlang des roten Fadens eingezeichnet. Der Faden kann rot ausgemalt werden.

In einem zweiten Schritt wiederholt die Therapeutin kompakt das Erlebte und fordert das Kind auf, eine Stundenhitparade zu erstellen.

„Was hat Dir am besten gefallen, was am zweitbesten und was hat Dir am wenigsten gefallen?"

Die Wertungen des Kindes werden auf dem Podest markiert (siehe Vorlage)

Varianten / Tipps

- Bei jüngeren Kindern können auch Digitalfotos der Stunde zur Unterstützung der Dokumentation eingesetzt werden.

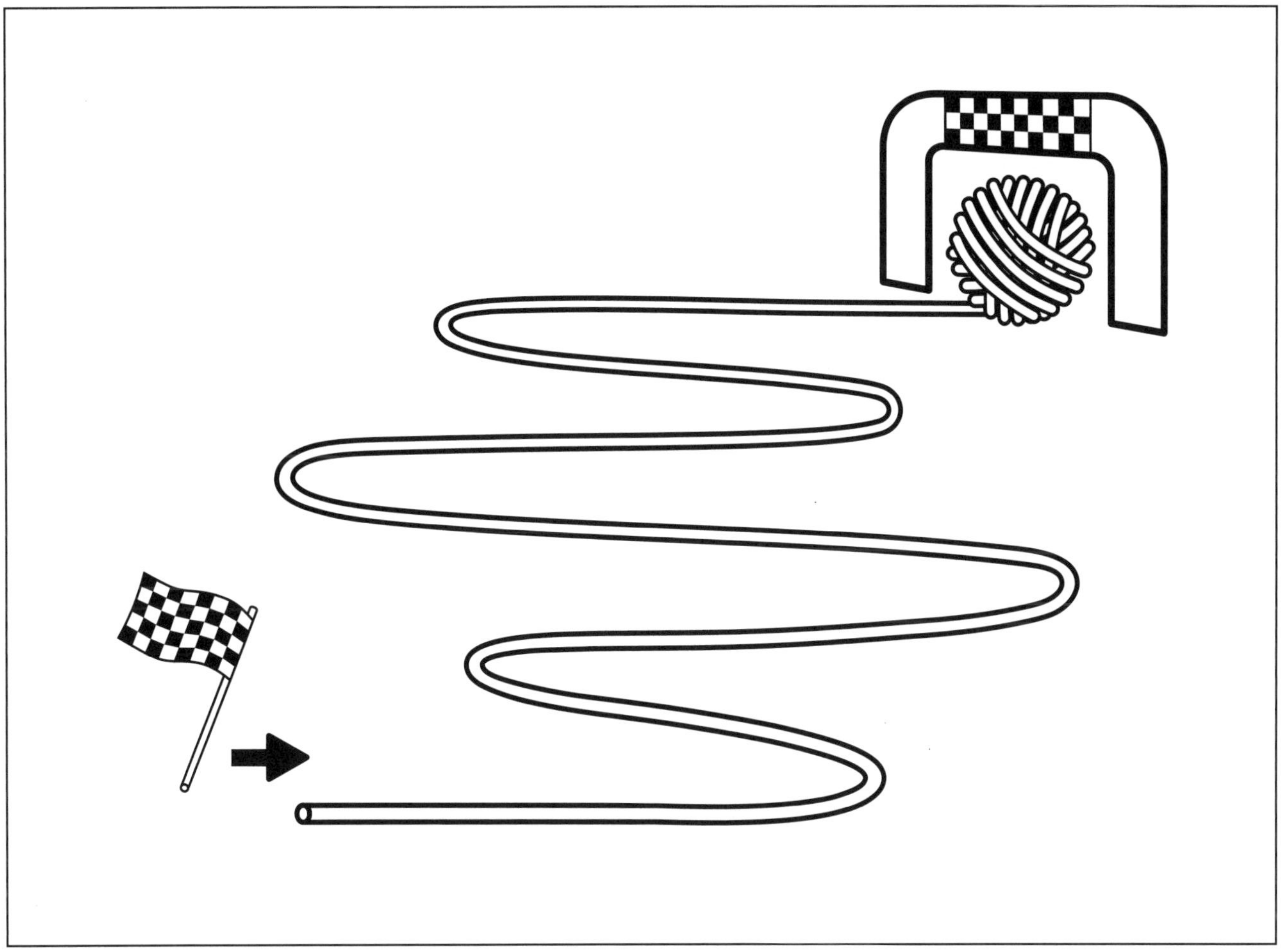

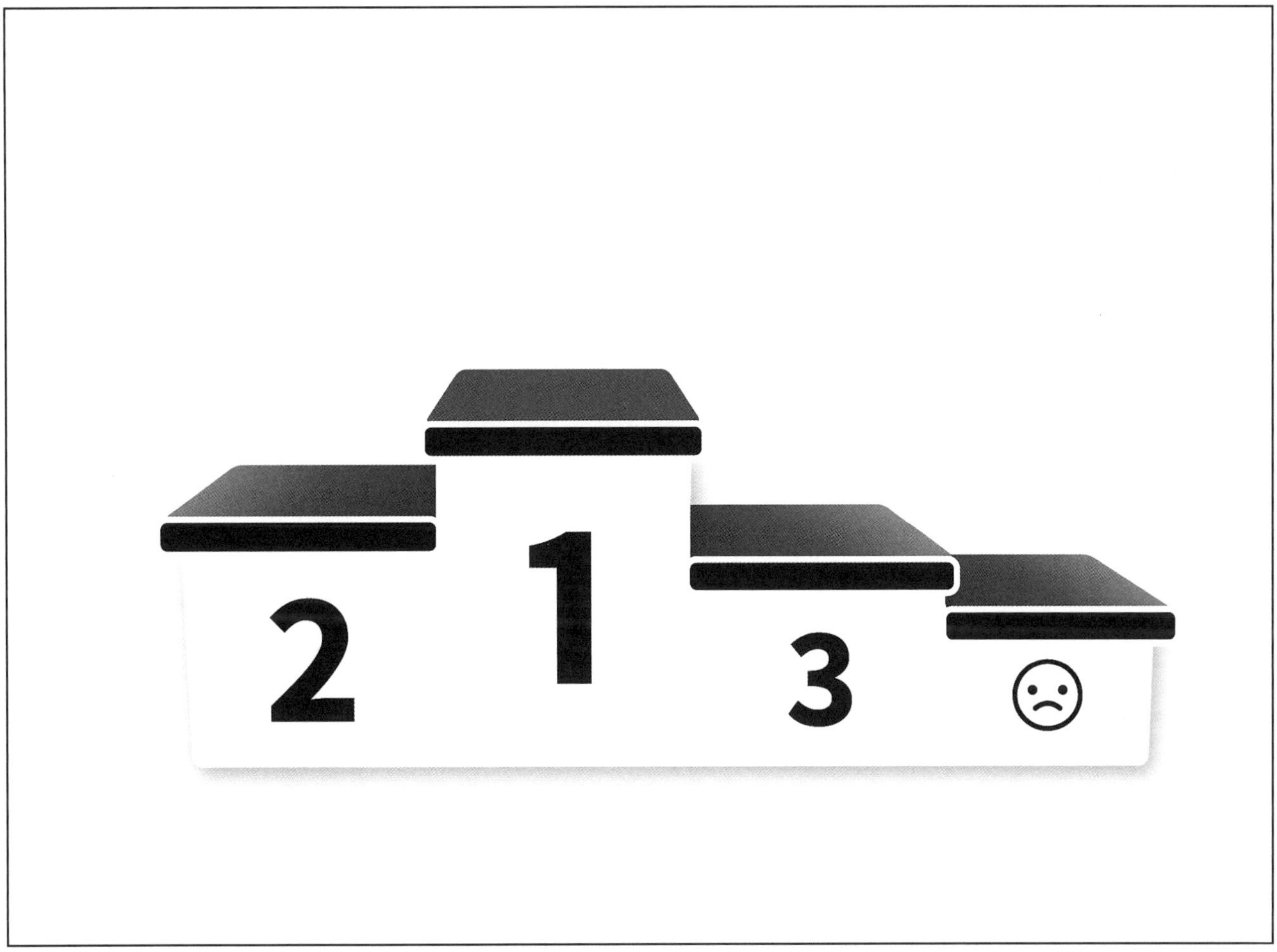
2
1
3

7.4 Auf den ersten Blick (2 – 4 Spieler)

Ziele

Das Kind schildert in kompakten und relevanten Sätzen eine Situation. Es beachtet die Maxime der Relation / Relevanz und reduziert so seine Neigung sich im Detail zu verlieren. Das Kind wird zur Reduktion auf das Relevante und zur Vorformulierung angeregt.

Altersempfehlung:	**5 – 9**
Zeitbedarf:	**10 Minuten**
Material:	**› Bilderbuch mit Wimmelbildern**

Vorbereitung

– keine –

Spielbeschreibung

Aus dem Buch mit Wimmelbildern ein geeignetes Bild / eine geeignete Seite auswählen.

Die Therapeutin und das Kind schauen sich das Bild aus dem Wimmelbildbuch an. Die Therapeutin beschreibt in zwei Sätzen eine Szene des Wimmelbildes, pro Satz zeigt sie die Anzahl der Sätze mit den Fingern an: Sie hebt den Daumen für den ersten Satz, den Zeigefinger für den zweiten Satz.

Sie achtet darauf, kurze Sätze zu bilden, deutlich zu sprechen und keine unnötigen Details zu erwähnen.
Das Kind sucht die Szene und zeigt auf sie.

Danach werden die Rollen getauscht, und auch das Kind muss mit nur zwei Sätzen eine Szene des Wimmelbildes beschreiben.
Anregung der Therapeutin: *„Überlege Dir gut, was du mit den beiden Sätzen beschreiben möchtest. Was ist auf den ersten Blick wichtig?“*

Varianten / Tipps

- Eine Bildgeschichte erzählen lassen. Dabei ebenfalls darauf achten, dass eine vorgegebene Anzahl an Sätzen eingehalten und den Inhalt der Sätze maximal verdichten.

7.5 Wegbeschreibung (2 – 4 Spieler)

Ziele

Das Kind schildert in kompakten und relevanten Sätzen einen Weg. Es beachtet die Maxime der Relation / Relevanz und reduziert so seine Neigung sich im Detail zu verlieren.

Altersempfehlung: 5 – 9

Zeitbedarf: 5 Minuten

Material:
- **Auswahlliste für Wegbeschreibungen**
- **Hilfswörter nach Wahl (s.u.)**
- **Blatt Papier (A 4)**
- **Stift**

Vorbereitung

Das Blatt Papier in kleine Zettel zerschneiden. Die Therapeutin sucht Hilfswörter aus der Liste (s.u.) aus und schreibt auf jeden der Zettel eins davon.

Spielbeschreibung

Die Therapeutin sucht eine der Wegbeschreibungen aus dem Material aus.

Sie weist das Kind an: *„Benutze dabei Hilfswörter wie …"*
- zuerst, danach, nun, später, dann, am Ende
- geradeaus, nach links, nach rechts, um die Ecke, hinunter, hoch, um die Kurve, über
- Zimmer, Flur, Treppe, Raum, Tür, Haustür, Gang, Hof, Straße, Bürgersteig, Ampel, Kreuzung, Parkplatz, Haltestelle, Baum, Park, …

Als Startsignal für den Beginn der Wegbeschreibung legt die Therapeutin z.B. den Zettel mit dem Hilfswort ‚zuerst' vor das Kind. Das Kind beginnt dann den ersten Satz mit diesem Hilfswort: *„Zuerst gehe ich …"*. Dann legt sie dem Kind das nächste Kärtchen / Hilfswort hin, mit dem es die Wegbeschreibung fortsetzen soll, usw.

Eine Hilfe kann auch sein, dass sich das Kind vor der Beschreibung nummerierte Stichworte macht und eventuell den Weg in Gedanken erst mal mit geschlossenen Augen durchgeht.

Varianten / Tipps

- Den Weg anhand digitaler Fotos beschreiben. Dafür macht die Therapeutin, ein Angehöriger oder Freund oder das Kind selbst mit dem Smartphone Fotos vom Weg.

Kennst Du den Weg?

- Beschreibe den Weg vom Kinderzimmer zur Haustür.
- Wo ist der nächste Bäcker? Beschreibe den Weg.
- Beschreibe den Weg von der Schule nach Hause.
- Wo wohnt dein Freund? Beschreibe den Weg.
- Kennst du den Weg zur Turnhalle? Beschreibe den Weg.
- Beschreibe den Weg vom Klassenraum zum Pausenhof?
- Wo ist der nächste Spielplatz? Beschreibe.
- Wo gehst du baden? Beschreibe den Weg dorthin.
- Kennst du den Weg zum Kino?

Nenne selbst ein Ziel und beschreibe den Weg dorthin.

7.6 Weiter-Erzähl-Kino (2 – 4 Spieler)

Ziele

Das Kind kann strukturiert und kompakt eine Geschichte anhand von Bildern wiedergeben und im Wechsel mit der Therapeutin weiterentwickeln.

Altersempfehlung:	**5 – 9**
Zeitbedarf:	**5 Minuten**
Material:	**› Bildergeschichte nach Wahl (Bastelvorlage)** **› Schere** **› Klebstift (oder Tucker)**

Vorbereitung

Die sechs Szenen der gewählten Bildergeschichte wie vorgegeben ausschneiden und hintereinander zum ‚Erzählkino' zu einem kleinen Büchlein zusammenkleben oder -tackern.

Spielbeschreibung

Das Kind erzählt zunächst Bild für Bild die Geschichte des gebastelten Buchs. Es achtet darauf, pro Bild nur einen Satz mit dem relevanten Inhalt zu bilden. Die letzte Szene der Geschichte ist eine leere Sprechblase. Gemeinsam soll die Geschichte an dieser Stelle Satz für Satz logisch weiterentwickelt werden. Die Therapeutin und das Kind bilden dabei abwechselnd einzelne Sätze.

Nach dem Erzählen die Bilder zum Spaß wie bei einem Daumenkino schnell nacheinander ‚durchlaufen' lassen.

Varianten / Tipps

- Geschichte mit Aufnahmegerät aufnehmen und im Anschluss gemeinsam anhören.
- Das Kind und die Therapeutin überlegen sich jeweils ein eigenes, anderes Ende der Geschichte.

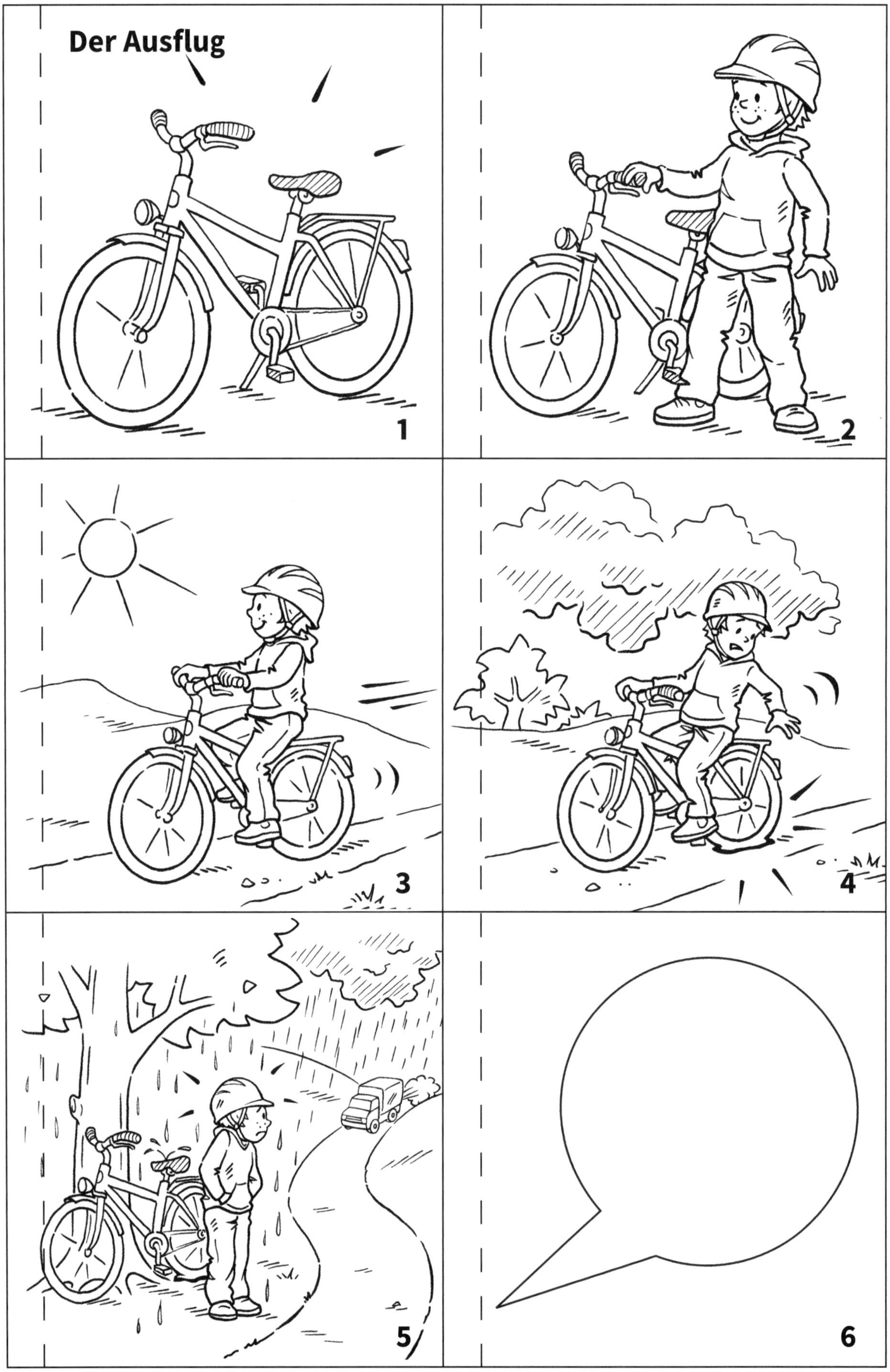
Der Ausflug
1
2
3
4
5
6

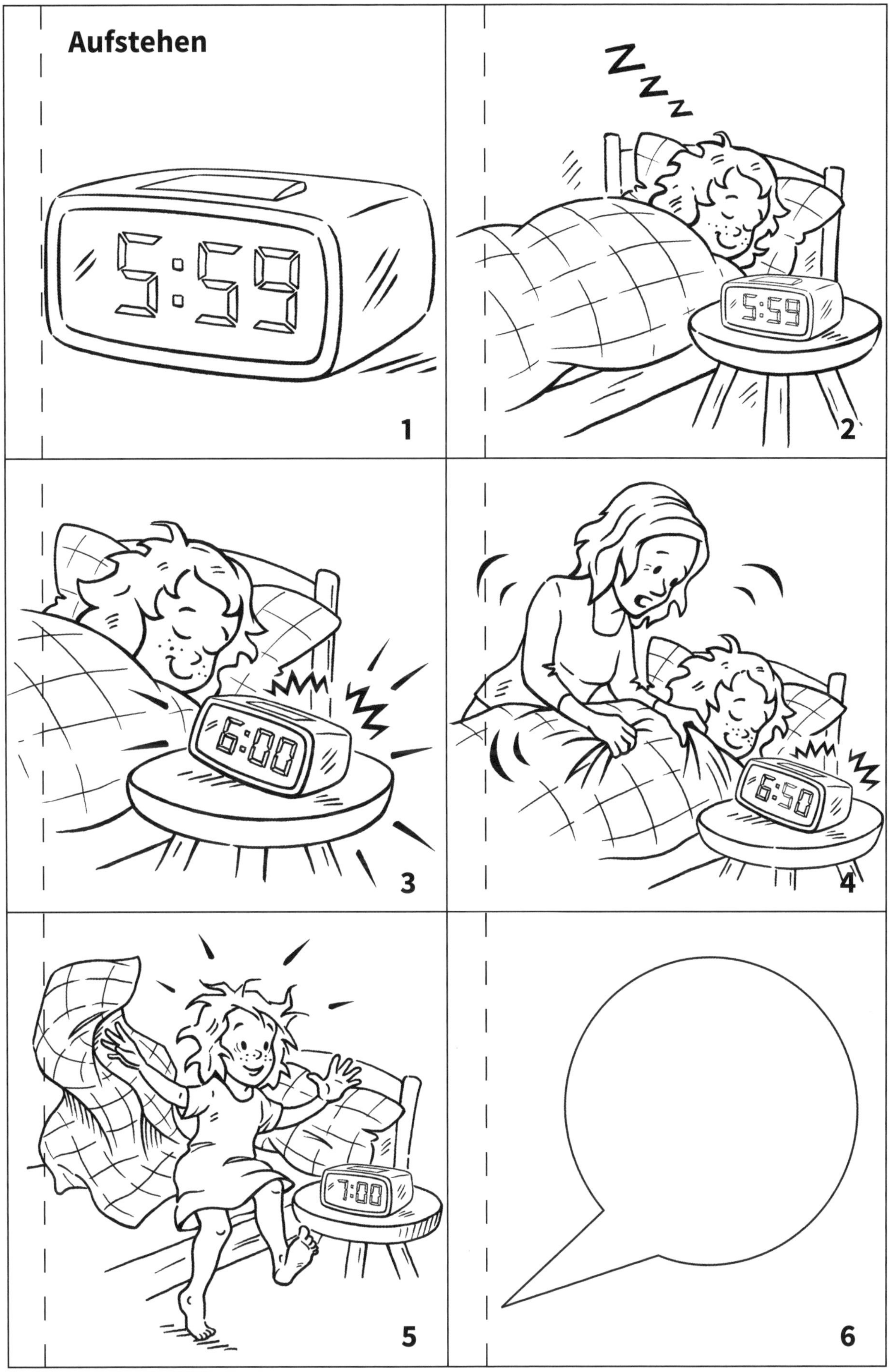
Aufstehen
5:59
1
ZZZ
5:59
2
6:00
3
6:50
4
7:00
5
6

7.7 Erzählkreisel (2 – 4 Spieler)

Ziele

Das Kind kann strukturiert und kompakt eine Geschichte anhand von Schlüsselwörtern entwickeln.

Altersempfehlung: 5 – 9
Zeitbedarf: 5 Minuten
Material:
- Kreiselvorlage nach Wahl
- Schere
- Streichholz

Vorbereitung

Der Kreisel wird auf festeres Papier kopiert. In die Mitte des Kreisels wird mit der Scherenspitze ein kleines Loch gestochen und das Streichholz hindurchgesteckt.

Spielbeschreibung

Das Kind dreht den Kreisel dreimal. Es merkt sich die Wörter, die auf der jeweiligen Kante stehen, auf der der Kreisel anhält und entwickelt daraufhin eine Geschichte, in der diese drei Wörter vorkommen.

Varianten / Tipps

- Das Kind schreibt die Wörter, die der Kreisel zeigt, vorher auf. Es nummeriert dann die Wörter in der Reihenfolge, in der sie auch in der Geschichte vorkommen sollen. Erst dann beginnt das Kind mit dem Erzählen.
- Eine Geschichte aus vier Begriffen entwickeln.
- Leeren Kreisel mit eigenen Begriffen verwenden.

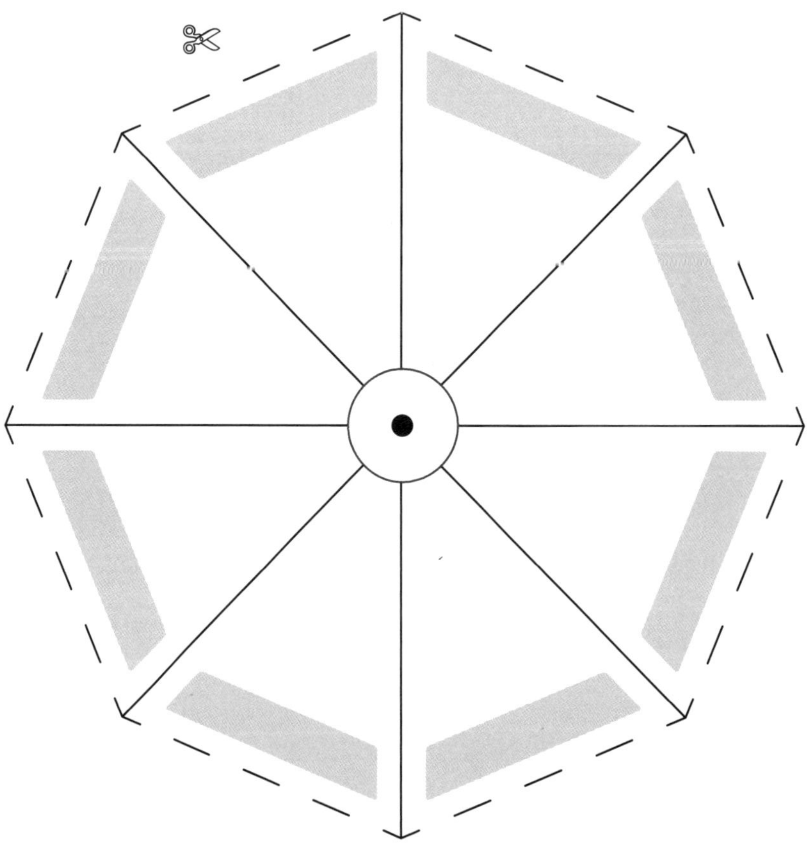

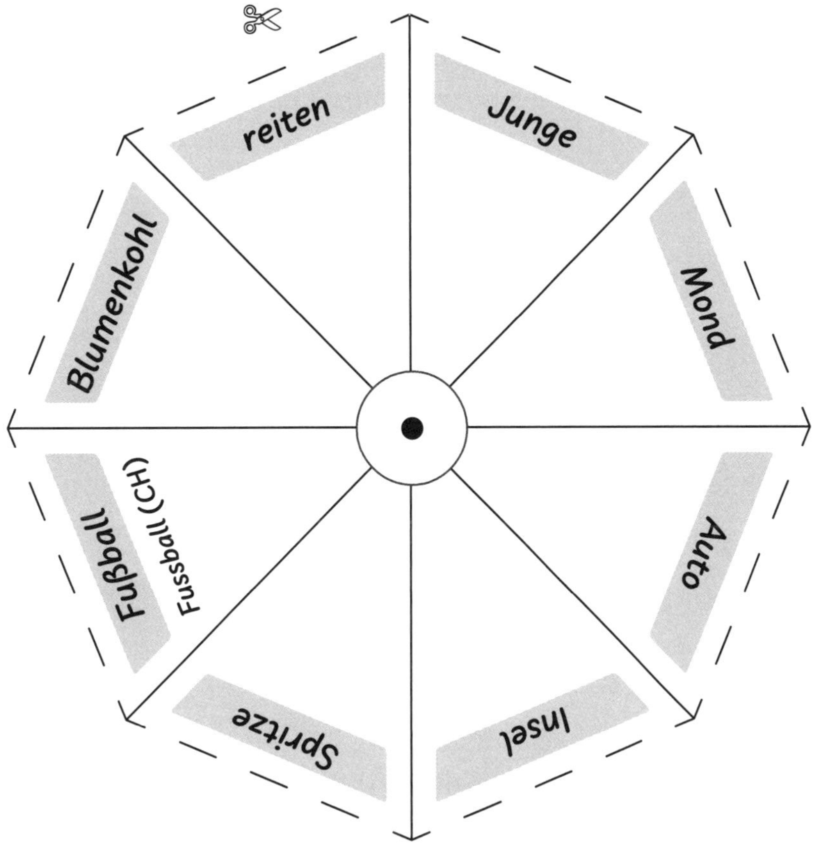
reiten
Junge
Mond
Auto
Insel
Spritze
Fußball
Fussball (CH)
Blumenkohl

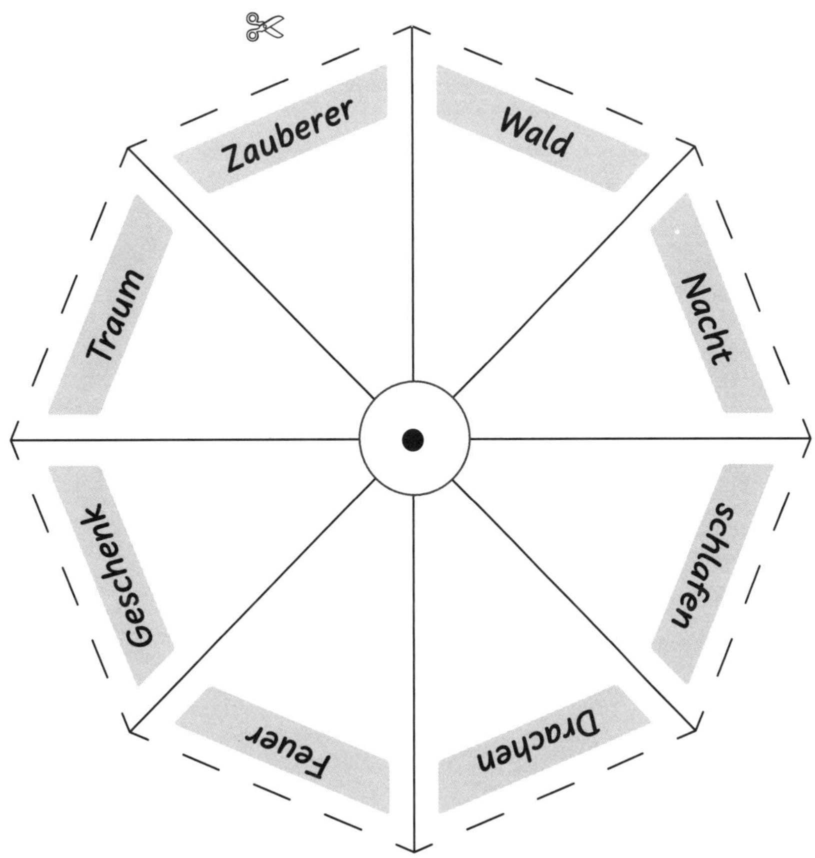
Zauberer
Wald
Nacht
schlafen
Drachen
Feuer
Geschenk
Traum

7.8 Streichholzschachtel-Geschichten (2 – 4 Spieler)

Ziele

Das Kind kann Geschichten anhand von Stimulusbegriffen strukturiert entwickeln.

Altersempfehlung: 5 – 9
Zeitbedarf: 10 Minuten
Material:
- Streichholzschachtel
- Wort-Streifen

Vorbereitung

Der Streifen mit den Stimulusbegriffen wird ausgeschnitten und in der Mitte (gestrichelte Linie) gefaltet. Dann wird der Streifen soweit in eine Streichholzschachtel hineinschoben, dass an der oberen Kante das Wort START erscheint.

Spielbeschreibung

Geschichtenaufbau:
Abwechselnd ziehen das Kind und die Therapeutin den Streifen ein Wort weiter und entwickeln dabei Satz für Satz eine Geschichte. Bevor der Streifen zum nächsten Wort gezogen wird, muss derjenige, der an der Reihe ist, entscheiden, ob er das Wort auf der Vorderseite (Wörter auf weißem Hintergrund) oder das auf der Rückseite (Wörter auf grauem Hintergrund) verwenden möchte.

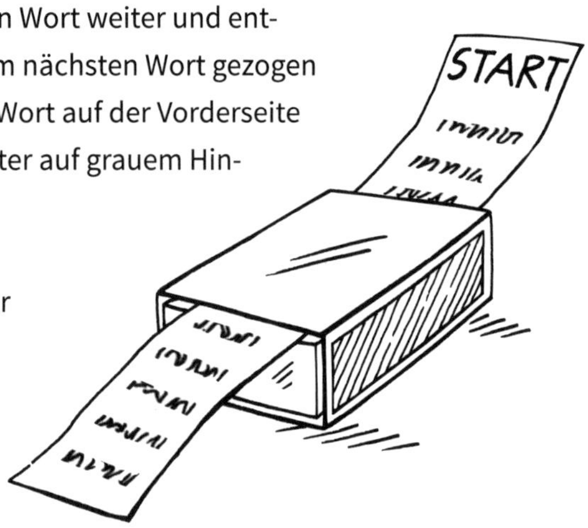

Das Kind baut mit dem entsprechenden Wort den ersten Satz einer Geschichte.

Dann ist die Therapeutin an der Reihe. Die Geschichte endet mit dem letzten Wort des Streifens, das zusätzlich mit ‚Ende' gekennzeichnet ist.

Varianten / Tipps

- Auf der Blankovorlage eigene Begriffe eintragen und damit Geschichten entwicklen.

Start	*Start*
Opa	Lehrer
Nacht	Gewitter
fahren	helfen
böse	krank
Nachbar	Pfeil
Schule	Spritze
See	James Bond
Christiano Ronaldo	Kiosk
Eis/ Glacé (CH)	iPhone
wütend	Küche
Messer	Pistole
Polizei	helfen
Happy End	*Trauriges Ende*

Start	*Start*
Happy End	*Trauriges Ende*

8.1 Alltagstraining (2 – 4 Spieler)

Ziele

Das Kind wendet die Strategien gegen das Poltern nicht nur im geschützten Therapieraum, sondern auch im Alltag an (In-vivo-Training). Ein hierarchischer Aufbau (von einfachen hin zu schwereren Situationen) ermöglicht dem Kind positive Kommunikationserfahrungen.

Altersempfehlung: 5 – 9
Zeitbedarf: 30 Minuten
Material:
- › **Karten mit Aufgabensammlung zum Alltagstraining ***
- › **Blankokarten für die Variante**

Vorbereitung

Die Therapeutin überlegt sich, welche Situation sie an welchem Ort außerhalb des Therapieraumes realisieren kann.

Spielbeschreibung

Die Therapeutin erklärt dem Kind, warum es wichtig ist, nicht nur im Therapieraum zu üben.

„Das Alltagstraining ist ein wichtiger Baustein für deine weitere sprachliche Entwicklung. Zugegeben – es ist einfacher im Therapiezimmer das neue Sprechen anzuwenden. Aber es hilft dir letztendlich nur, wenn du deine Technik auch in der Familie, bei Freunden und in der Schule anwendest.“

Beide schauen sich gemeinsam die vorgeschlagenen Situationen an und wählen einige Situationen aus. Eigene Ideen werden noch formuliert und aufgeschrieben (Blankokarten).

Ein wichtiger Schritt ist nun, die ausgewählten Situationen nach Schwierigkeitsgrad zu sortieren. Die direkte Umsetzung des Alltagstrainings orientiert sich dann nach dem Prinzip ‚Vom Einfachen zum Schweren'. In den Situationen fungiert die Therapeutin als Modell und geht immer zuerst selbst in die entsprechende Situation. So wird dem Kind auch signalisiert, dass es nichts tun muss, was die Therapeutin nicht selbst tun würde.

Das Kind soll vorbereitet in die Situationen gehen und versuchen, in den Situationen kontrolliert zu sprechen. Es soll im Anschluss das Ergebnis reflektieren: *„Was lief gut?“ „Was könnte ich nächstes Mal verbessern?“*

Varianten / Tipps

- Eigene Sprechsituationen (Alltag, Schule, Freunde) bestimmen, in die Blankovorlagen eintragen und eine Hierarchie erstellen. Diese individuellen Situationen dann in-vivo durchführen.

* Die Situationsbeschreibungen sind der App STAN - Stottertherapie appintegrierte Nachsorge entnommen. Braun, W.G., Frey, M., Jopiti, L. & Köhler, K. (2019) STAN – Stottertherapie appinte-grierte Nachsorge. Zürich: www.hfh.ch/stotterberatung

Situation: Uhrzeit

1

Frage eine Person auf der Straße nach der Uhrzeit.

Die Aufgabe ist dir zu einfach?

Du kannst dann die Sprechzeit verlängern und noch nach dem Bahnhof und der nächsten Bushaltestelle fragen.

Situation: Bushaltestelle

2

Gehe zu einer Bushaltestelle und frage eine wartende Person, ob der Bus von hier nach ... (Ort in deiner Nähe) fährt.

Die Aufgabe ist dir zu einfach?

Frage die Person auch, ob man das Ticket auch im Bus lösen kann und wann der Bus kommt.

Situation: Familien-Gespräch beim Essen

3

Nimm dir heute vor, dass du etwa fünf Sätze beim Mittag- oder Abendessen in deiner Technik sprichst. Überleg Dir erst, wann eine gute Gelegenheit besteht und worauf du gerade bei den ersten beiden Sätzen achten willst. Lass dir Zeit.

Die Aufgabe ist dir zu einfach?

Du kannst dann die Sprechzeit verlängern und versuchen, konsequent über einen längeren Zeitraum deine Sprechtechnik anzuwenden. Je mehr die Situation sich zu einem Dialog entwickelt, desto anspruchsvoller ist die Anwendung der Sprechtechnik.

Situation: Alte Fotos kommentieren

4

Schau mit einem Familienmitglied alte Fotos an (Fotoalbum, digitale Bilder) und erzählt euch die Erlebnisse zu den Fotos.

Die Aufgabe ist dir zu einfach?

Du oder das Familienmitglied nehmen mit dem Handy das Gesprochene auf. Hört euch im Anschluss die Aufnahme an und schätzt gemeinsam ein, wie gut es mit der Sprechtechnik ging.

Situation: Eisdiele/Gelateria – Kauf eines Eis/Glaces (CH)

5

Gehe zu einer Eisdiele/Gelateria (CH) und frage den Verkäufer, was eine Kugel Eis/Glace (CH) kostet.

Die Aufgabe ist dir zu einfach?

Frage auch weiter, ob sie auch veganes Eis/Glace (CH) haben. Erkläre, du hättest eine Kuhmilchallergie und was für ein Eis/Glace (CH) der Verkäufer dir dann empfehlen würde.

Situation: Telefonat mit dem Schwimmbad

6

Ruf bei einem Schwimmbad an und frage nach den Öffnungszeiten.

Die Aufgabe ist dir zu einfach?

Frage weiter, wie viel der Eintritt kostet und ob es Gruppenrabatt gibt. Haben sie auch eine Wasserrutschbahn?

Situation: Familientelefonat

7

Vereinbare vorab mit einem Familienmitglied, dass du heute anrufst und deine Sprechtechnik anwenden möchtest. Themen könnten sein, was du heute Abend vorhast oder eine Nachfrage, was es zum Essen gibt.

Die Aufgabe ist dir zu einfach?

Kündige das Telefonat nicht an, führe das Telefonat durch und besprich mit dem Telefonpartner direkt am Telefonat, wie deine Einschätzung zur Anwendung deiner Sprechtechnik ist und wie dein Gegenüber dein Sprechen erlebt hat. Du kannst das Telefonat natürlich auch mit einem guten Freund / einer guten Freundin führen.

Situation: Lieblingsgetränk im Supermarkt

8

Du fragst einen Mitarbeiter des Supermarktes nach deinem Lieblingsgetränk.

Die Aufgabe ist dir zu einfach?

Dann erhöhe deinen Gesprächsanteil mit den Fragen, ob es das Getränk auch in 1,5-Liter Flaschen oder in Glasflaschen gibt. Erwähne dabei, dass du gerne Plastikmüll vermeiden möchtest.

Situation: Telefonat mit der Therapeutin

9

Du rufst deine Therapeutin an. Frage sie, wie es ihr geht und wann die nächste Stunde ist.

Die Aufgabe ist dir zu einfach?

Erzähle ihr zusätzlich von zwei Sprechsituationen, in denen dir das Sprechen sehr gut gelungen ist und du einen Erfolg hattest.

Situation: Bahnhof

10

Gehe zu einem Bahnhof und frage den Schalterbeamten, ob er einen Prospekt über Vergünstigung für Schüler hat.

Die Aufgabe ist dir zu einfach?

Frage den Schalterbeamten zusätzlich, ab welchem Alter man eine Interrail-Fahrkarte kaufen kann.

Situation: ____________________

____

Die Aufgabe ist dir zu einfach?

____

____

____

____

Situation: ____________________

____

Die Aufgabe ist dir zu einfach?

____

____

____

____

8.2 Mein Nachsorge-Büchlein (2 – 4 Spieler)

Ziele

Das Minifaltbuch unterstützt den Übergang von der geschützten Therapiesituation in den Alltag. Das Kind arbeitet eigenständig an seinem Sprechen weiter. Das Büchlein ist ferner ein Kommunikationsmittel in der Nachsorge zwischen der Therapeutin und dem Kind.

Altersempfehlung: 5-9
Zeitbedarf: 10 Minuten
Material:
- Bastelvorlage ‚Minifaltbuch'
- Schere
- Buntstifte

Vorbereitung

Das Minifaltbuch der Anleitung entsprechend herstellen:

1. Lege das DIN-A4-Blatt quer vor dich hin. Falte es in der Mitte 2 x von rechts nach links und 1 x von unten nach oben. Klappe es wieder auf.
2. Lege das Papier wieder quer vor dich hin, falte es 1 x von links nach rechts und schneide es an der Mittellinie, wie auf der Zeichnung, ein Feld breit ein.
3. Klappe das Papier wieder auseinander und falte es der Länge nach.
4. Nimm die beiden äußeren Felder zw. Daumen und Zeigefinger und schiebe sie zusammen, sodass ein ‚Stern' entsteht.
5. Falte die Knicke in der richtigen Richtung nach! Nun hast du ein Buch mit drei Doppelseiten.

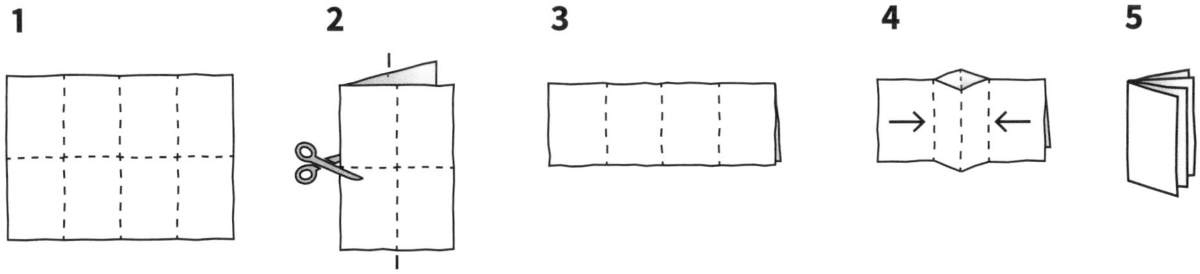

Spielbeschreibung

Der Inhalt des gebastelten Buches wird mit dem Kind besprochen. Die vier Strategien werden ausgemalt oder mit einem Leuchtstift hervorgehoben.
Auf der vorletzten Seite des Büchleins kann das Kind mit der Therapeutin geeignete Situationen hineinschreiben, bei denen es seine Strategien umsetzen möchte. Auf der letzten Seite soll das Kind in den ersten vier Wochen nach Therapieende selbst reflektieren und vermerken, wie gut ihm die Umsetzung der Strategien gelungen ist.

Varianten / Tipps

- Bastelanleitung für Faltbuch nutzen und Inhalte individueller auf das Kind abstimmen.

Worauf ich achten möchte

Mein Nachsorge-Büchlein

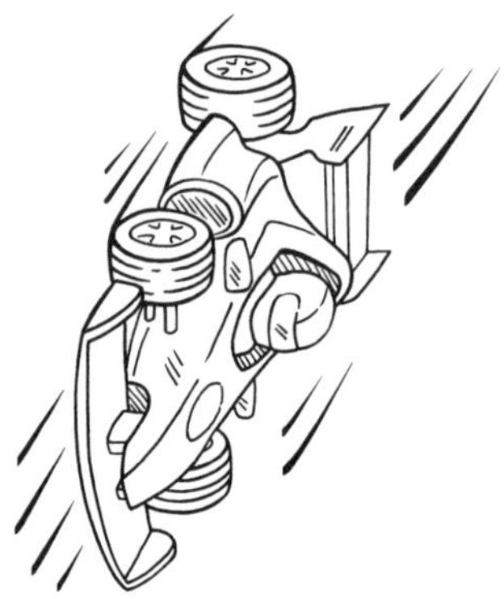

Bewertung der Umsetzung nach Therapiewochen

1. Woche
+ ☺ ☺ ☹ ☹ ☹ -

2. Woche
+ ☺ ☺ ☹ ☹ ☹ -

3. Woche
+ ☺ ☺ ☹ ☹ ☹ -

4. Woche
+ ☺ ☺ ☹ ☹ ☹ -

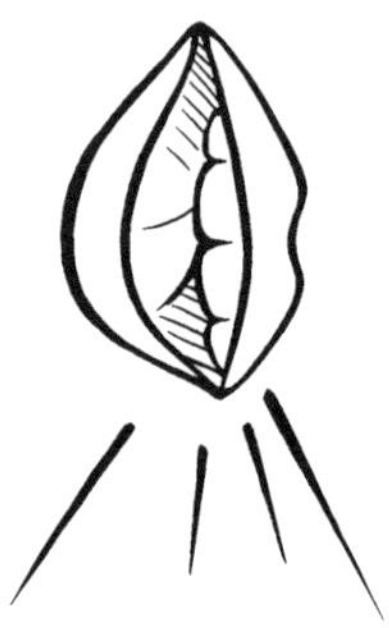

Situationen in denen ich darauf achten möchte:

____

____

____

____

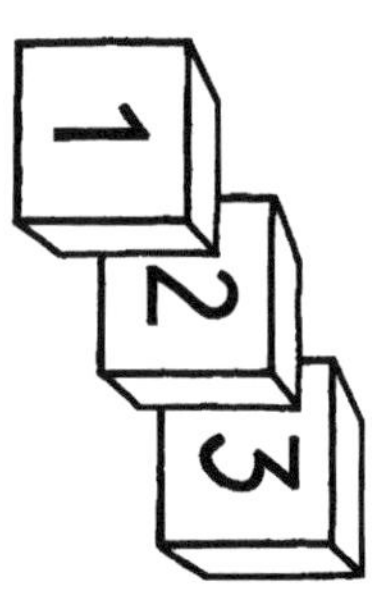

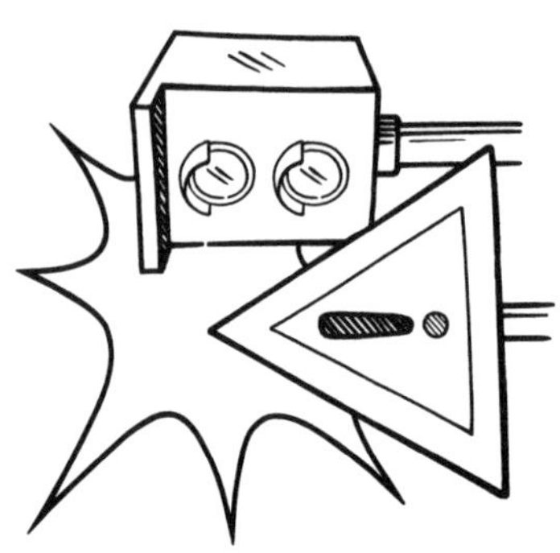

8.3 Stabilisierungswürfel (2 – 4 Spieler)

Ziele

Das Kind kann zwischen den Strategien gegen das Poltern spielerisch wechseln und wendet diese souverän an.

Altersempfehlung:	**5 – 9**
Zeitbedarf:	**15 Minuten**
Material:	**› Bastelvorlage Würfel** **› Schere** **› Klebestift**

Vorbereitung

Der Würfel wird auf festeres Papier kopiert und dann an den Rändern ausgeschnitten.
Danach werden die Kanten entsprechend gefaltet und an den Klebeflächen mit einem Klebestift eingestrichen und die Kanten des Würfels zusammengeklebt.

Spielbeschreibung

Die Icons auf dem Würfel stehen jeweils für eine Stategie:

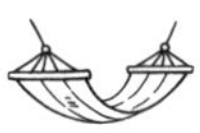
Hängematte: Sprechen mit Pausen

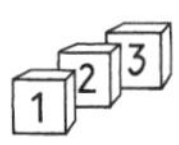

1 - 2 - 3: Strukturiertes Sprechen

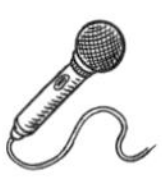
Mikrofon: Deutliche Artikulation

Tempo 30: Gemütliches Sprechtempo

Radarfalle: Bewusstes, kontrolliertes Sprechen

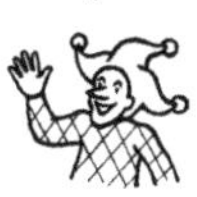
Joker: Kind darf Strategie selber wählen

Es können nun mit dem Würfel verschiedene sprachlichen Aufgaben verbunden werden: Nach jeder sprachlichen Einheit wird erneut gewürfelt.

Beispiele:

- Rätselraten mit Wimmelbildern
- abwechselnd Sätze sprechen
  - › Bildgeschichten erzählen
  - › Geschichten mit offenem Ende selbst weiterentwickeln
  - › Kofferpacken und sagen, was man einpackt
  - › vom Wochenende, den Ferien, einer Fernsehserie, dem letzten Sporttraining etc. erzählen

Varianten / Tipps

–

Sprechen mit Pausen

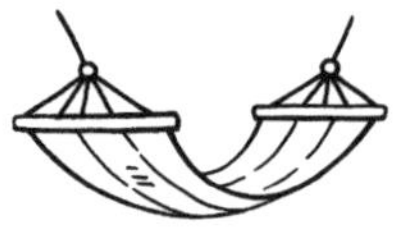

Strukturiertes Sprechen

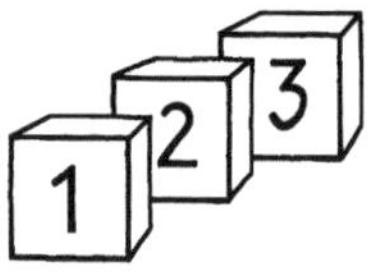

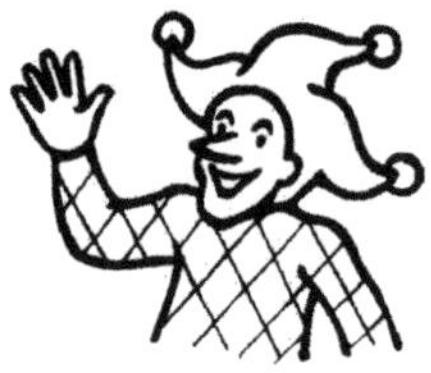

Kontrolliertes Sprechen

Deutliches Sprechen

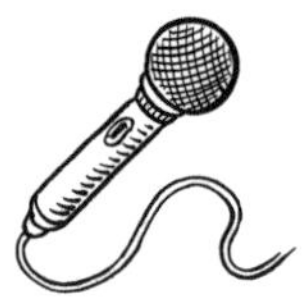

Gemütliches Sprechen

8.4 Zungenbrecher (2 – 4 Spieler)

Ziele
Das Kind kann konzentriert, bewusst und deutlich die artikulatorisch schwierigen Sprüche sprechen.

Altersempfehlung: 5 – 9
Zeitbedarf: 5 Minuten
Material: › Zungenbrecher-Spruch nach Wahl

Vorbereitung
– keine –

Spielbeschreibung
Aus der folgenden Liste mit Sprüchen wird ein Spruch ausgewählt.

Der Spruch wird erst langsam einstudiert. Es kann eine Hilfe sein, wenn das Kind den Spruch erst ein paar Mal liest (visuelle Unterstützung) und mit geschlossenen Augen spricht (Fokus Artikulation und auditives Monitoring).

Das Tempo und Frequenz (Spruch mehrmals hintereinander sagen) langsam steigern.

Varianten / Tipps
- Einen Satz in großer Schrift herausschreiben und schwierige Stellen mit Bleistift kennzeichnen (erhöhte Fokussierung und Konzentration).

Zungenbrecher-Sprüche

- Wer ackert am Krautacker Kraut? Krautbauer Jakob ackert am Krautacker Kraut.
- Blaukraut bleibt Blaukraut und Brautkleid bleibt Brautkleid.
- Sieben Schneeschaufler schaufeln mit silbernen Schaufeln sieben Schaufeln Schnee.
- Zwei zahnlose Zwergziegenzüchter züchten zahme Zwergziegen.
- Schnalle schnell die schönen Schnallen an den Schuhen zu.
- 8 alberne Affen angeln am Abend 18 aalglatt-glitschige Aale.
- In dem großen grauen Korb krabbeln viele große Krebse.
  Viele große Krebse krabbeln im großen grauen Korb
- Schäfer Strunk stand strickend auf den Stützstock gestützt.
- Frau Schuppe brachte schupppige ungeschuppte Schuppenfische zum Schuppen.
- Fließender Fluss voller Flöße mit flößenden Flößern.
  CH: Fliessender Fluss voller Flösse mit flössenden Flössern.
- Am Zehnten Zehnten zehn Uhr zehn zogen zehn zahme Ziegen zehn Zentner Zucker zum Zoo.
- Der Cottbuser Postkutscher putzt den Cottbuser Postkutschkasten.
- Hätte Hänschen Hans Holz hacken hören, hätte Hänschen Hans Holz hacken helfen.
- Russische Russen rutschen russische Rutschen russisch runter.
- Schwarze Schmeißfliege frisst frisches Fischfleisch, frisches Frischfleisch frisst schwarze Schmeißfliege.

Anhang

HfH Interkantonale Hochschule für Heilpädagogik

PolterKompass

Ersterfassungsinstrument für sprachtherapeutische Fachpersonen zur Erkennung und ersten Einschätzung von Poltern bei Kindern ab 5 Jahren

Wolfgang G. Braun, Prof. und Joëlle Schuler, BA

Name, Vorname: Geburtsdatum:

Datum Ersterfassung:

1. Leitsymptomatik

Beobachtungskriterium	Erläuterung	Ja	Nein
Erhöhtes Sprechtempo	Das Kind spricht teilweise sehr schnell.	■	■
Irreguläres Sprechtempo	Die Sprechgeschwindigkeit des Kindes erweist sich teilweise als unregelmässig.	■	■

2. Kernsymptomatik

Beobachtungskriterium	Erläuterung	Ja	Nein
Phonetisch-phonologische Auffälligkeiten	Beim Sprechen treten zum Teil Auslassungen, Verschmelzungen und artikulatorische Abweichungen von Lauten, Silben, Wörtern und Phrasen auf. Beispiele: «sozsagn» statt «sozusagen», «Das gudee» statt «Das ist eine gute Idee».	■	■
Sprechunflüssigkeiten	Das Kind zeigt normale Unflüssigkeiten, welche häufiger als bei Normalsprechenden beobachtbar sind. Das Sprechen ist manchmal durch Satzteil-, Wort- und Teilwort-Wiederholungen, Unterbrechungen, Satzabbrüche und/oder Interjektionen gekennzeichnet. Die Unflüssigkeiten werden auf einem niedrigen Spannungslevel produziert. Beispiele: «Ich spiele, ich spiele mit dem dem Ball» «also», «ehm».	■	■
Eingeschränkte Selbstwahrnehmung	Das Kind zeigt ein mangelndes Störungsbewusstsein. Die sprachlichen Auffälligkeiten werden aufgrund des eingeschränkten Störungsbewusstseins oftmals gar nicht vom Kind selber bemerkt. Das hat wenige Selbstkorrekturen zur Folge. Beispiel: Da dem Kind das unverständliche Sprechen selbst nicht auffällt, wird die auffällige Sprechsequenz auch nicht korrigiert.	■	■

→

3. Begleitsymptomatik

- Das Sprechen ist teilweise **schwer verständlich** oder phasenweise gar unverständlich.
- Die sprachlichen Auffälligkeiten können **kurzzeitig kontrolliert und unterdrückt** werden.
- Es können teilweise **prosodische Auffälligkeiten** wahrgenommen werden.
  - Diese können sich durch regelwidrige Pausensetzung, falsche Betonung wie auch eine unpassende Sprechlautstärke zeigen.
- Das Kind zeigt teils **Auffälligkeiten im Sprachsystem**.
  - Die sprachlichen Diskrepanzen können das Sprachverständnis, die Bereiche Phonetik/Phonologie, Semantik/Lexikon, Morphologie/Syntax sowie Pragmatik wie auch die sprachliche Strukturierung betreffen.
- Zum Teil werden Schwierigkeiten im **kommunikativen Verhalten** beobachtet.
  - Die Defizite können unter anderem beim Einhalten von Kommunikationsregeln, beim Antwort- sowie Reparaturverhalten wie auch beim Interpretieren von nonverbaler Kommunikation beobachtet werden.
- Es können teilweise **Auffälligkeiten beim Lesen und / oder Schreiben** festgestellt werden.
  - Diese gehen oftmals auch mit einem erhöhten Lese-/Schreibtempo einher. Zudem können beim Schreiben auch graphomotorische Auffälligkeiten auftreten.
- Teilweise sind **Auffälligkeiten der exekutiven Funktionen** erkennbar.
  - Diese zeigen sich oftmals als Störungen der Aufmerksamkeit, der Konzentration oder als Inkongruenz zwischen Sprechen und Denken («schlecht organisiertes Denken»).
- Es ist ein **familiäres Auftreten** von Poltern oder anderen Sprach- beziehungsweise Sprechstörungen bekannt.

PolterKompass

Ersterfassungsinstrument für sprachtherapeutische Fachpersonen zur Erkennung und ersten Einschätzung von Poltern bei Kindern ab 5 Jahren

4. Abgrenzung von Poltern

Anmerkungen:

- Sofern das Beobachtungskriterium nicht beobachtet werden kann, ist keine Beurteilung des jeweiligen Items möglich.
- Eine Nein-Antwort spricht gegen Poltern und für das jeweilige sprachliche Phänomen.

Abgrenzung zu	Beobachtungskriterium	Ja	Nein
Stottern *	Unflüssigkeiten? ■	■	■
	Bei den Unflüssigkeiten handelt es sich um funktionelle, normale Unflüssigkeiten. Diese sind spannungsfrei und weder durch Blockaden, Dehnungen noch Laut-Repetitionen gekennzeichnet.		
Schnellsprechen	Auffällige Sprechgeschwindigkeit? ■	■	■
	Die schnellen Sprechanteile werden als unflüssig und unverständlich wahrgenommen. Das Sprechen ist durch phonetisch-phonologische Auffälligkeiten gekennzeichnet.		
Spracherwerbsstörung	Sprachliche Auffälligkeiten? ■	■	■
	Die sprachlichen Auffälligkeiten gehen mit einem erhöhten Sprechtempo einher. Mit einer Verlangsamung des Sprechtempos können die sprachlichen Abweichungen reduziert werden.		

* Stottern und Poltern können auch in Kombination auftreten.

➔

PolterKompass

Ersterfassungsinstrument für sprachtherapeutische Fachpersonen zur Erkennung und ersten Einschätzung von Poltern bei Kindern ab 5 Jahren

Quantitative Auswertung

Teil 1		Anzahl Ja-Antworten	Leitsymptomatik
Teil 2		Anzahl Ja-Antworten	Kernsymptomatik
Teil 3		Anzahl Ja-Antworten	Begleitsymptomatik

Qualitative Auswertung

Ersterfassung Poltersymptomatik	
Teil 1 und Teil 2	Bei Poltern muss mindestens ein Item der Leit- und ein Item der Kernsymptomatik beobachtbar sein (Ja-Antworten). Sofern dies nicht der Fall ist, sind keine weiteren diagnostischen Massnahmen in Bezug auf Poltern angezeigt.
Teil 3	Beobachtbare Items der Begleitsymptomatik bestärken den Verdacht auf Poltern.

Je mehr Ja-Antworten bei Teil 1 bis Teil 3 markiert werden, desto eher sind weiterführende Massnahmen bezogen auf das Störungsbild Poltern notwendig.

Abgrenzung von Poltern	
Teil 4	Wird eines der Beobachtungskriterien mit Nein beantwortet, werden weiterführende diagnostische Massnahmen in Bezug auf das jeweilige Phänomen empfohlen.

Empfehlung weiteres Vorgehen

- Keine Massnahmen nötig
- Weitere diagnostische Massnahmen Poltern

Weitere diagnostische Massnahmen:

- Stottern
- Schnellsprechen
- Spracherwerbsstörung

HfH Interkantonale Hochschule für Heilpädagogik

Schaffhauserstrasse 239
Postfach 5850
CH-8050 Zürich

www.hfh.ch

Tabelle 1: Übersicht zu Hypothesen zur Ätiologie des Polterns (Bider & Waber 2020)

Autor	Hypothese
Liebmann, 1900:	Es wird vermutet, dass ein Mangel an auditiver und motorischer Aufmerksamkeit zur Aufrechterhaltung von Poltern beiträgt (vgl. Sick 2004, S. 12) und damit begründet, dass Polterer durch Hinlenkung der Aufmerksamkeit ihre Symptome kurzfristig verbessern können (vgl. Heidler 2013, S. 30).
Weiss, 1964:	Poltern wird als Syndrom beschrieben und das Modell eines Eisbergs wird herangezogen. Die sichtbaren Spitzen stellen die beobachtbaren Symptome dar, wobei Poltern nur eine davon darstellt. Das zugrundeliegende Problem hingegen ist eine Central Language Imbalance. Dieser Begriff ist zwar sehr vage, aber da laut Weiss Polterer diese Balance durch fokussierte Aufmerksamkeit wiedererlangen können, umfasst er auch Selbstwahrnehmungs- und Monitoringprozesse (vgl. van Zaalen & Reichel 2015, S. 30).
Diedrich, 1984:	Poltern wird als auditives Monitoringproblem betrachtet, wobei die eigene Artikulation nicht ausreichend kontrolliert wird. Als alleiniger Erklärungsansatz ist diese Hypothese nicht ausreichend (vgl. Sick 2014, S. 60; Sick 2004, S. 12).
Dalton & Hardcastle, 1989:	Die neurologische Kontrolle für das zeitliche Ordnen sprechmotorischer Bewegungen fällt in sich zusammen (vgl. Sick 2014, S. 60). Es wird also eine zugrundeliegende sprechmotorische Funktionsstörung vermutet, wobei als Ursache für Poltern also „eine deutlich eingeschränkte sprechmotorische Umsetzung aufgrund fehlender Selbstkorrektur" (Beier & Kunz 2014, S. 195) angenommen wird.
Myers, 1996:	Die Hypothese der Asynchronie bei Poltern beschreibt, wie durch die wechselseitige Beeinflussung verschiedener an der Sprach- und Sprechproduktion beteiligter Prozesse Störungen in einem Bereich negative Auswirkungen auf andere ausüben. Myers formuliert außerdem die Hypothese eines jedoch nicht näher definierten zusätzlich gestörten Servosystems, das negativ zu den Störungen beiträgt, indem es Fehler weder erkennt noch korrigiert (vgl. Sick 2014, S. 60-61). Hierbei werden implizit auch Selbstwahrnehmungs- und Monitoringprozesse angesprochen.
von Zaalen, 2009:	In Anlehnung an das Levelt-Modell beschreibt van Zaalen in ihrem *Language automatization deficit model*, wie es Polterern schwerfällt, das Sprechtempo den jeweils gegebenen linguistischen und motorischen Anforderungen einer geplanten Äußerung anzugleichen. Die Folge ist eine Dyssynchronität zwischen der Sprachplanung und der motorischen Ausführung. Da ersteres bei Polterern viel Aufmerksamkeit erfordert, sind bei linguistisch und motorisch anspruchsvolleren Sprechsituationen weniger Ressourcen für Prozesse wie das Monitoring oder die Artikulation vorhanden, was zu den für Poltern typischen Symptomen führt. (vgl. van Zaalen & Reichel 2015, S. 31-37).
Sick, 2014:	Eine gestörte Sprechkontrolle auf einer dem Sprecher nicht bewusst zugänglichen Ebene könnte laut Sick „ursächlich zur Entstehung der Gesamtsymptomatik beitragen."(Sick 2014, S. 50). Sie vermutet ein doppeltes Defizit, wobei einerseits die Monitoringprozesse selbst gestört sind, sowie in bestimmten Bereichen der Sprachproduktion so schwere Defizite vorliegen, dass deren Monitoring nicht ausreichend möglich ist (vgl. Sick 2014, S. 50).

Achhammer, B. (2014). Pragmatisch-kommunikative Fähigkeiten fördern. Grundlagen und Anleitungen für die Sprachtherapie in der Gruppe. München: Ernst Reinhardt Verlag

Achhammer, B., Büttner, J., Sallat, S. & Spreer, M. (2016). Pragmatische Störungen im Kindes- und Erwachsenenalter (Forum Logopädie). Stuttgart: Georg Thieme Verlag

Bakker, K., Myers, FL., Rapael, LJ et al. (2011). A preliminary comparison of speech rate, self-evaluation and disfluency of people who speak excetionally fast, clutter, or speak normally. In: Ward D, Scaler Scott, K. Cluttering. A Handbook of Research, Intervention and Education. Hove and New York: Psychology Press

Baumgartner, S. (1999). Sprachtherapie mit Kindern. München: Reinhardt Verlag

Bennett Lanouette, E. (2011). Intervention strategies for cluttering disorders. In: D. Ward & K. Scaler-Scott (Eds.), Cluttering: A handbook of research, intervention and education (pp. 175–197). Sussex: Psychology Press

Bider, S. & Waber, E. (2020). Selbstwahrnehmung und Monitoring bei Poltern. Entwicklung einer Förderspielsammlung für 5 bis 12-jährige Kinder im Rahmen der Zürcher integrativen Poltertherapie ZiP. Zürich: Unveröffentlichte Bachelorarbeit

Boueke, D., Schülein, F., Büscher, H., Terhorst, E. & Wolf, D. (1995). Wie Kinder erzählen: Untersuchungen zur Erzähltheorie und zur Entwicklung narrativer Fähigkeiten. München: Wilhelm Fink

Braun, W. G. & Kohler, J. (2019). RedeflussKompass online & StotterKompass online. Tools zur Früherkennung, Ersterfassung und Erstberatung bei beginnendem Stottern. Zürich: www.hfh.ch/stotternerkennen

Braun, W. G., Frey, M., Jopiti, L. & Köhler, K. (2019b). STAN – Stottertherapie appintegrierte Nachsorge. Zürich: www.hfh.ch/stotterberatungsstelle. Google Play Store und iTunes

Braun, W. G. & Kohler, J. (2020). Digitale Lösungen in der Früherkennung, Erstfassung und Erstberatung bei beginnendem Stottern. In: Praxis Sprache 1 / 2020, 19 - 24

Braun, W. G. & Schuler, J. (2020). PolterKompass. Ersterfassungsinstrument für sprachtherapeutische Fachpersonen zur Erkennung und ersten Einschätzung von Poltern bei Kindern ab 5 Jahren. Zürich: HfH, www.hfh.ch

Bretherton-Furness, J. & Ward, D. (2012). Lexical access, story-re-telling and sequencing skills in adults who clutter and those who do not. In: Journal of Fluency Disorders 37 (4). 214 - 224

Bütler, A. & Graf, L. (2020). Förderspielsammlung zur Förderung der Kommunikationsorganisation für polternde Kinder als Therapiebaustein der Zürcher integrativen Poltertherapie (ZiP) von Wolfgang G. Braun im Alter von 5-9 Jahren und 9-12 Jahren. Zürich: Unveröffentlichte Bachelorarbeit

Dalton, P. & Hardcastle, J. (1989). Disorders of Fluency and Their Effects on Communication. London: Cole and Whurr

Daly, D. A. (1996). The Source for Stuttering and Cluttering. East Moline: LinguiSystems Inc.

Daly, D. A. & Burnett, M.L. (1999). Cluttering: Traditional Views and New Perspectives. In: Curlee, R. F. (Ed.): Stuttering and Related Fluency Disorders (85-105). Second Edition. New York: Thieme

Diedrich, W. M. (1984). Cluttering: Its Diagnosis. In: Winitz H, (Hrsg.), Treating Articulation Disorders. For Clinicians by Clinicians Baltimore: University Park Press

Dohmen, A. (2009). Das Pragmatische Profil. Analyse kommunikativer Fähigkeiten von Kindern (1. Aufl.). München: Elsevier

Dohmen, A. (2013). Rahmenplan zur Therapiekonzeption bei pragmatisch-kommunikativen Defiziten. In: C. W. Glück (Hrsg.), Fokus Pragmatik. Erwerb - Beeinträchtigung - Intervention (Interdisziplinäre und angewandte Beiträge zu Sprache und Kommunikation, Bd. 1, 158-168). Köln: Prolog

Gehrer, S. (n.d.). Poltern: Die etwas andere Kommunikationsstörung. Neu-Ulm: Unveröffentlichtes Skript.

Grewel F. (1970). Cluttering and its problems. Basel: Folia Phoniatr; 22(4), 301–310

Grohnfeldt, M. (2007). Lexikon der Sprachtherapie. Stuttgart: Kohlhammer

Hansen, B. & Iven, C. (1998). Sprachentwicklung, Sprechmotorikentwicklung und Sprechflüssigkeitsentwicklung. Zum Zusammenhang von Sprechmotorik und flüssigem Sprechen. In: Sprache – Stimme - Gehör 22, 92 - 97

Hansen, B. & Iven, C. & Rapp, M. (2014). ICF in der Therapie von Redeflussstörungen. In: Grötzbach, H., Hollweger Haskell, J. & Iven, C. (Hrsg.). ICF und ICF-CY in der Sprachtherapie. Idstein: Schulz Kirchner Verlag

Heidler, M.-D. (2013). Ist Poltern ein exekutives Problem? Forschung Sprache 1. Verfügbar unter: DOI: 10.2443/skv-s-2013-57020130102

Hermann, T. & Grabowski, J. (1994). Sprechen. Heidelberg: Spektrum Akademischer Verlag

Hug, Z. & Schleuniger, J. (2020). Förderspiele für die Poltertherapie. Eine Sammlung von theoriegeleiteten Förderspielen für die Therapie von Poltern im Bereich Phonetik-Phonologie bei Kindern im Alter von fünf bis zwölf Jahren. Zürich: Unveröffentlichte Bachelorarbeit

International Classification of Functioning, Disability and Health ICF

International Statistical Classification of Diseases and Related Health Problems ICD . F 98.6 Poltern, https://www.icd-code.de/suche/icd/code/F98.-.html?sp=SF98.6 (Aufruf 6.1.2020)

Jugert, G., Rehder, A., Notz, P. & Petermann, F. (2017). Fit for Life: Module und Arbeitsblätter zum Training sozialer Kompetenz für Jugendliche. Weinheim: Beltz

Kannengieser, S. (2015). Sprachentwicklungsstörungen. Grundlagen, Diagnostik und Therapie (3. Aufl.). München: Elsevier

Katz-Bernstein, N. (1992). Aufbau der Sprach- und Kommunikationsfähigkeit bei redeflussgestörten Kindern. Ein sprachtherapeutisches Übungskonzept. Luzern: Edition SZH/SPC

Katz-Bernstein, N. & Schröder, A. (2012). „Erzähle, ich hör dir zu!" – Die Bedeutung der interaktiven Position für Sprachförderung und Sprachtherapie. In F. Kern, M. Morek, & S. Ohlhus. (Hrsg.), Erzählen als Form – Formen des Erzählens. Reihe germanistische Linguistik (129 – 146). Berlin: de Gruyter

Kohler, J. & Braun, W. G. (2020). Früherkennung, Ersterfassung und Erstberatung bei beginnendem Stottern - Die Erforschung und Entwicklung von RedeflussKompass und StotterKompass zu einem digitalen Instrumentarium. Idstein: Schulz-Kirchner Verlag

Levelt, W. J. M. (1989). Speaking. From Intentionto Articulation. London: The MIT-Press

Mannhard, A. (2005). Die Behandlung des Polterns bei Jugendlichen und Erwachsenen. Forum Logopädie 3 (19): 18–25

Mannhard, A. (2010). Wakonda. Mit Indianern auf dem Sprechpfad. Köln: Prolog

Marks, D.-K. (2017). Poltern. In: Mayer, A. & Ulrich, T. (Hrsg.). Sprachtherapie mit Kindern. Stuttgart: UTB

Meibauer, J. (2013). Pragmatik: Grundlagen, Entwicklung, Störung. In C. W. Glück (Hrsg.), Fokus Pragmatik. Erwerb - Beeinträchtigung - Intervention (Interdisziplinäre und angewandte Beiträge zu Sprache und Kommunikation, Bd. 1, 20-44). Köln: Prolog

Meixner, F. (1992). Poltern aus entwicklungspsychologischer Sicht. In: Grohnfeldt, M. (Hrsg.) Handbuch der Sprachtherapie, Band 5. Störungen der Redefähigkeit (468 – 490). Berlin: Marhold

Motsch, H.-J. (1992). Die idiographische Betrachtungsweise – Metatheorie des Stotterns. In: Grohnfeldt, M. (Hrsg.) Handbuch der Sprachtherapie. Band 5. Störungen der Redefähigkeit. Berlin: Marhold. 21-39.

Myers, F. L. (2011). Treatment of cluttering: a cognitive-behaveriol approach centeredon rate control. In: Ward, D. & Scaler Scott, K. (Hrsg.). Cluttering. A Handbook of Research, Intervention and Education. New York: Psychology Press

Myers, F. L. & St. Louis, K. (1992). Cluttering: Issues and Controversies. In: Myers, FL., St. Louis K, eds. Cluttering: A Clinical Perspective. Kibworth: Far Communications

Neumann, K., Euler, H., Bosshardt, H.-G., Cook, S., Sandrieser, P., Schneider, P., Sommer, M. & Thum, G. (2017). Stottern und Poltern: Entstehung, Diagnose, Behandlung. Frankfurt: Peter Lang Academic Research

Postma, A. & Kolk, H. (1993). The covert repair hypothesis: prearticulatory repair processes in normal and stuttered disfluencies. J Speech Hear Res 1993; 36 (3): 472–487

Rickheit, G., Sichelschmidt, H. & Strohner, H. (2002). Psycholinguistik. Tübingen: Staufenberg Verlag

Riley G. & Riley J. (1985). Oral Motor Treatment and Assessment. Austin: Improving

Runge, A. (2013). Kooperation herstellen und aufrechterhalten? Die Aneignung von Mitteln der Diskursorganisation bei Kindern im Alter von 5 bis 8 Jahren. In C. W. Glück (Hrsg.), Fokus Pragmatik. Erwerb - Beeinträchtigung - Intervention (Interdisziplinäre und angewandte Beiträge zu Sprache und Kommunikation, Bd. 1, 45-77). Köln: Prolog

Rupp, S. (2013). Semantisch-lexikalische Störungen bei Kindern. Berlin: Springer Verlag

Sandrieser, P. & Schneider, P. (2015). Stottern im Kindealter. Stuttgart: Thieme Verlag

Siegler, R., Eisenberg, N., Loache, J. de & Saffran, J. (2016). Entwicklungspsychologie im Kindes- und Jugendalter (4. Aufl.). Berlin Heidelberg: Springer

Schelten-Cornisch, S. (2015). Förderung der kindlichen Erzählfähigkeit: Geschichten erzählen mit Übungen und Spielen. Idstein: Schulz Kirchner Verlag

Schneider, M. (2017). Poltern. In: Grohnfeldt, M. (Hrsg.) Kompendium der akademischen Sprachtherapie und Logopädie. Band 3. Stuttgart: Kohlhammer Verlag

Schönmackers, S. (2002). Entspannungsverfahren in der Sprachtherapie mit polternden Kindern. München: Reinhardt Verlag

Schuler, J. (2020). Ersterfassung von Poltern. PolterKompass – Entwicklung eines Tools für Logopädinnen zur Ersterfassung von Poltern bei Kindern im Alter von fünf bis zwölf Jahren. Zürich: Unveröffentlichte Bachelorarbeit

Schulte, K. (2009). Empirische Untersuchung gestörter Kommunikation: Die Redeflussstörung Poltern und ihre charakteristischen Merkmale und Begleiterscheinungen. Dortmund: TU Dortmund, Dissertationsarbeit

Sick U. (1999). Spontansprache bei Poltern – eine empirische Untersuchung. Unveröffentlichte Diplomarbeit des Studiengangs Lehr- und Forschungslogopädie an der RWTH-Aachen

Sick, U. (2004). Poltern. Theorie - Diagnostik - Therapie, Bonn: Unveröffentlichtes Skript

Sick, U. (2014). Poltern. Theoretische Grundlagen, Diagnostik, Therapie. Stuttgart: Georg Thieme Verlag

Spitzer, M. (2013). Vorwort. In: Walk, L. & Evers, W., Förderung exekutier Funktionen, Wissenschaft. Praxis. Förderspiele. Bad Rodach: Wehrfritz Verlag

Spruit, M. (2015). Poltern – Unverständliches besser verstehen. Neuss: Natke Verlag

St. Louis, K.O. & Hinzman A. R. (1986). Studies of Cluttering: Perceptions of Cluttering by Speech-Language Pathologists and Educators. J Fluency Disord 1986; 11: 131–149

St. Louis, K. O. & Myers, F. L. (1995). Clinical Management of cluttering language. In: Speech and Hearing Services in Schools, 26 (2)

St. Louis, K. O., Myers, F. L, Bakker, K. & Raphael, L. J. (2007): Understanding and Treating Cluttering. In: Conture, E. G. & Curlee, R. F. (Hrsg.) Stuttering a Related Disorders of Fluency. 3. Aufl. (297-325). New York: Thieme

St. Louis, K. O. & Schulte K. (2011). Defining Cluttering: the lowest common denominator. In: Ward D, Scaler Scott K, eds. Cluttering. A Handbook of Research, Intervention and Education. Hove and NewYork: Psychology Press; 2011

Stenzel, A. (2010). Vergleich Stottern / Poltern mit Fokus auf psychosoziale Kompetenzen. Norderstedt: Grin Verlag

Van Zaalen, Y. & Winkelman, C. (2009). Broddelen. Een (on)begrepen stoornis. Bussum: Uitgeverij Coutinho

Van Zaalen, Y. & Reichel, I.K. (2015). Cluttering: A Handbook of Reserach, Intervention and Education. Boomington: iUniverse

Van Zaalen, Y. (n.d.). Cluttering Stuttering Reading Writing. Präsentationsfolien Fontys University of Applied Sciences

Walk, L. & Evers, W. (2013). Förderung exekutier Funktionen. Wissenschaft. Praxis. Förderspiele. Bad Rodach: Wehrfritz Verlag

Ward D. Stuttering and Cluttering. Frameworks for understandings and treatment. Hove and New York: Psychology Press; 2006

Ward, D. & Scaler Scott, K. (Hrsg.) (2011). Cluttering. A Handbook of Research, Intervention and Education. New York: Psychology Press

Weigl, I. & Reddemann-Tschaikner, M. (2009). HOT - ein handlungsorientierter Therapieansatz. für Kinder mit Sprachentwicklungsstörungen. Stuttgart: Georg Thieme Verlag

Weiss, D. (1964). Cluttering. Englewood Cliffs: Prentice Hall

Wiecha, U. (2012). Poltern. In S. Niebuhr-Siebert & U. Wiecha (Hrsg.), Kindliche Sprach-, Sprech-, Stimm- und Schluckstörungen. Gezielte Elternberatung (193-206). München: Elsevier GmbH, Urban & Fischer Verlag.

Zang, J. & Metten C. (2014). Poltern. Ein Ratgeber für Betroffene und Therapeuten. Idstein: Schulz-Kirchner Verlag GmbH

Zimmer, R. (2019). Handbuch Sprache und Bewegung. Freiburg im Breisgau: Herder Verlag

Zückner, H. (2011). KKS – Kinästhethisch-kontrolliertes Sprechen bei Poltern und Stottern. Neuss: Natke Verlag

Abbildungen

Tabellen

Badegruber, B. (2007). Das Grammatikspielbuch. Linz: Veritas Verlag

Bracke, J. & Giesen, B. (2006). Redeprofi. Kempen: BVK

Braun, W.G., Spiess, I. und Zahner, S. (2016). Praxisbuch Zaubern. Zaubern in Sprachtherapie und Sprachförderung. Schaffhausen: Schubi Lernmedien

Braun, W. G. & Zuber, M. (2013). Sprechen und Handeln – Förder- und Therapiematerial für Kinder mit Migrationserfahrung. Schaffhausen: Schubi Lernmedien

Bücken-Schaal, M. & Hoppe, S. (2017). Die 50 besten Spiele zur alltagsintegrierten Sprachbildung. München: Don Bosco Verlag

Flemming, I. & Fritz, J. (1995). Sprech-, Mal- und Schreibspiele. Mainz: Matthias Grünewald Verlag

Galonska, S. (2003). Lauter Spielereien. Donaueschingen: Aikiu-Lernspiele

Gehrer, S. (2016). Skript Weiterbildung. Unveröffentlicht

Kohl, K. (1992). Lustige Konzentrationsspiele. Niederzier: Kohl Verlag

Llebertz, C. & Schmeling, B. (2010). Pädagogische Schatzbriefe – Sprachförderung. München: Don Bosco Verlag

Monschein, M. (2012). Die 50 besten Spiele zur Sprachförderung. München: Don Bosco Verlag

Ochsenkühn, C., Frauer C. & Thiel, M. (2014). Stottern bei Kindern und Jugendlichen. Heidelberg: Springer Verlag

Oezogul, U. (2007). Sprachförderung für 3- bis 7-Jährige. Mülheim an der Ruhr: Verlag an der Ruhr

Peters, B. & Joanowitsch, K. (2011). Wörter, Sätze und Geschichten. Kempen: BVK

Schneider, M. (2019). Skript Weiterbildungsunterlagen. Unveröffentlicht

Sick, U. (2013). Poltern. Stuttgart: Georg Thieme Verlag

Trautmann, T. (2000). Mit Sprache spielen. Donauwörth: Auer Verlag

Wachter-Stückelberger, C. (1993). Spielen Üben Lernen. Zürich: ELK

Wilkening, N. (2013). 80 schnelle Spiele für die DaZ- und Sprachförderung. Mülheim an der Ruhr: Verlag an der Ruhr

Wintermeier, G. (2016). Die 50 besten Spiele für Deutsch als Zweitsprache. München: Don Bosco Verlag